Natürliche Familienplanung heute

Elisabeth Raith-Paula
Petra Frank-Herrmann
Günter Freundl
Thomas Strowitzki

Natürliche Familienplanung heute

Modernes Zykluswissen für Beratung und Anwendung

Unter Mitarbeit von Ursula Sottong

5., vollständig aktualisierte Auflage

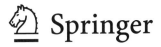 Springer

Dr. Elisabeth Raith-Paula
Puchheim

Dr. Petra Frank-Herrmann
Frauenklinik, Abt. Gyn. Endokrinologie und
Fertilitätsstörungen
Universitätsfrauenklinik Heidelberg

Prof. Dr. Günter Freundl
Düsseldorf

Prof. Dr. Thomas Strowitzki
Frauenklinik, Abt. Gyn. Endokrinologie und
Fertilitätsstörungen
Universitätsfrauenklinik Heidelberg

ISBN 978-3-642-29783-0   ISBN 978-3-642-29784-7 (eBook)
DOI 10.1007/978-3-642-29784-7

Die Deutsche Nationalbibliothek verzeichnet diese Publikation in der Deutschen Nationalbibliografie;
detaillierte bibliografische Daten sind im Internet über http://dnb.d-nb.de abrufbar.

SpringerMedizin
© Springer-Verlag Berlin Heidelberg 2013

Planung: Dr. Sabine Höschele, Heidelberg
Projektmanagement: Ina Conrad, Heidelberg
Lektorat: Gaby Seelmann-Eggebert, Limburgerhof
Projektkoordination: Eva Schoeler, Heidelberg
Umschlaggestaltung: deblik Berlin
Fotonachweis Umschlag: (c)Yuri Arcurs – Fotolia
Herstellung: Crest Premedia Solutions (P) Ltd., Pune, India

Gedruckt auf säurefreiem und chlorfrei gebleichtem Papier

Springer Medizin ist Teil der Fachverlagsgruppe Springer Science+Business Media
www.springer.com

Vorwort zur fünften Auflage

Die Arbeitsgruppe NFP feiert 2012 ihr 30jähriges Bestehen. Es ist ihr Verdienst, dass heute in Deutschland und weiteren europäischen Ländern Paaren, die eine Schwangerschaft vermeiden wollen, eine sichere und gleichzeitig unschädliche Methode der natürlichen Empfängnisregelung zur Verfügung steht. Inzwischen ist es jedoch notwendig geworden – und das ist einer der Gründe für die Neuauflage dieses Fachbuches –, diese von der Arbeitsgruppe entwickelte und überprüfte symptothermale Methode von einer Vielzahl anderer Methoden und Programme, die sich gern mit den guten Sicherheitszahlen dieser Methode schmücken, abzugrenzen. Dazu wurde die geschützte Marke Sensiplan eingeführt und bezeichnet nun die symptothermale Methode der Arbeitsgruppe NFP. Die wissenschaftlichen Daten werden im Buch entsprechend zugeordnet. Nun fällt es potentiellen Anwendern leichter, die Unterschiede zu erkennen und sich auf dem immer unübersichtlicher werdenden Markt der »Natürlichen Familienplanung« die für sie sicherste und beste Variante herauszusuchen.

Ein weiterer Grund für die rasche Neuauflage nach nur vier Jahren ist die Tatsache, dass die NFP derzeit, gerade in der jüngeren Generation, eine erfreuliche Renaissance erlebt. Ein Zeichen dafür sind die vielen Softwareprogramme für Smartphone und PC zur Erleichterung von Zyklusaufzeichnung und -auswertung, die wie Pilze aus dem Boden sprießen.

Mit Gründung der »Sektion Natürliche Fertilität« bei der Deutschen Gesellschaft für Gynäkologische Endokrinologie und Fertilitätsmedizin (DGGEF) wurde die NFP in einen wissenschaftlich tätigen Fachverband integriert, der gleichzeitig eine Plattform für die ärztliche Fortbildung bietet.

Die Wahrnehmung von Sensiplan als sichere und empfehlenswerte Variante unter den NFP-Methoden hat inzwischen in der ärztlichen Fachliteratur Einzug gehalten, wie man auch an der Tatsache erkennen kann, dass sie in der aktuellen Leitlinie der DGGG zur Empfängnisverhütung bei den natürlichen Methoden an erster Stelle steht.

In den letzten Jahren sind einige Themen verstärkt in den Fokus des wissenschaftlichen Interesses gerückt. Angesichts der steigenden Zahl von Kinderwunschpaaren mit Fertilitätsproblemen gewinnt die Möglichkeit, mit NFP das »fertile Fenster« zu erkennen und dadurch die Empfängniswahrscheinlichkeit zu erhöhen, zunehmend an Bedeutung und wird bereits in das Management des unerfüllten Kinderwunsches – den invasiven Maßnahmen vorgeschaltet – integriert.

Bei Zyklus- und Hormonstörungen wird ärztlicherseits der Nutzen der Zyklusselbstbeobachtung durch die Frau (»Natural Cycle Monitoring Method«) für eine gezielte Diagnostik und insbesondere für die Verlaufsbeobachtung zunehmend erkannt.

Die deutsche Zyklusdatenbank ist inzwischen zur größten im europäischen Raum herangewachsen und erlaubt fundierte Aussagen zu verschiedensten Fragestellungen. So wurden beispielsweise neue Erkenntnisse über die Zeitdauer bis zum Eintritt einer Schwangerschaft (»Time To Pregnancy«) und die Konzeptionswahrscheinlichkeiten an verschiedenen Tagen des fertilen Fensters gewonnen.

Noch weitreichender sind die Erkenntnisse zur Schwankungsbreite von Zykluslänge, Ovulationszeitpunkt und fruchtbarer Phase bei gesunden Frauen. Die sich daraus ergebenden Schlussfolgerungen für die sicherlich banale, aber im Alltag dennoch wichtige Frage: »Wann kann Geschlechtsverkehr im aktuellen Zyklus zu einer Schwangerschaft führen?« – sollten bald in Schul- und medizinische Lehrbücher Eingang finden. Erfreulicherweise haben erste Schulbuchverlage den modernen Wissensstand bereits übernommen.

An der Methode selbst, wie sie im deutschen Sprachraum und darüber hinaus von verschiedenen assoziierten europäischen Organisationen verbreitet wird, mussten erfreulicherweise keine wesentlichen Veränderungen vorgenommen werden. Wir sehen darin ein eindrucksvolles Indiz für die Qualität, die Sicherheit und Akzeptanz der Methode Sensiplan. Lediglich die Tatsache, dass viele Frauen, die heutzutage zur NFP wechseln, nicht mehr nur »von der Pille kommen«, sondern vorher andere, z. B. kontinuierliche östrogenfreie hormonelle Verhütungsmethoden angewandt haben, macht eine methodische Anpassung erforderlich.

Die deutlich gewandelte Zugangsweise zur NFP setzt sich weiter fort: Wenn Frauen bzw. Paare sich für eine natürliche Methode entscheiden, dann besuchen sie oft keinen klassischen Einführungskurs, sondern informieren sich im Selbststudium via Buch und Internet. Erst in einem weiteren Schritt wird eine NFP-Beratung in Anspruch genommen, um gezielte Fragen im Zusammenhang mit der individuellen Zyklussituation zu klären.

Wie eingangs schon erwähnt, ist es für viele NFP-Anwenderinnen heute selbstverständlich geworden, ihre Zyklusaufzeichnungen online zu führen oder mit Hilfe eines App auf dem Handy stets präsent zu haben. Die Brauchbarkeit entsprechender Softwareprogramme wird in dieser Auflage systematisch beleuchtet und analysiert.

Darüber hinaus gibt es eine Reihe interessanter Entwicklungen auf dem Gebiet der kontinuierlichen Basaltemperaturmessung – ein Prinzip, das zukünftig die Anwenderfreundlichkeit der NFP erhöhen könnte.

Die von NFP-Anwenderinnen oder -Interessentinnen genutzten Online-Foren erfreuen sich weiterhin großer Beliebtheit und ihre Anzahl steigt ständig. In diesem Zusammenhang ist es unser Wunsch, dass die verschiedenen Protagonisten der NFP zunehmend wissenschaftlich begleitet werden.

Seit vielen Jahren ist es uns ein besonderes Anliegen, bereits bei Jugendlichen ein kompetentes Körperbewusstsein und damit eine positive Persönlichkeitsentwicklung und einen verantwortungsvollen Umgang mit dem eigenen Körper zu fördern. Die Projekte, die in den letzten 13 Jahren dazu entwickelt wurden, sind sehr erfolgreich und werden für verschiedene Altersgruppen weiterentwickelt.

Wir sehen das Basiswissen, das die NFP bietet, weiterhin als einen wesentlichen Bestandteil zur Förderung der Körper- und Fruchtbarkeitskompetenz der Frau in den verschiedenen Lebensphasen – von der Pubertät bis zu den Wechseljahren.

Dr. med. Elisabeth Raith-Paula
Dr. med. Petra Frank-Herrmann
Puchheim und Heidelberg, im Mai 2012

Inhaltsverzeichnis

Einführung

Zeitgleich mit Einführung der Ovulationshemmer in den 1960er Jahren wurden die ersten modernen Methoden der Natürlichen Familienplanung (NFP) publiziert und seither kontinuierlich weiterentwickelt. Im Schatten der sog. kontrazeptiven Revolution durch die Pille wurde dies jedoch von der Öffentlichkeit kaum wahrgenommen. NFP ist auch heute noch für viele Menschen und auch Ärzte eine ideologisch angehauchte Außenseitermethode. Dabei handelt es sich um angewandtes Wissen über biologische Vorgänge, das jeden in unserer hochzivilisierten Welt betrifft: Ein Paar kann damit seine Fertilität eingrenzen und seine sexuellen Aktivitäten danach ausrichten. Die Menschheit ist erst seit etwa 70–80 Jahren im Besitz dieser Erkenntnisse. Seit dieser Zeit ist bekannt, dass die Ovulation 12–16 Tage vor der nächsten Menstruation erfolgt. Zusammen mit dem Wissen, dass die Eizelle nur wenige Stunden überlebt und die Spermien etwa 3–5 Tage in gutem Zervixschleim befruchtungsfähig sind, konnte eine zutreffende Vorstellung vom fruchtbaren Fenster im weiblichen Zyklus entwickelt werden.

■ **Begriffsklärung**

Natürliche Familienplanung (Natural Family Planning, NFP) ist die heute übliche Bezeichnung für Familienplanungsmethoden, mit deren Hilfe eine Schwangerschaft sowohl angestrebt als auch vermieden werden kann, und zwar durch die Beobachtung der natürlicherweise in Erscheinung tretenden Zeichen und Symptome der fruchtbaren und unfruchtbaren Phase des weiblichen Menstruationszyklus. Der Ausdruck »natürlich« wird von uns im Sinne dieser WHO-Definition verstanden und bezieht sich damit lediglich auf die »physiologisch« auftretenden Vorgänge. Allen NFP-Methoden ist gemeinsam, dass sie nicht in den Zyklus eingreifen. Wird die NFP angewandt, eine Schwangerschaft zu vermeiden, ist in diesem Begriff der Verzicht auf Sexualverkehr während der fruchtbaren Zyklusphase eingeschlossen.

Neben dieser alleinigen NFP-Anwendung benutzt ein Teil der Paare zusätzlich Barrieremethoden während der fruchtbaren Phase. Aus diesem Grund bürgert sich im englischen Sprachgebrauch zunehmend der Ausdruck »fertility awareness based methods (FAB-methods)« ein und meint damit

sowohl die alleinige NFP als auch die Kombination mit Barrieremethoden. Inzwischen werden diese Methoden auch öfter als Verhaltensmethoden oder Selbstbeobachtungsmethoden bezeichnet.

■ **Kalendermethoden wie Knaus-Ogino gehören nicht zur NFP**

Im Gegensatz zu den überholten, auf Wahrscheinlichkeitsrechnung beruhenden Kalendermethoden nach Knaus und Ogino wird bei den modernen Methoden der NFP die fruchtbare Phase im jeweils aktuellen Zyklus bestimmt. Diese Feststellung erfolgt durch Selbstbeobachtung und methodische Auswertung von verschiedenen zyklischen Veränderungen, in erster Linie der Zervikalschleimsekretion und der Basaltemperatur.

Damit fallen die Kalendermethoden traditionsgemäß zwar noch unter den Begriff »Rhythmusmethoden« oder »Methoden der periodischen Abstinenz«, gehören jedoch den NFP-Methoden nicht mehr an.

Zu den NFP-Methoden im engeren Sinne zählen demnach die:
- Temperaturmethode
- symptothermale Methode und
- Billings-Ovulationsmethode

■ **Etablierung der symptothermalen Methode in Deutschland**

Bei der modernen NFP beobachten und messen Frauen aktuelle Veränderungen von Körpersymptomen und legen nach bestimmten Regeln den Anfang und das Ende der fertilen Phase fest. Dazu werden jeweils 2 Parameter herangezogen, die sich gegenseitig absichern (double-check). Dieses sog. symptothermale Vorgehen ist die einzige hochsichere natürliche Methode. Sie ersetzt deshalb in Industrieländern die alten Methoden, wie Kalender- und Temperaturmethode und auch die Billings-Ovulationsmethode. In Deutschland am weitesten verbreitet ist die symptothermale Methode der Arbeitsgruppe NFP, deren Basis von NFP-Pionieren wie Döring, Rötzer und Thyma gelegt wurde und die heute von der Sektion Natürliche Fertilität der Deutschen Gesellschaft für Gynäkologische Endokrinologie und Fertilitätsmedizin (DGGEF) wissenschaftlich vertreten wird [12, 14, 15].

Sensiplan – neuer Name für die symptothermale Methode der Arbeitsgruppe NFP

Die NFP hat ein grundsätzliches Problem: Unter dem Namen Natürliche Familienplanung werden diverse Methoden unterschiedlicher Qualität in einen Topf geworfen. Dies hat zur Folge, dass die Einen die schlechten Sicherheitsergebnisse unzuverlässiger Methoden ins Feld führen und die NFP deshalb generell als unsicher ablehnen. Andererseits berufen sich die Protagonisten von unsicheren oder nicht ausreichend getesteten natürlichen Methoden auf die guten Studienergebnisse zur symptothermalen Methode der Arbeitsgruppe NFP. Auch die in letzter Zeit zahlreich aus dem Boden sprießenden NFP-Softwareprogramme und Zykluscomputer nehmen diese Studienergebnisse in unzulässiger Weise für ihre Entwicklungen in Anspruch.

Selbst der Begriff »symptothermale Methode« ist ein Sammelbecken für sehr unterschiedlich effektive Methoden. Um hier Klarheit zu schaffen und den potentiellen Anwendern die Orientierung zu erleichtern und Desinformation zu verhindern, wurde die symptothermale Methode der Arbeitsgruppe NFP mit einem eingetragenen Markennamen versehen: Sensiplan.

Sensiplan steht nicht nur für ein bestimmtes sicheres Regelwerk, sondern auch für den Vermittlungskontext. Denn die Qualität der schriftlichen Methodenanleitung bzw. des Beratungskonzeptes ist ein nicht zu vernachlässigender Sicherheitsaspekt.

Kenntnisstand zu NFP in Fachwelt und Bevölkerung

Nach wie vor herrscht in Deutschland eine hohe Diskrepanz zwischen dem Interesse an den NFP-Methoden und deren aktueller Anwendung. In epidemiologischen Untersuchungen in Deutschland und den USA bekundeten 20–47 % der Frauen ein grundsätzliches Interesse an Natürlicher Familienplanung. Sie schätzen die Möglichkeit, die natürlichen Abläufe und Körperzeichen im Zyklus der Frau selbst zu beobachten und somit mehr Körperbewusstsein und Kompetenz zu erwerben, auch über die Verhütung hinaus für die Bereiche Kinderwunsch sowie bei Zyklusstörungen [13, 26]. Die Anwendungsrate ist jedoch weit niedriger. Nach Leitlinien der Deutschen Gesellschaft für Gynäkologie und Geburtshilfe verhüten in Deutschland 8 % aller Frauen im reproduktiven Alter natürlich [23]. In anderen Industrienationen wurden Zahlen zwischen 1 und 7 % erhoben [20, 25].

Nach einer Umfrage in Berlin von 2002 stehen viele Frauen den Methoden der Natürlichen Familienplanung zwar grundsätzlich aufgeschlossen gegenüber, schließen für sich aber eine Anwendung aus, weil sie diese als zu unsicher erachten und von der sicheren, wissenschaftlich fundierten symptothermalen Methode noch nichts gehört haben. Nach den einzelnen Methoden gefragt, haben sie meist keine konkrete Vorstellung und verbinden damit »irgendwie rechnen« oder Temperaturmessen. Die modernen Methoden dagegen sind weitgehend unbekannt: Das Wissen um die Bedeutung des Zervixschleims haben nur 17 %, die symptothermale Methode kennen nur 4 % [18, 19]. In einer großen Umfrage der European Group of Contraception zum Wissensstand über Kontrazeptiva von Frauen in 2004 wurde lediglich nach dem Kenntnisstand zur Kalendermethode und zur Temperaturmethode gefragt, die symptothermale Methode wurde nicht einmal erwähnt. Dies lässt auf ein Informationsdefizit auch innerhalb der Fachwelt zum aktuellen Wissensstand der NFP schließen [21]. Stanford et al. [27] stellten mangelhafte Kenntnisse auch bei amerikanischen Ärzten fest.

Erfreulicherweise hat Sensiplan als sichere Variante der natürlichen Familienplanung inzwischen Einzug gehalten in die offiziellen Leitlinien zur Kontrazeption [2]. Darüber hinaus gibt es mittlerweile Vorlesungen sowie zertifizierte Fortbildungen zum angewandten Zykluswissen und speziell zu NFP, und auch das eine oder andere gynäkologische Lehrbuch wurde mit einem ausführlichen Kapitel zu Natürlicher Familienplanung aktualisiert [3, 5, 6, 7, 10].

Natürliche Familienplanung – eine bedeutende Alternative zu Pille und Co

Unser Buch möchte dazu beitragen, dass Frauen nicht mehr darauf angewiesen sind, mit spärlichem Informationsmaterial zu veralteten NFP-Methoden zurechtzukommen und dass Ärzte nicht mehr meinen, aus Verantwortungsbewusstsein für die Patientinnen von der Methode abraten zu müssen.

Das zunehmende Interesse der Frauen an hormonfreier Empfängnisregelung ist nicht der einzige Grund, der für die Aufnahme einer sicheren NFP-Methode in das Beratungsangebot spricht. Es haben tatsächlich auch heute noch viele Frauen und Männer Schwierigkeiten, eine für sie geeignete sichere Verhütungsmethode zu finden. Die Palette an sicheren Verhütungsmethoden ist nicht sehr groß: Wer hormonelle Kontrazeption oder Spirale nicht möchte oder aus gesundheitlichen Gründen nicht anwenden darf, dem bleiben nicht mehr viele Möglichkeiten, und in diesen Fällen ist NFP immer eine bedenkenswerte Alternative.

- **Deutsche Zyklusdatenbank des Forschungsprojekts NFP**

Die Deutsche Langzeit-Zyklusdatenbank wurde seit 1984 vom Forschungsprojekt NFP an der Universität Düsseldorf aufgebaut und neuerdings an der Universität Heidelberg in Kooperation mit der Sektion »Natürliche Fertilität« der DGGEF (Deutsche Gesellschaft für Gynäkologische Endokrinologie und Fertilitätsmedizin) kontinuierlich fortgeführt. Die relationale Datenbank erhielt den Namen NFP-DAT und läuft inzwischen in der Version 1.5 [16]. Ziel war, die Anwendung der symptothermalen Methode der Arbeitsgruppe NFP durch klinische Studien abzusichern. Derzeit enthält diese größte europäische Datenbank ca. 43.000 prospektiv gesammelte Zyklusaufzeichnungen von 1.700 Frauen. Die Zyklusaufzeichnungen (mit Informationen zu Zyklusparametern, Ovulationszeitpunkt, Familienplanungsintention und Sexualverhalten) stammen in erster Linie von gesunden Frauen, da diese über das bundesweite NFP-Beratungsnetz aus der Allgemeinbevölkerung rekrutiert werden. Damit ist dieses umfangreiche Kollektiv bestens dazu geeignet, um epidemiologische Fragen zu Fertilität und Zyklus zu untersuchen, deren Ergebnisse in weiteren Kapiteln dargestellt werden:

- Zyklusverhalten in verschiedenen reproduktiven Phasen, wie z. B. nach Absetzen der Pille, nach Schwangerschaft und in der Stillzeit, in der Prämenopause
- Schwangerschaftsrate bei Geschlechtsverkehr in der hochfertilen Phase

- Sexualverhalten
- Sicherheit der NFP-Anwendung bei regelmäßigen und unregelmäßigen Zyklen
- Variabilität des normalen Zyklus
- Häufigkeit und Verlauf von Zyklusstörungen

Die Besonderheit dieser Datenbank liegt in dem großen Anteil von Langzeitverläufen, bei denen beispielsweise eine Frau zunächst als »Verhüterin« erfasst ist, dann der genaue Zeitpunkt ihres Wechsels zu Kinderwunsch, Schwangerschaft, Stillen und wieder folgender Verhütung beobachtet werden kann. So konnte der weltweit erste prospektive 5-Jahres-Life-Table zur Gebrauchssicherheit der NFP veröffentlicht werden [9].

Die Teilnehmerinnen wurden in Einzel- oder Kleingruppenberatung von ausgebildeten NFP-Berater/innen in die symptothermale Methode eingeführt. Ihre jeweiligen Lebenssituationen spiegeln einen Querschnitt aller Stadien, in denen NFP praktiziert wird.

Die Lost-to-Follow-up-Rate liegt bei 7 %, was für die Qualität der Studiendurchführung spricht.

- **Europäische Zyklusdatenbanken**

Jüngere prospektive Daten zum Spontanzyklus und zur NFP-Anwendung in verschiedenen reproduktiven Phasen stammen aus umfangreichen internationalen Datenbanken, vor allem aus dem Europäischen Raum (◘ Tab. 1.1) [8].

- **Sicherheit**

Die NFP hat in Bezug auf ihre Sicherheit in der Allgemeinbevölkerung und in der Ärzteschaft immer noch einen schlechten Ruf [24]. Das hat mehrere Gründe. Zum einen wird NFP häufig mit der unsicheren Kalendermethode gleichgesetzt, obwohl diese, wie bereits erwähnt, nicht zur NFP gehört. Zum anderen gibt es eine Vielzahl von Varianten und Abwandlungen von »natürlicher Verhütung«, die alle unter dem Namen NFP subsummiert werden, aber völlig unsicher sind. Es ist erstaunlich, wie viele Frauen »natürlich verhüten«, indem sie die »gefährlichen Tage« einfach – ausgehend von einem vermeintlichen 28-Tage-Zyklus – in der Zyklusmitte (um den 10.–16. Zyklustag) annehmen. Damit riskieren sie eine unbeabsichtigte Schwan-

⬛ Tab. 1.1 Zyklusdatenbanken in Europa

Name	Frauen	Zyklen	NFP-Methode	Teilnehmende Länder
WHO-Datenbank (1974–1979)	234 (869)	2.808 (10215)	OM	Irland (und 4 weitere, nichteuropäische Länder)
Deutsche Zyklusdatenbank (1984 bis heute)	703 95 691 1.713 (Stand 11/12)	9.870 40.355 40.270 (Stand 8/12, 11/12)	STM Sensiplan	Deutschland
1. Europäische Zyklusdaten-bank (1989–1995)	1.328	19.048	Varianten der STM	Österreich, Belgien, Frankreich, Deutsch-land, England, Italien, Irland, Spanien, Schweiz, Tschechien
2. Europäische Zyklusdaten-bank, FERTILI (1992–1996)	782	6.724	Varianten der STM	Belgien, Frankreich, Deutschland, England, Italien, Schweiz
Italienische Billings-Ovulations-methoden-Datenbank (OM) (bis 2006)	193	2.755	OM	Italien
Barret und Marshall (1969)	241	2.192	TM	England

STM: symptothermale Methode; OM: Ovulationsmethode nach Billings; TM: Temperaturmethode

gerschaft, welche zu Unrecht der NFP angelastet wird.

Nach aktuellen Daten ist die Sicherheit der symptothermalen Methode der Arbeitsgruppe NFP mit den sichersten kontrazeptiven Methoden vergleichbar. Voraussetzung dafür ist eine gute Information und die Beachtung der Methodenregeln.

Wenn kein ungeschützter Verkehr in der fruchtbaren Phase stattfindet, liegt die Methodensicherheit der in Deutschland gebräuchlichen symptothermalen Methode Sensiplan bei 0,4 (Pearl-Index) die Gebrauchssicherheit bei 1,8 [11]. Nach diesen Ergebnissen stellt die NFP auch ärztlicherseits eine Alternative dar, die den Frauen, die sicher und gleichzeitig nebenwirkungsfrei ihre Empfängnis regeln wollen, nicht vorenthalten werden sollte.

Dieses Resultat wurde inzwischen auch in den Leitlinien der Deutschen Gesellschaft für Gynäkologie und Geburtshilfe (DGGG) zur Empfängnisverhütung aufgenommen. Somit gehört die symptothermale Methode der Arbeitsgruppe NFP zu den Familienplanungsmethoden der höchsten Sicherheitskategorie und ihre Anwendung kann

damit auch bei Risikopatientinnen diskutiert und vertreten werden [2, 22].

▪ Gefährliches Halbwissen um die fruchtbare Zeit

Wie bereits erwähnt, sind in der Bevölkerung grobe Verallgemeinerungen und Halbwissen rund um die fruchtbaren Tage weit verbreitet (Eisprung am 14. Zyklustag, doppelter Eisprung usw.). Anhand der Deutschen Zyklusdatenbank konnten wir zeigen, wie sehr die Zykluslänge und damit auch die fruchtbare Zeit bei ein und derselben Frau innerhalb eines Jahres schwanken, sodass man sich nicht auf »selbstgestrickte« Rechenvarianten verlassen und keinen Zyklustag als per se als unfruchtbar annehmen kann.

▪ Natural Cycle Monitoring – einfache Zyklusdiagnostik in der Arztpraxis

Die »natural cycle monitoring method« (NCM-Methode) ist eine moderne Form der NFP und bietet ein erweitertes Zyklusmonitoring durch die Patientin. Die Selbstbeobachtung erleichtert die Diagnostik und Verlaufskontrolle von Zyklus- und

Hormonstörungen und ermöglicht auf einfache Weise die Bestimmung des fertilen Fensters und des Ovulationszeitraumes auch bei unregelmäßigen Zyklen (► Kap. 10) [4].

Natürliche Familienplanung bei Kinderwunsch

Immer größere Bedeutung kommt der NFP in der Kinderwunschsituation zu. Mehr als 20 % der Paare kommen in die NFP-Beratung, weil sie sich ein Kind wünschen und mit Hilfe der Körperbeobachtung die optimale Empfängniszeit selbst bestimmen können. Für die einen ist dies lediglich ein reizvoller Aspekt, für andere aber eine mögliche Hilfe bei Subfertilität. In ► Kap. 11 wird dargestellt, wie Selbstbeobachtung und Zyklusaufzeichnung die Diagnostik und Therapie in der Sterilitätssprechstunde unterstützen können.

Paarbeziehung

Die NFP erfordert die Kommunikation und Kooperation beider Partner; hierin liegt eine Chance und gleichzeitig ihre Grenze. Die Partner kommen durch die Praxis der Methode »zwangsläufig« über Fruchtbarkeit, Kinderwunsch und Sexualität miteinander ins Gespräch [17].

NFP für Jugendliche

Die Frage, ob NFP als Methode zur Vermeidung einer Schwangerschaft für Jugendliche geeignet ist, muss sehr differenziert betrachtet und individuell beantwortet werden und wird in Abwägung des Für und Wider häufig negativ entschieden. Erwachsene Frauen drücken aber nicht selten ihr Bedauern aus, nicht schon viel früher von NFP und dem damit verbundenen Wissen um den eigenen Körper gehört zu haben.

Unregelmäßige Zyklen und keine stabile Partnerschaft sind die häufigsten Gegenargumente gegen NFP. Damit wird das Thema nicht selten mit der kurzen Aussage abgehakt, NFP sei für Jugendliche zu unsicher und damit ungeeignet. Doch was für die Gegenwart gelten mag, gilt nicht unbedingt für spätere Jahre. Deshalb wäre es wünschenswert, auch die Jugendlichen sachgerecht, ausführlich und ausgewogen über NFP bzw. Sensiplan als sichere und nebenwirkungsfreie Alternative zu informieren, damit sie dann später, wenn sie auf der Suche nach alternativen Formen sicherer Empfängnisregelung sind, auf dieses Wissen zurückgreifen können.

Fruchtbarkeitsbewusstsein

Für viele Frauen ist NFP deshalb so interessant, weil sie es spannend und faszinierend finden, ihren Körper kennenzulernen. Die Sensibilisierung für den eigenen Körper und das bewusste Miterleben der Fruchtbarkeitsvorgänge eröffnet Frauen oft einen neuen Zugang zu ihrer Sexualität und ihrem Selbstverständnis als Frau. Fruchtbarsein wird als Bestandteil der eigenen Persönlichkeit erlebt. Dies gilt nicht nur für Frauen, sondern auch für den Partner, der Fruchtbarkeit an sich und an seiner Partnerin miterlebt.

Frauen berichten von einem großen Aha-Erlebnis, wenn ihnen zum ersten Mal bewusst wird, dass sie ohne Arzt und technische Hilfsmittel selbst diagnostizieren können, wann sie fruchtbar sind. Wie gut die subjektiven Beobachtungen objektiven Kriterien standhalten, ist ein Phänomen, das selbst manchen skeptischen Vertreter der medizinischen Fachwelt erstaunt (► Kap. 7).

Wir halten es für äußerst wünschenswert, dass alle Jugendlichen im Rahmen einer umfassenderen und grundlegenden Sexual- und Gesundheitserziehung diese Körperbeobachtung erlernen und Fruchtbarkeit als Teil der eigenen Sexualität erfahren. Diese Erkenntnisse brauchen sie unabhängig davon, für welche Familienplanung sie sich früher oder später entscheiden. Zu wissen, was im eigenen Körper bzw. im Körper des Partners vor sich geht (»Bin ich fruchtbar oder nicht? Könnte eine Schwangerschaft eintreten oder nicht?«), trägt zu einem verantwortlichen Umgang mit Sexualität und Verhütung und somit auch zur Vermeidung unbeabsichtigter Schwangerschaften bei. Nicht zuletzt geht es um eine Stärkung der Körperkompetenz von der Pubertät bis zu den Wechseljahren und damit um die Möglichkeit, den wichtigen Bereich der menschlichen Fortpflanzung selbst besser steuern zu können.

Zykluscomputer in der Natürlichen Familienplanung

Im Laufe der letzten 25 Jahre wurden Geräte entwickelt, die anhand der Messung von direkten Markern (Hormonen) oder indirekten Markern (z. B. Temperatur- oder Zervixschleimveränderungen) die fruchtbare Zyklusphase definieren und automatisch anzeigen. Weil sie mehr Komfort bei hoher Sicherheit versprechen, sind sie für Frauen, die natürlich verhüten möchten, interessant. Seit der damals verheißungsvollen Einführung des Hormonmessgerätes PERSONA in den 1990er Jahren hat sich bezüglich des Ansturms auf die neuen Technologien aber eher Ernüchterung breitgemacht: Die Zyklustester konnten nicht das halten, was sie versprochen haben. Die Stiftung Warentest hat alle Zykluscomputer untereinander und mit der klassischen NFP verglichen und kommt zu dem Schluss: Die symptothermale Methode der Arbeitsgruppe NFP, d. h. die Selbstbeobachtung mit Zyklusblattführung ist allen Zykluscomputern überlegen. In ► Kap. 14 werden alle Geräte ausführlich dargestellt und beurteilt.

- **Softwareprogramme zur Zyklusaufzeichnung und -auswertung**

Selbstverständlich ist es heute für viele NFP-Anwenderinnen ein Bedürfnis, ihre Zyklusaufzeichnung im PC oder online zu führen oder mit Hilfe eines App auf dem Smartphone stets präsent zu haben. Um diesem Bedürfnis nachzukommen, sind in letzter Zeit eine Vielzahl von Softwareprogrammen zur Unterstützung der NFP-Anwendung entstanden. Während die einen lediglich die Zyklusaufzeichnung erleichtern, indem sie die Zyklusführung auf Papier durch ein Online-Eingabeprogramm ersetzen, gehen andere einen Schritt weiter und bieten Auswertprogramme für PC und Smartphone an. Dabei gibt es Programme, die sich in ihrem Algorithmus auf die symptothermale Methode der Arbeitsgruppe NFP berufen und solche, die andere Methodenregeln zugrunde legen. Im Hinblick auf eine sichere Anwendung erfordern die einzelnen Programme eine differenzierte Betrachtung (s. S. 210).

- **Internet**

Es ist heute selbstverständlich, sich aktuell benötigte Informationen über das Internet zu holen. Dies hat sich auch auf die Beratungsstruktur zur symptothermalen Methode ausgewirkt. Das Internet verdrängt mehr und mehr persönliche Beratungsgespräche und standardisierte NFP-Einführungskurse. Stattdessen surft man im Netz, wo in einer Vielzahl von Chatrooms und Foren mehr oder weniger qualifizierte Infos zu allen möglichen Themen ausgetauscht werden. Die beiden derzeit größten und bekanntesten Anwenderinnenforen für symptothermale Familienplanung sind das NFP-Forum (www.nfp-forum.de) und das Forum zu myNFP (www.mynfp.de/forum). Darüber hinaus werden inzwischen neben dem Beratungsangebot der Arbeitsgruppe NFP selbst (www.nfp-online.de) von verschiedenen Anbietern Internetberatungen angeboten, wobei sehr darauf geachtet werden sollte, welche Qualifizierung und Standardisierung diese Beratungsangebote bieten.

Literatur

1. Chandra A, Martinez GM, Mosher WD, Abma JC, Jones J (2005) Fertility, family planning, and reproductive health of U.S. women: data from the 2002 National Survey of Family Growth. Vital Health Stat 23: 1-160
2. Deutsche Gesellschaft für Gynäkologische Endokrinologie und Fertilitätsmedizin (DGGEF) und Deutsche Gesellschaft für Gynäkologie und Geburtshilfe (DGGG) (2012): Leitlinie Empfängnisverhütung. In: Rabe T (Hrsg) Seminar in Gynäkologischer Endokrinologie, www.dggef.de
3. Frank-Herrmann P (2005) Natürliche Familienplanung (NFP) In: Gerhard I, Kiechle M (Hrsg) Geburtshilfe integrativ. Urban & Fischer, München, S 585-91
4. Frank-Herrmann P (2006) 28 Tage sind nicht die Regel. Ärztliche Praxis Gynäkologie 5: 30-32
5. Frank-Herrmann P (2006) Natürliche Familienplanung. In: Gerhard I, Kiechle M (Hrsg) Gynäkologie integrativ. Urban & Fischer, München, S 585-91
6. Frank-Herrmann P (2010) Natürliche Familienplanung steht hoch im Kurs. Extracta gyn 6:7-9
7. Frank-Herrmann P, Freundl G (2007) So sicher wie die Pille? Gynäkologie & Geburtshilfe 2: 30-34
8. Frank-Herrmann P, Gnoth C, Baur S, Strowitzki T, Freundl G (2005) Determination of the fertile window: Reproductive competence of women – European cycle databases. Gynecol Endocrinol 20(6): 305-12
9. Frank-Herrmann P, Freundl G, Gnoth C, Godehardt E, Kunert J, Baur S et al. (1997) Natural family planning with and without barrier method use in the fertile phase: efficacy in relation to sexual behavior: a German prospective long-term study. Adv Contracept 13: 179-89
10. Frank-Herrmann P, Gnoth C, Baur S, Strowitzki T (2006) Natürliche Familienplanung. Der Gynäkologe 39: 671-7
11. Frank-Herrmann P, Heil J, Gnoth C, Toledo E, Baur S, Pyper C et al. (2007) The effectiveness of a fertility awa-

reness based method to avoid pregnancy in relation to a couple's sexual behaviour during the fertile time: a prospective longitudinal study. Hum Reprod 22: 1310-9

12. Frank-Herrmann P, Sottong U, Baur S, Raith-Paula E, Strowitzki T, Freundl G (2011) Natürliche Familienplanung: Sensiplan – eine moderne, verlässliche Methode. Der Gynäkologe 44:17-22

13. Freundl G, Frank P, Baur S, Döring G (1988) Demographic study on the family planning behaviour of the German population: the importance of natural methods. Int J Fertil 33 Suppl: 54-8

14. Freundl G, Sivin I, Batar I (2010) State-of-the-art of non-hormonal methods of contraception:IV. Natural family planning. Eur J Contracept Reprod Health Care 15:113-123

15. Gnoth Ch, Freundl G (2011) Familienplanung: natürlich ohne Hormone! Gynäkol Geburtsh 6:21-25

16. Gnoth C, Bremme M, Klemm R, Frank-Herrmann P, Godehardt E, Freundl G. Research and quality control in natural family planning with relational database systems. Adv Contracept. 1999;15:375-80.

17. Klann N, Frank-Herrmann P, Sottong U (1993) Auswirkungen einer Natürlichen Familienplanung: Wie verändern sich Sexualverhalten und Partnerschaft? Sexualmedizin 22: 384-6

18. Mikolajczyk R, Osenbrügge-Müller M, Mund-Hoym S (2002) Eine Studie zur Kenntnis und Einschätzung der Natürlichen Familienplanung. Geburtshilfe Frauenheilkd 62: 264-8

19. Mikolajczyk RT, Stanford JB, Rauchfuss M (2003) Factors influencing the choice to use modern natural family planning. Contraception 67: 253-8

20. Oddens BJ (1999) Women's satisfaction with birth control: a population survey of physical and psychological effects of oral contraceptives, intrauterine devices, condoms, natural family planning, and sterilization among 1466 women. Contraception 59: 277-86

21. Podlinski K, Porsch B, Krüssel J, Bender H, Beckmann M, Binder H (2004) Wissensstand über Kontrazeptiva von Frauen im reproduktiven Alter – Deutsche Ergebnisse einer Umfrage der European Group of Contraception (EGOC). Geburtshilfe Frauenheilkd 64: 941-52

22. Rabe T (2010) Contraception – Update and Trends. J Reproduktionsmed Endokrinol 7:18-38

23. Rabe T, Bruckner C (2004) Gemeinsame Stellungnahme der deutschen Gesellschaft für Gynäkologische Endokrinologie und Fortpflanzungsmedizin e.V. (DGGEF) in Zusammenarbeit mit dem Berufsverband der Frauenärzte e.V.: Empfängnisverhütung – Familienplanung in Deutschland. J Reproduktionsmed Endokrinol 1:202-21

24. Ryder B, Campbell H (1995) Natural family planning in the 1990s. Lancet 346: 233-4

25. Spinelli A, Talamanca IF, Lauria L (2000) Patterns of contraceptive use in 5 European countries. European Study Group on Infertility and Subfecundity. Am J Public Health 90: 1403-8

26. Stanford JB, Lemaire JC, Thurman PB (1998) Woman's interest in natural family planning. J Fam Pract 46: 65-71

27. Stanford JB, Thurman PB, Lemaire JC (1999) Physicians' knowledge and practices regarding natural family planning. Obstet Gynecol 94: 672-8

Historische Entwicklung der Natürlichen Familienplanung

Durch Planung des Sexualverkehrs wird bereits seit dem Altertum versucht, die Schwangerschaftswahrscheinlichkeit zu maximieren oder zu minimieren. Zur genauen Lage der fruchtbaren Tage im Zyklus gab es jedoch die unterschiedlichsten Vorstellungen. Der jüdische Gelehrte Maimonides (12. Jahrhundert n. Chr.) war der einzige, der ein halbwegs zutreffendes Konzept entwickelte, das die fruchtbare Zeit auf den 14. Zyklustag festlegte.

2.1   Kalendermethode

Erst dem japanischen Gynäkologen Ogino gelang Anfang der 1920er Jahre die richtige zeitliche Einordnung des Eisprungs in den Ablauf des Zyklus: Er datierte ihn 12–16 Tage vor die nächste Periode [39].

Etwa zur gleichen Zeit kam der österreichische Gynäkologe Knaus zu ähnlichen Schlussfolgerungen. Auch er erkannte die enge zeitliche Beziehung des Eisprungs zur nächsten Periode (»die relative Konstanz der Lutealphase«), schränkte jedoch den Zeitraum des Eisprungs unphysiologisch eng ein. Knaus gab an, dass die Ovulation bei der gesunden Frau stets am 15. Tag vor der folgenden Menstruation erfolgt und legte die fruchtbare Phase auf 3 Tage vor bis einen Tag nach dem Eisprung fest [31].

Der uneingeschränkte Verdienst dieser Wissenschaftler liegt darin, die Hypothese von der Periodizität der weiblichen Fruchtbarkeit bestätigt zu haben. Damit schufen sie die Grundlage für deren Umsetzung in eine Methode der periodischen Abstinenz. Der holländische Neurologe Smulders entwickelte 1930 als erster auf der Basis der Erkenntnisse von Ogino eine Kalendermethode, 1932 folgten Ogino und 1933 Knaus mit eigenen Kalendermethoden [51]. Diese bedeuteten für die damalige Zeit eine Revolution auf dem Gebiet der Kontrazeption [31, 32, 39]. Ihre geringe Zuverlässigkeit jedoch führte zu dem schlechten Image der Natürlichen Familienplanung (NFP), ein Erbe, das die modernen Methoden der NFP heute noch belastet.

Im Gegensatz zu den überholten, auf Wahrscheinlichkeitsrechnung beruhenden Kalendermethoden, handelt es sich bei der heutigen NFP um Methoden der Selbstbeobachtung, bei denen die fruchtbare Zeit im jeweils aktuellen Zyklus festgestellt wird.

2.2   Temperaturmethode

Mit der Entdeckung der zyklusabhängigen Veränderung der Basaltemperatur durch den holländischen Gynäkologen Van de Velde 1927 wurde es erstmals möglich, festzustellen, wann der Eisprung stattgefunden hat [57].

☐ Tab. 2.1 fasst die historische Entwicklung der Basaltemperaturmessung als Methode der Empfängnisregelung bis hin zu ihrer späteren Integration in die symptothermale Methode zusammen.

2.3   Zervixschleimmethode

Seit Smith 1855 zu dem Schluss kam, dass eine Empfängnis dann am leichtesten eintrete, wenn »die schleimigen Bestandteile des Gebärmutterhalses in ihrer flüssigsten Form sind«, haben sich zahlreiche Wissenschaftler eingehend mit den biochemischen, physikalischen und funktionellen Veränderungen des Zervixschleims befasst und seine immense Bedeutung für Fertilität und Sterilität erkannt [41, 42, 48, 50]. Mit dem Zervixschleim als prospektivem Fruchtbarkeitsindikator lässt sich – im Gegensatz zur Basaltemperatur – auch der Beginn der fruchtbaren Zeit bestimmen. Im Zuge der Verbreitung der Temperaturmethode in den 1950er Jahren wurde das Schleimsymptom bereits vielfach erwähnt, aber noch mit allen übrigen subjektiven Eisprungzeichen gleichgestellt [23, 32]. Der Zervixschleim ist jedoch objektiver messbar und tritt regelmäßiger auf. Deshalb eroberte er sich in der Sterilitätsberatung einen festen Platz. Für die Empfängnisregelung wurde er neben der Basaltemperatur zum wichtigsten Indikator der fruchtbaren Phase.

Der australische Neurologe John Billings und der österreichische Arzt Josef Rötzer (☐ Abb. 2.1) waren in den 1950er Jahren die ersten, die unabhängig voneinander herausfanden, dass Frauen den Zervixschleim am Scheideneingang auch selbst beobachten können und diese Beobachtungen mit Hilfe standardisierter Methodenregeln zur Familienplanung verwertbar sind [46].

Tab. 2.1 Historische Entwicklung der Basaltemperaturmessung als Methode der Empfängnisregelung

1905	Van de Velde (Holland) [56]	Beschrieb erstmals den biphasischen Verlauf einer Temperaturkurve und die richtige Messweise
1927	Van de Velde [56]	Vermutete einen Zusammenhang zwischen dem Temperaturverlauf und der zyklischen Ovarialfunktion
1932	Harvey u. Crockett (England) [21]	Regten erstmals an, die hypertherme Phase als »unfruchtbare Phase« »praktisch« zu überprüfen
Ab 1930	Pfarrer Wilhelm Hillebrand (Deutschland) [22, 38]	Lehrte erstmals die Basaltemperaturmessung zum Zweck der Empfängnisregelung im Rahmen der seelsorglichen Eheberatung und wurde zum »Urvater der Temperaturmethode« in Deutschland
1944	Tompkins (Amerika) [55]	Entwarf das erste standardisierte Kurvenblatt
1947	Vollmann (Schweiz) [60]	Veröffentlichte erstmals Methodenregeln für Laien zur Temperaturmethode
1947	Ferin (Frankreich) [16]	Veröffentlichte eine erste Studie zur Effektivität der Temperaturmethode
1949	Keefe (Amerika) [27]	Entwickelte das erste Frauenthermometer
Ab 1950	Döring (Deutschland; Abb. 2.1) [13]	Veröffentlichte in Deutschland die erste Methodenanleitung zur Temperaturmethode (die »Döring-Regel«) und ein neues Verfahren zur Abgrenzung einer unfruchtbaren Phase vor dem Eisprung anhand der Temperaturkurve. Er gilt als Vater der Temperaturmethode in Deutschland
	Chartier [8], Geller [20], Ferin [16], Rendu [43], Van der Stappen [58], Vincent [59] (Frankreich), Marschall [34] (England), Holt [23] (Holland), Davis [10], Durkan [15] (USA)	Verbreiteten die Temperaturmethode durch praktische Methodenanleitungen in Europa und den USA
1966	Die Weltgesundheitsorganisation (WHO) [61]	Fasst den Wissensstand über die »Biologie der Fruchtbarkeitskontrolle durch periodische Abstinenz«, speziell zur Temperaturmethode, zusammen
Seit Ende der 1960er Jahre	Rötzer [44], Thyma [54], Flynn [18], Arbeitsgruppe NFP [3], Huneger [24], Human Life Foundation [35], SERENA [40]	Integrieren die Temperaturmethode in die symptothermale Methode

Obwohl zunächst noch streng an Kalkulation und Temperatur gebunden, war das Schleimsymptom ein wichtiger Bestandteil von Billings erster Methodenanleitung, die 1964 unter dem Namen »ovulation method« erschien [7]. In den folgenden Jahren stieg der Stellenwert des Zervixschleims in seiner Methodik immer mehr, er wurde zum »Allroundsymptom«, angeblich verlässlich in allen Kulturkreisen und in jeder Zyklussituation. 1971 erklärte er die »reine Schleimmethode« zur »primary method« und gab dem Thermometer einen »ehrenvollen Platz in einem historischen Museum« [5]. In den folgenden Jahren wurden von der Billings-Methode abgeleitete, stark vereinfachte Zervixschleimmethoden für den Einsatz in Entwicklungsländern entwickelt (▶ Kap. 16) [12, 33, 49, 53].

2.4 Symptothermale Methode

Die Temperaturmethode und die Zervixschleimmethode sind sog. Einzeichenmethoden. Im Gegensatz dazu handelt es sich bei der symptothermalen Methode um eine Zwei- oder Mehrzeichen-

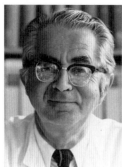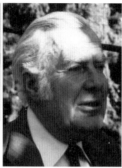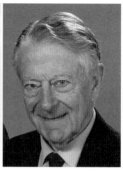

◘ Abb. 2.1   Die Pioniere der Natürlichen Familienplanung: **a** Prof. G. K. Döring, der Vater der Temperaturmethode in Deutschland (gest. 1993). **b** Prof. Dr. J. Rötzer (gest. 2010) begründet die erste symptothermale Methode im deutschsprachigen Raum. **c** Dr. J. Billings, auf den die reine Zervixschleimmethode (Billings-Ovulationsmethode) zurückgeht (gest. 2007).

methode, bei der verschiedene Zeichen, in erster Linie Basaltemperatur und Zervixschleim, miteinander kombiniert werden. Im Jahre 1965 publizierte der österreichische Arzt Rötzer die weltweit erste symptothermale Methode mit einer differenzierten Auswertung der Temperatur in Abhängigkeit vom Zervixschleim (◘ Abb. 2.1). Damit wurde der Zervixschleim aufgewertet und beide Indikatoren zu einer methodischen Einheit verbunden [44, 45].

Eine zweite Möglichkeit der symptothermalen Kombination ist die 1973 von Thyma publizierte »Double-check-Methode« [37, 54]: Basaltemperatur und Zervixschleim sind hier gleichwertig und werden zunächst unabhängig voneinander ausgewertet. Der Beginn der unfruchtbaren Phase nach dem Eisprung wird jedoch nicht eher angenommen, bis auch das letzte der beiden Kriterien erfüllt ist, sodass, auch wenn sich eine Diskrepanz ergeben sollte, die sicherere Interpretation gewählt wird. Dieses Prinzip der »doppelten Kontrolle« ist auch in das Regelwerk der von der Arbeitsgruppe NFP gelehrten symptothermalen Methode eingegangen, die jetzt die Markenbezeichnung Sensiplan trägt und die in diesem Buch vorrangig dargestellt wird [3].

2.5   Autopalpation der Zervix

Von jeher wird in einigen Kulturstämmen die Selbstuntersuchung der Zervix zur Erkennung der Fruchtbarkeit als Stammesgeheimnis von der Mutter an die Tochter weitergegeben. In der Gynäkolo-

gie sind die morphologischen Veränderungen der Zervix und des Muttermunds im Laufe des Zyklus seit Mitte des vergangenen Jahrhunderts bekannt und werden zur Bestimmung des Ovulationszeitpunkts, z. B. im sog. Insler-Score, routinemäßig herangezogen [4, 25]. Die Entdeckung der Zervix als »eingebautes biologisches Testsystem« für die NFP geht auf die Selbsterfahrung von Patientinnen des amerikanischen Gynäkologen Keefe zurück. Dieser hatte, unzufrieden mit der rein äußerlichen Zervixschleimbeobachtung, in den 1950er Jahren den Frauen geraten, den Schleim direkt vom äußeren Muttermund zu gewinnen. Dabei entdeckten sie, dass sich die Zervix selbst zyklusabhängig in Konsistenz, Lage und Öffnungsgrad verändert [26, 28]. In den folgenden Jahren wurde die Selbstuntersuchung der Zervix – meist als zusätzliches, freiwilliges Angebot – in verschiedene symptothermale Methoden der Natürlichen Familienplanung integriert [30, 40].

2.6   Internationale Entwicklung

Obwohl die Temperaturmethode als eine der zuverlässigsten Varianten der NFP ihren Ursprung in Deutschland hatte und in den 1950er Jahren hier auch allgemein anerkannt war, fand die wissenschaftliche Fortentwicklung und die weitere Verbreitung der natürlichen Methoden außerhalb Deutschlands statt [14]. Ab 1960 kam es weltweit zum Aufbau von zahlreichen NFP-Beratungsorganisationen. Dabei finden sich zunächst viele Parallelen zum »birth control movement« um die Jahrhundertwende: Soziale Bewegung unter Führung einzelner »Pioniere«, Vermittlung durch paramedizinisches Personal, Verknüpfung von sozialem Engagement mit mehr oder weniger großer fachlicher Kompetenz, erst allmählich einsetzende Unterstützung seitens der Ärzteschaft. Ein weiteres Merkmal ist die vielerorts intensive Förderung der NFP-Arbeit durch die katholische Kirche. NFP-Zentren in USA [29, 35], Kanada [47], Frankreich [9], England [17], Australien [6] und Indien [36] leisteten Pionierarbeit in der Fortentwicklung der NFP-Methodik, führten Felduntersuchungen durch und schufen erste standardisierte Ausbildungsprogramme für Anwenderinnen und Berater/innen.

Seit 1967 engagiert sich die WHO in der NFP-Forschung [61]. Ab 1970 wurden die NFP-Gruppen zunehmend von staatlicher Seite und anderen Verbänden unterstützt (z. B. USAID, Familiy Health International), wobei in erster Linie Forschungsprojekte für Entwicklungsländer finanziert wurden. 1975 erfolgte eine Gesetzesänderung in den USA, die die NFP mit allen übrigen Familienplanungsmethoden – auch hinsichtlich der staatlichen Förderung – gleichstellt [11].

1974 erfolgte die Gründung der IFFLP (International Federation for Familiy Life Promotion), des internationalen Dachverbandes der NFP-Organisationen mit Sitz in Washington. 1977 spalteten sich die Vertreter der Billings-Ovulationsmethode ab und gründeten die »World Organization of the Ovulation Method Billings« (WOOMB).

Nach Auflösung der IFFLP entstand 1996 ein neuer europäischer Dachverband, die IEEF (Institut Europeen d'Education Familiale). Die IEEF, der heute mehr als 30 Mitgliedsverbände in Europa angehören, ist zwischenzeitlich von Brüssel als europäische Nichtregierungsorganisation (NGO) anerkannt worden.

Außerdem gibt es Bestrebungen, europäische Standards bezüglich NFP-Methodik und -Ausbildung zu entwickeln (www.nfp-europe.org). In mehreren europäischen Ländern hat sich inzwischen die Methode Sensiplan, wie sie hier und im Buch »Natürlich und sicher« dargestellt ist, durchgesetzt.

2.7 Entwicklung in Deutschland

Bis Anfang der 1980er Jahre gab es in Deutschland einige schriftliche Methodenanleitungen, aber wenig publizierte Daten zu den wissenschaftlichen Grundlagen, zu Sicherheit und Akzeptanz der NFP. Zwar gibt es seit über 40 Jahren vorwiegend im süddeutschen und österreichischen Raum einen von Rötzer gegründeten Beratungsservice (www.iner.org), und es existiert im deutschsprachigen Raum seit einigen Jahren eine eigenständige Gruppe, die nach der Rötzer-Methode arbeitet. Eine echte Infrastruktur für die NFP-Beratung entwickelte sich aber erst seit 1981, als die Arbeitsgruppe NFP mit wissenschaftlichem Beirat gegründet wurde (www.nfp-online.de). Ziel war, speziell für Deutschland die Bedingungen für eine sichere und autonome NFP-Anwendung zu untersuchen. Von 1985 an wurde ein umfangreiches 6-Jahres-Projekt vom Bundesministerium für Jugend, Familie, Frauen und Gesundheit (BMJFFG) finanziert, in dessen Verlauf die inzwischen weltweit größte Zyklusdatenbank aufgebaut wurde, auf deren Grundlage zahlreiche Studien durchgeführt und Material für die NFP-Einführung und Beraterausbildung entwickelt wurde [1, 2, 19]. Die Arbeitsgruppe NFP besteht heute aus einem bundesweiten Netz von derzeit etwa 300 aktiven NFP-Beratern mit Sitz in Köln. Das NFP-Forschungsprojekt mit der NFP-Datenbank war bis 2007 an der Universität Düsseldorf angesiedelt und ist nun der Universität Heidelberg angegliedert [19] (www.nfp-zentrum-uni-heidelberg.de). Bis 2002 wurde die Arbeit in beiden Bereichen von einem wissenschaftlichen Beirat aus Gynäkologen, Pädagogen, Psychologen und Statistikern begleitet. Nach seiner Auflösung ging aus diesem Beirat eine Expertengruppe hervor, die als »Sektion Natürliche Fertilität« bei der deutschen Gesellschaft für gynäkologische Endokrinologie und Fortpflanzungsmedizin (DGGEF) beheimatet ist.

In den letzten Jahren hat sich das Arbeitsfeld des NFP-Beratungsnetzwerkes deutlich erweitert: In der Kinderwunschberatung hat die NFP weiter an Bedeutung gewonnen (▶ Kap. 11). Hinzugekommen ist außerdem die Arbeit mit Jugendlichen und Frauen jeden Alters, wobei es hier nicht um die NFP als Verhütungsmethode geht, sondern darum, die

Sensibilität und Kompetenz für den eigenen Körper zu fördern (▶ Kap. 17). Für die Mädchen und Jungen in der Vorpubertät wurde das MFM-Projekt entwickelt (www.mfm-projekt.de), für Teenager verschiedene Schulmaterialien [52]. Aus der Eigeninitiative einiger engagierter NFP-Anwender ist vor einigen Jahren im Internet das NFP-Forum (www.nfp-forum.de) entstanden, in dem unter Anleitung von Moderatoren ein reger Austausch zu einer Vielzahl von Themen rund um die NFP stattfindet und das sich steigender Beliebtheit vor allem bei jungen Anwenderinnen erfreut. Grundlage ist auch hier die symptothermale Methode Sensiplan der Arbeitsgruppe NFP.

Auch die NFP in Deutschland hat das Problem, dass diverse Methoden unterschiedlicher Qualität unter dem Namen Natürliche Familienplanung in einen Topf geworfen werden: die Vertreter von unsicheren oder nicht ausreichend getesteten natürlichen Methoden berufen sich auf die guten Studienergebnisse zur symptothermalen Methode der Arbeitsgruppe NFP. Auch die in letzter Zeit zahlreich erschienenen NFP-Softwareprogramme und Zykluscomputer nehmen diese Studienergebnisse in unzulässiger Weise für ihre Entwicklungen in Anspruch.

Selbst der Begriff »symptothermale Methode« ist ein Sammelbecken für sehr unterschiedlich effektive Methoden. Um hier Klarheit zu schaffen und den potentiellen Anwendern die Orientierung zu erleichtern und Desinformation zu verhindern, wurde die symptothermale Methode der Arbeitsgruppe NFP mit einem eingetragenen Markennamen versehen: Sensiplan.

Sensiplan steht nicht nur für ein sicheres Regelwerk, sondern auch für den Vermittlungskontext. Denn die Qualität der schriftlichen Methodenanleitung bzw. des Beratungskonzeptes ist ein nicht zu vernachlässigender Sicherheitsaspekt.

Literatur

1. Arbeitsgruppe NFP (1988) Natürliche Methoden der Familienplanung. Schriftenreihe des Bundesministeriums für Jugend, Familie, Frauen und Gesundheit. Kohlhammer, Stuttgart, Berlin, Köln
2. Arbeitsgruppe NFP (1992) Natürliche Familienplanung: Konzepte und Materialien für unterschiedliche Zielgruppen. Arbeitsgruppe NFP. Ehrenwirth Verlag, München
3. Arbeitsgruppe NFP (2011). Natürlich und sicher. Trias Verlag, München
4. Bergman P (1950) Sexual cycle, time of ovulation and time of optimal fertility in women. Acta Obstet Gynecol Scand 29: 5-139
5. Billings JJ, Billings EL (1973) Determination of fertile and infertile days by the mucus pattern: Development of the ovulation method. In: Uricchio W (ed) Proc Res Conf on Natural Family Planning, Airlie House, Virginia 1972, pp 149-70. Washington DC: Human Life Foundation
6. Billings EL, Westmore A (1998) The Billings method. Controlling fertility without drugs or devices. O'Donovan, Victoria, Australia
7. Billings JJ (1964) The Ovulation Method. Advocate, Melbourne
8. Chartier M (1961) La courbe thermique. La régulation des naissances, Cahiers, Laennec
9. CLER (1973) Amour et famille. In: CLER (ed) Qu'est-ce que le CLER. Fiches documentaires du CLER, Paris, p 79
10. Davis, ME (1953) Natural child spacing. Hanover House, New York
11. DHEW (1977) Program guidelines for project grants for family planning services. US Department of Health, Education and Welfare, Rockville
12. Dorairaj K (1991) The modified mucus method in India. Am J Obstet Gynecol 165:2066-7
13. Döring G. (1950) Ein Beitrag zur Frage der periodischen Fruchtbarkeit der Frau aufgrund von Erfahrungen bei der Zyklusanalyse mithilfe der Temperaturmessung. Geburtshilfe Frauenheilkd 10:515-21
14. Döring G (1967) Über die Zuverlässigkeit der Temperaturmethode zur Empfängnisverhütung. Deutsche Medizinische Wochenschrift 92: 1055-61
15. Durkan JP (1970) Clinical experience with basal temperature rhythm. Fertil Steril 21:322-4
16. Ferin J (1947) Détermination de la période stérile prémenstruelle par la courbe thermique. Brux Méd 27: 2786-93.
17. Flynn AM, Bertrand PV (1973) The value of a cervical score in the assessment of ovarian function. J Obstet Gynaecol Br Commonw 80:152-9
18. Flynn, AM, Brooks M (1984) A manual of natural family planning. Hemel Hempstead, Allen and Unwin.
19. Freundl G, Baur S, Bremme M, Döring G (1991) Natürliche Familienplanung: Neue Technologien und Studien zur Methode. BMJFG
20. Geller S (1960) La témperature, guide de la femme. Julliard, Paris
21. Harvey OL, Crockett HE (1932) Individual differences in temperature changes of women during the course of the menstrual cycle. Hum Biol 4: 453-68
22. Hillebrand H (1962) Zwischen ärztlicher und seelsorglicher Ehehilfe. Grünewald, Mainz
23. Holt JC (1959) Geburtenregelung auf biologischem Wege. Denticke Verlag, Wien

24. Huneger RJ (1981) Comprehensive fertility awareness and natural family planning learning activities packet. St John's NFP Program, Milwaukee

25. Insler V, Melmed H, Eichenbrenner I, Serr D, Lunenfeld B (1972) The cervical score. Int J Gynaecol Obstet 10:223-8

26. Keefe E (1977) Cephalad shift of the cervix uteri: Sign of the fertile time in women. IRNFP 1: 55-60

27. Keefe E (1949) A practical open-scale thermometer for timing human ovulation. N Y Med J 49: 2554-5

28. Keefe E (1962) Self-observation of the Cervix to distinguish days of possible fertility. Bulletin Sloane Hosp f Women 4: 129-36

29. Kippley J, Kippley S (1979) The art of natural family planning. The couple to couple league, Cincinnati

30. Klose A (1992) Die Wertigkeit der Zervixveränderungen im Rahmen der Natürlichen Familienplanung. Med Dissertation, Universität Düsseldorf

31. Knaus H (1933) Die periodische Frucht- und Unfruchtbarkeit des Weibes. Zentralblatt für Gynäkologie 57: 1408

32. Knaus H (1950) Die fruchtbaren und unfruchtbaren Tage der Frau und deren sichere Berechnung. Maudrich, Wien

33. Madigan F, Sealza L, Tabor M (1987) Can NFP be taught in two short, easy lessons? Simplified NFP for isolated and/or busy couples. Phillipine Population Journal 3: 51-61

34. Marshall J (1963) The infertile period. Helicon press, Baltimore

35. McCarthy JJ, Martin MC, Gildenhorn M (1977) The sympto-thermal method. An instructional program with charts and test. Human Life Foundation of America, Washington DC

36. Menezes JA (1980) Natural family planning in pictures. Balsaver, New Dehli

37. Mucharski J (1982) History of the biologic control of human fertility. Oak Ridge NJ (ed) Married Life Information

38. Ober K, Hillebrand W (1971) Historical note. J Biosoc Sci 3:331-7

39. Ogino K (1932) Über den Konzeptionstermin des Weibes und seine Anwendung in der Praxis. Zentralblatt für Gynäkologie 12: 721-32

40. Pharand-Lapointe M, Kavanagh-Jazrawy F (1980) Planning your family the ST-way. Serena, Ottawa

41. Pommerenke WT (1953) Phenomena correlated with ovulation as guides to the appraisal of the so-called save period. J Obstet Gynaecol Br 60: 519-28

42. Pouchet FA (1847) Théorie positive de l'ovulation spontanée et de la fécondation de mammifères et de l'espèce humaine. Baillière, Paris

43. Rendu C, Rendu E (1967) L'églisenous a-t-elle trompés? Mappus, Lyon

44. Rötzer J (1965) Kinderzahl und Liebesehe. Herder, Wien

45. Rötzer J (1968) Erweiterte Basaltemperaturmessung und Empfängnisregelung. Arch Gynäkol 206: 195-214

46. Rötzer J (2006) Natürliche Empfängnisregelung. Herder, Wien

47. SERENA (1981) Training manual. Serena, Ottawa

48. Shettles LB (1949) Cervical Mucus: Cyclic variations and their clinical significance. Obstet Gynecol Surv 4: 614-23

49. Sinai I, Jennings V, Arevalo M (1999) The Two Day Algorithm: a new algorithm to identify the fertile time of the menstrual cycle. Contraception 60: 65-70

50. Smith WT (1855) The pathology and treatment of leucorrhea. Churchill, London

51. Smulders JNJ (1930) Periodieke Onthounding in het Huwelijk. Methode Ogino-Knaus. Decker, van de Vegt en van Leeuwen, Nijmegen-Utrecht

52. Sottong U, Fiederle X, Klann N, Baur S (1998) Alec und Sara. Über Freundschaft, Liebe und Zärtlichkeit. Sexualerziehung konkret. Oldenburg, München

53. Thapa S, Wonga MV, Lampe PG, Pietojo H, Soejoenoes A (1990) Efficacy of three variations of periodic abstinence for family planning in Indonesia. Stud Fam Plann 21: 327-34

54. Thyma P (1998) Fertile and infertile days in married life. Milbank Mem Fund Q 41

55. Tompkins P (1944) The use of basal temperature graphs in determining the date of ovulation. JAMA 124: 698-700

56. Van de Velde TH (1905) Über den Zusammenhang zwischen Ovarialfunktion, Wellenbewegung und Menstrualblutung und über die Entstehung des sog. Mittelschmerzes. De Erven F Bohn, Haarlem

57. Van de Velde TH (1927) Die vollkommene Ehe. Konegen, Leipzig, Stuttgart

58. Van der Stappen G (1962) Précis de la méthode des températures. Ouvrières, Paris

59. Vincent B (1967) Méthode thermique et contraception. Masson, Paris

60. Vollman R (1947) Fruchtbarkeit und Temperaturkurve der Frau. Kyklos, Zürich

61. World Health Organization (1967) Biology of fertility control by periodic abstinence. WHO Techn Rep Ser No 360

Physiologische Grundlagen der Natürlichen Familienplanung

3.1 Hormonelle Regulation des weiblichen Zyklus

Der weibliche Zyklus wird durch einen hormonellen Regelkreis gesteuert, der aus 3 Ebenen besteht: dem Hypothalamus, dem Hypophysenvorderlappen und den Ovarien. Der Hypothalamus integriert die neuronalen und endokrinen Signale des ZNS und kontrolliert auch die reproduktiven Funktionen. Er gibt pulsatil (etwa alle 1–2 h) das Gonadotropin-Releasing-Hormon (GnRH) in das Portalgefäßsystem der Hypophyse ab und stimuliert dadurch die gonadotropen Zellen des Hypophysenvorderlappens. Diese reagieren mit einer ebenfalls pulsatilen Freisetzung von follikelstimulierendem und luteinisierendem Hormon (FSH und LH). Beide Hormone bewirken in den Eierstöcken die Follikelreifung und die Produktion der weiblichen Geschlechtshormone Östrogene und Progesteron. Diese peripheren Hormone rufen nun ihrerseits die für den Menstruationszyklus charakteristischen Veränderungen im weiblichen Organismus hervor und wirken im hormonellen Regelkreis auch wieder zurück auf Hypothalamus und Hypophyse, deren sekretorische Funktionen sie über positive bzw. negative Rückkopplungsmechanismen modulieren und kontrollieren.

Der zyklische Konzentrationsverlauf von FSH und LH sowie von Östrogenen und Progesteron im Blut ist in ◻ Abb. 3.1 dargestellt [1, 8, 32].

3.1.1 Follikelentwicklung beginnt bereits viel früher

Die Entwicklung eines Follikels aus dem Ruhezustand bis zum sprungreifen Graaf-Follikel im Ovar dauert etwa 3 Monate. Die Eizelle wächst von ca. 15 μm bis zur Endgröße von 80–100 μm. Zunächst werden – gonadotropinunabhängig – 50–300 Follikel für das Wachstum und die Entwicklung rekrutiert. Es dauert ca. 10 Wochen, bis eine Eizelle einschichtig von Granulosazellen umgeben ist (Primordialfollikel), um sich dann in einen antralen Follikel weiterzuentwickeln, der imstande ist, in bekannter Weise auf Gonadotropine anzusprechen.

Die erste Welle der gonadotropinabhängigen Follikelreifung findet bereits in der vorausgehen-

den Luthealphase statt. Gerade diese luteale Entwicklungswelle ist den Reproduktionsendokrinologen gut bekannt, da im luteofollikulären Übergang die FSH-Sensibilität der Follikel am höchsten ist und bereits vor der eigentlichen Monatsblutung die FSH-Spiegel ansteigen. Nicht selten beobachten sie im Ultraschall während der vorausgehenden Luthealphase größere, antrale Follikel. Bemerkenswert ist, dass sich immer eine Kohorte von Follikeln auf den Weg zum Eisprung macht. Der Anstieg des FSH in der vorhergehenden Luthealphase 4–5 Tage vor Beginn der nächsten Menstruation verhindert deren Degeneration.

3.1.2 Eisprungseite nach dem Zufallsprinzip

Alle diese Follikel sehen morphologisch gleich aus. Sie sind offensichtlich auch gleichwertig, da eine Entfernung eines Follikels nicht zu einer Verzögerung der späteren Ovulation führt. Aus dieser Kohorte wird schließlich der dominante Follikel selektiert. Der Mechanismus, der zur Selektion führt, ist bisher unbekannt. Der dominante Follikel wächst bis zur Sprungreife auf eine Größe von mehr als 2 cm und ist im Ultraschall gut sichtbar (◻ Abb. 3.2). Die übrigen Follikel werden atretisch. Im Gegensatz zu früheren Vorstellungen findet der Eisprung nicht alternierend auf der linken und rechten Seite statt, sondern folgt dem Zufallsprinzip [15]. Die Selektion des dominanten Follikels erfolgt in einem 28-Tage-Zyklus zwischen dem 5. und 7. Zyklustag, etwa 6 Tage vor der Ovulation.

3.1.3 Wellenförmige Follikelreifung, aber nur ein Eisprung

Bei späten Eisprüngen können mehrere Wellen des Follikelwachstums auftreten und nur in der letzten dieser Wellen wird der dominante Follikel selektioniert. Aus dieser wellenförmigen Follikelreifung kann deshalb nicht, wie in der Ultraschallstudie von Baerwald et al. geschehen, auf mehrere, in größerem zeitlichem Abstand folgende Eisprünge geschlossen werden [3,38]. Innerhalb des eng begrenzten Ovulationszeitraums selbst können je-

Zentrale Regulation im Gehirn

Konzentration von LH im Serum

Konzentration von FSH im Serum

Abläufe im Ovar

morphologisch

hormonell

Konzentrationsverlauf von Östradiol im Serum

Konzentrationsverlauf von Progesteron im Serum

periphere Wirkungen von Östrogen/Progesteron

Basaltemperaturverlauf

Veränderungen am Endometrium

Veränderungen an der Zervix

Zervixschleimbeobachtung an der Vulva

Spermienpenetration im Zervixschleim

Zervixschleimviskosität ●┄┄●

Spinnbarkeit ●┄┄●

Tage in Relation zum LH-Gipfel (Tag 0)

Zyklusphasen

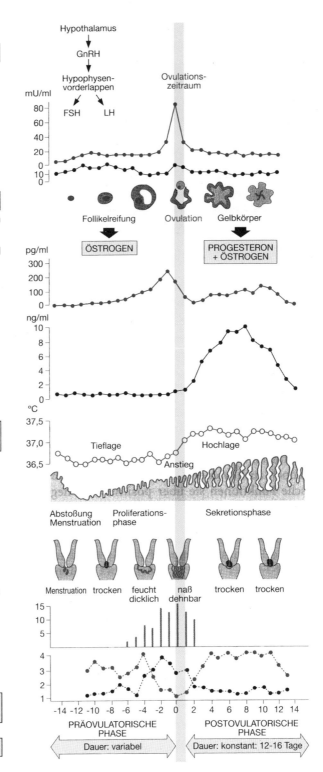

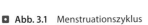

Abb. 3.1 Menstruationszyklus

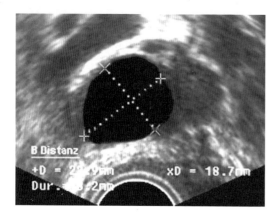

Abb. 3.2 Ovar mit sprungreifem Follikel, dessen Durchmesser mit × markiert ist (23 × 19 mm)

doch gelegentlich 2- oder mehrfache Ovulationen stattfinden (z. B. bei zweieiigen Zwillingen), und zwar gleichzeitig oder hintereinander im Abstand von wenigen Stunden [43]. Der dominante Follikel ist in der Lage, die Entwicklung der anderen Follikel zu hemmen. Die Mechanismen dieses Prozesses sind bis heute nicht vollständig klar. Der dominante Follikel produziert in immer größeren Mengen Östradiol, das via Regelkreis die Synthese von LH in der Hypophyse stimuliert, gleichzeitig aber noch seine Freisetzung hemmt [26, 35]. Wesentlich für die Selektion des dominanten Follikels ist das von den Granulosazellen sezernierte Inhibin.

Wenn der Follikel zur Sprungreife gelangt (Graaf-Follikel), steigt die Östradiolkonzentration noch rapider an (Östrogengipfel). Sobald diese für eine bestimmte Zeit einen definierten Schwellenwert überschritten hat, wird dadurch der Hemmmechanismus des Östradiols aufgehoben und das akkumulierte LH im Sinne einer positiven Rückkopplung ausgeschüttet (LH-Peak). Das bereits vom sprungreifen Follikel in geringen Mengen produzierte Progesteron verstärkt und beschleunigt die LH-Ausschüttung. Nach Beginn des LH-Anstiegs fällt die Östradiolkonzentration innerhalb weniger Stunden steil ab. Der Zeitabstand vom Östrogengipfel zur Ovulation beträgt durchschnittlich 24–41 h.

Der LH-Gipfel beendet die Follikelentwicklung und induziert die Ovulation und die Luteinisierung der Granulosazellen. Die Ovulation erfolgt durch-

schnittlich 24–36 h nach dem ersten signifikanten LH-Anstieg, bzw. 9–24 h nach dem LH-Gipfel.

3.1.4 Absolute Unfruchtbarkeit der Lutealphase

Nach der Ovulation wandelt sich der kollabierte Follikel in den Gelbkörper (Corpus luteum) um. Seine wichtigste Aufgabe während der Lutealphase ist die Progesteronsekretion. Sie ist abhängig von der LH-Konzentration und erreicht 6–8 Tage nach der Ovulation ihre charakteristischen Maximalwerte im Blut (10–25 ng/ml). Die Serumwerte spiegeln die Entwicklung und Rückbildung des Corpus luteum wieder und unterliegen tageszeitlichen Schwankungen. Darüber hinaus werden erneut beachtliche Mengen von Östradiol sezerniert, dessen Konzentration parallel zum Progesteron ansteigt und in der mittleren Lutealphase erneut ein breitbasiges Maximum aufweist. Während niedrige Progesteronmengen die Ausschüttung von LH und FSH vor der Ovulation fördern, führen hohe Progesteronkonzentrationen über einen negativen Rückkopplungsmechanismus zu einer Blockade der Gonadotropinfreisetzung aus der Hypophyse, sodass außerhalb des durch diese hormonelle Kontrolle abgegrenzten Ovulationszeitraums keine weitere Ovulation erfolgen kann, und somit eine absolute Infertilität in der Lutealphase gegeben ist. Die Regression des Gelbkörpers beruht auf seiner eigenen Östradiolproduktion und einem letztlich noch unbekannten luteolytischen Effekt. Sie führt zu einem raschen Abfall von Progesteron und Östrogen, der die Menstruationsblutung auslöst. Dadurch wird auch die durch Progesteron verursachte Blockade aufgehoben und ein neuer Follikelreifungsprozess kann beginnen [2, 35].

3.2 Periphere Wirkungen von Östrogen und Progesteron

Die weiblichen Geschlechtshormone Östrogene und Progesteron bewirken spezifische, konzentrations- und zyklusabhängige Veränderungen an den weiblichen Geschlechtsorganen (◻ Abb. 3.1).

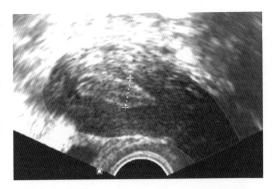

◘ **Abb. 3.3** Uterus im Längsschnitt mit hochaufgebautem periovulatorischem Endometrium (s. Markierung)

- Verringerung der Zervikalschleimproduktion mit
  - Zunahme der Viskosität
  - Abnahme der Spinnbarkeit und
  - Abnahme der Spermienpenetration
- Veränderungen von Zervix und Muttermund (Konsistenzzunahme, Abnahme der Muttermundöffnung)
- Anstieg der basalen Körpertemperatur
- Verhinderung einer erneuten Ovulation durch negativen Rückkopplungsmechanismus

Östrogene

Östrogene dominieren in der präovulatorischen Phase und führen zu:

- Proliferation des Endometriums (◘ Abb. 3.3)
- Zunahme der Zervikalschleimproduktion mit Veränderung seiner Eigenschaften, z. B.
  - Abnahme der Viskosität
  - Zunahme der Spinnbarkeit und
  - Zunahme der Spermienpenetration
- Veränderungen von Zervix und Muttermund (Konsistenzabnahme, Weiterwerden des Muttermunds)
- Cervico-fundalen Uteruskontraktionen, die zu einem Sog und damit einem passiven Spermientransport von der Scheide in die Gebärmutter führen. Die hohe Östrogenkonzentration aus dem dominanten Follikel kommt auf direktem Weg vor allem an der Ringmuskulatur des ipsilateralen Uterusabschnitts sowie des ipsilateralen Eileiters an und bewirkt deren stärkere Kontraktion. Dies führt zu einem »gerichteten Spermientransport« auf die Seite des dominanten Follikels [32, 33, 34, 57, 62, 63].

Progesteron

Progesteron dominiert in der Lutealphase und bewirkt:

- sekretorische Umwandlung des Endometriums

3.3 Fruchtbare Phase – Dauer der Befruchtungsfähigkeit von Ei- und Samenzelle

Für alle Methoden der Natürlichen Familienplanung steht eine Frage im Zentrum des Interesses: Wie lange dauert die fruchtbare Phase? Diese Zeitspanne, während der Sexualverkehr zu einer Empfängnis führen kann, ist präovulatorisch abhängig von der Dauer der Befruchtungsfähigkeit der Spermien und postovulatorisch von der Lebenszeit der Eizelle.

3.3.1 Dauer der Befruchtungsfähigkeit der Spermien

Aufgrund der eingeschränkten Untersuchungsmöglichkeiten gibt es bis heute keine exakten Erkenntnisse zur Dauer der Befruchtungsfähigkeit der menschlichen Spermien. Frühere Schätzungen basieren auf Studien, die erforschten, wie lange nach einem Verkehr bzw. einer Insemination noch bewegliche Spermien im weiblichen Genitaltrakt vorhanden sind. In Einzelfällen war dies auch 8,5 Tage nach dem Koitus der Fall. Da die Befruchtungsfähigkeit jedoch kürzer ist als die Beweglichkeit, ist die Aussagekraft dieser Tests begrenzt [18, 22, 40, 42].

- **Rasche Inaktivierung im sauren Scheidenmilieu**

Ein entscheidender Einflussfaktor auf die Dauer der Überlebenszeit der Spermien ist das Milieu, das sie

3

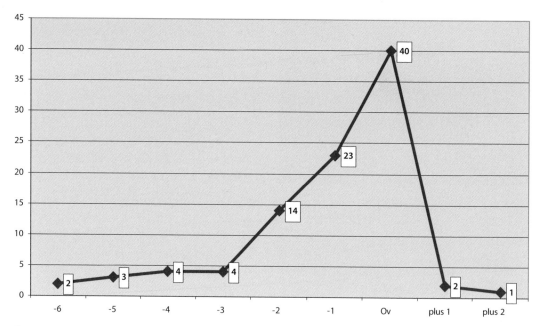

◘ **Abb. 3.4**   Abstand zwischen Sexualverkehr und klinischer Ovulation (ermittelt aus Temperaturanstieg und Zervix-schleimpeak) (n = 93 Konzeptionszyklen) [20]

in der Vagina vorfinden. Außerhalb der prä- und periovulatorischen Phase werden die Samenzellen bedingt durch den sauren pH-Wert in der Vagina von etwa 3,5–5,5 rasch inaktiviert. Sie sterben dadurch innerhalb von 0,5–3 h ab [19].

■ **Überleben im östrogenstimulierten Zervixschleim**

Der östrogenstimulierte Zervixschleim, der während der präovulatorischen Phase aus dem Muttermund in die Scheide hinabfließt, stellt das bei weitem günstigste Milieu für die Samenzellen dar, sodass man sogar von einer »Fertilitätstriade« – Eizelle, Samenzelle und Zervixschleim – spricht. Der östrogenstimulierte Zervixschleim ist alkalisch und schützt die Spermien vor dem sauren Scheidenmilieu [16]. Die im Zervixschleim vorhandene Glukose stellt – im Vergleich zur Fruktose in der Samenflüssigkeit – den besseren Energielieferanten dar [31]. Unter diesen optimalen Bedingungen wird die durchschnittliche Dauer der Befruchtungsfähigkeit üblicherweise mit 2–5 Tagen angegeben [41, 51, 53–55].

Für eine effektive NFP-Methodik interessiert jedoch neben der durchschnittlichen Dauer auch

die maximale Zeitspanne, in der die Spermien befruchtungsfähig sind. Neuere Aussagen dazu stammen aus der NFP-Forschung, unter Verwendung der indirekten statistischen Fallanalyse: In einer prospektiven Studie an der Universität Düsseldorf wurde eine zeitliche Beziehung hergestellt zwischen dem zur Konzeption führenden Verkehr und dem klinischen Ovulationstag (◘ Abb. 3.4; ► Kap. 7) [20].

■ **Befruchtungsfähigkeit der Spermien bis 5 Tage**

Die meisten Schwangerschaften traten erwartungsgemäß bei Verkehr am Ovulationstag und an den beiden Tagen davor auf. Geht man davon aus, dass der geschätzte Ovulationstag ±1 Tag um die tatsächliche Ovulation schwankt, so traten Schwangerschaften bei Verkehr bis zu 5 Tage vor der Ovulation auf, in extrem seltenen Einzelfällen sogar vorher. Diese Ergebnisse lassen den Schluss zu, dass die Dauer der Befruchtungsfähigkeit der menschlichen Spermien bis zu 5 Tage betragen kann, ganz selten etwas länger. Hierbei handelt es sich um hochfertile Spermien bei gleichzeitig vorhandenen Idealverhältnissen seitens der Frau [20]. Diese »Ausreißer« werden zwar von den NFP-Re-

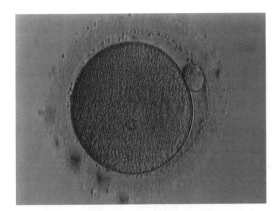

◩ **Abb. 3.5** Reife Eizelle mit Zona pellucida und Samenzellen (Elektronenmikroskop)

geln nicht immer erfasst, treten aber insgesamt zu selten auf, um die Methodensicherheit wesentlich zu beeinträchtigen. In zahlreichen jüngeren Untersuchungen zur Konzeptionswahrscheinlichkeit wurde die etwa 5-tägige Befruchtungsfähigkeit der Spermien erneut bestätigt [6, 10, 56].

3.3.2 Lebenszeit der Eizelle

Die Länge der fruchtbaren Phase nach der Ovulation wird durch die Lebensdauer der Eizelle bestimmt. ◩ Abb. 3.5 Auch hier ist es schwierig, exakte Angaben zu gewinnen, da die notwendige genaue Festlegung des Ovulationszeitpunktes ohne »direkten Einblick« beim Menschen nicht möglich ist. So stammen die vorliegenden Daten aus Analogieschlüssen aus Tieruntersuchungen, indirekten Hinweisen aus Insemination und In-vitro-Fertilisation sowie statistischen Berechnungen und Erfahrungen aus der Natürlichen Familienplanung. Sie alle bestätigen die Annahme, dass das menschliche Ei die Körperzelle mit der kürzesten, im Bereich von Stunden liegenden Lebenszeit ist. Während früher eine Lebensdauer von ca. 6–12 h angenommen wurde, sprechen neuere Erkenntnisse aus In-vitro-Fertilisation und Veterinärmedizin für eine etwas längere Lebenszeit zwischen 12 und 18 h (◩ Abb. 3.8) [30]. Die konservative Schätzung von 24 h wird gewöhnlich benutzt, wenn es darum geht, die Grenzen der fruchtbaren Zeit für eine NFP-Methode zu bestimmen [25, 47, 50, 51].

3.3.3 Gemeinsame Fruchtbarkeit – Fertiles Fenster von 6 Tagen

Addiert man die Dauer der Befruchtungsfähigkeit der Spermien, die unter günstigen Bedingungen etwa 5 Tage beträgt, und die rund eintägige Lebenszeit der Eizelle, so ergibt sich ein fertiles Fenster von etwa 6 Tagen. Ziel und Aufgabe der NFP-Methode ist es, diese »gemeinsame Fruchtbarkeit« von Mann und Frau so präzise wie möglich zu erfassen.

3.4 Zervix und Zervixschleim

Zervix und Zervixschleim spielen eine bedeutende Rolle in der Fertilität.

> **Aufgaben des Zervixschleims**
> - Schützt die Spermien vor dem sauren Scheidenmilieu
> - Liefert ihnen Energie
> - Fördert den Transport der Spermien von der Scheide in die Uterushöhle
> - Filtert abnormale und unbewegliche Spermien heraus
> - Umhüllt sie auch noch in der Uterushöhle und schützt sie dadurch vor dem Immunabwehrsystem der Frau

3.4.1 Aufbau und Funktion der Zervix

Die Krypten der Zervix bilden ein Spermienreservoir, in dem die Samenzellen ihre Befruchtungsfähigkeit bewahren und von dem sie nach und nach in die Gebärmutterhöhle gelangen können [19, 64].

Die Zervix bildet das untere Drittel des Uterus. Sie ragt zapfenförmig in die Scheide, die über den Zervikalkanal mit der Gebärmutterhöhle in Verbindung steht. Die Zervikalschleimhaut ist ein System aus Furchen und Krypten mit 2 verschiedenen Zelltypen, den sekretorischen Zellen und den Flimmerepithelzellen. Eine Frau im gebärfähigen Alter besitzt etwa 100 drüsenähnliche Sekretionseinheiten. Sie sind der Angriffspunkt der weiblichen Sexualhormone und stellen das für die

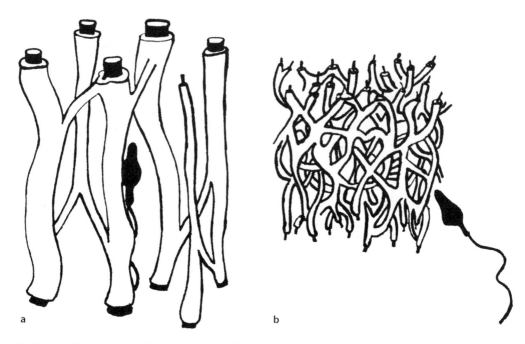

a   b

❑ Abb. 3.6   Schematische, dreidimensionale Darstellung von **a** S-Schleim und **b** G-Schleim

Überlebensfähigkeit der Spermien wichtige Zervikalsekret her. Die Anzahl der Zellen in den Krypten nimmt mit ansteigendem Östrogenspiegel zu [17]. Die Flimmerepithelzellen haben die Aufgabe, den Zervixschleim aus den Krypten ins Kanallumen und nach außen zu transportieren. Die Furchen und Krypten bilden den Speicherraum für die Spermien. Die Cervix uteri ist mit einer biologischen Schleuse vergleichbar, die den Spermien während einer gewissen Zyklusphase den Eintritt in den Uterus gestattet, ansonsten aber ihre Passage verhindert [19, 36, 48].

Die sekretorische Aktivität der Zervikalschleimhaut steigt ebenfalls mit zunehmender Östrogenkonzentration an. Dadurch nimmt die Schleimmenge bedingt durch Wasseraufnahme deutlich zu. Es kommt zu einer Vielzahl von physikalischen und chemischen Veränderungen des Zervixschleims, z. B. der Zunahme von Spinnbarkeit und Transparenz, Farnkrautbildung, Abnahme der Viskosität und der Anstieg des pH-Werts. Außerdem gleicht sich der osmotische Druck dem des Ejakulats an [4, 7, 11, 21].

3.4.2   Ultrastruktur des Zervixschleims

Der Zervikalschleim ist ein Hydrogel mit einem Wasseranteil von 90 %. Dieser Anteil steigt während der östrogenen Stimulation auf 96–98 %.

Die wasserlöslichen Bestandteile des Zervixschleims sind Elektrolyte (NaCl 0,7 %; Na; Mg; Ca; PO_3; SO_3; HCO_3), niedermolekulare organische Bestandteile wie Aminosäuren, Einfachzucker (Glukose, Maltose, Mannose), lösliche Proteine, Peptide, Lipide und eine Reihe von Enzymen (alkalische Phosphatase, Esterase, Aminopeptidase, Amylase, fibrinolytische Enzyme und Sialyltransferase). Das NaCl ist – in Anwesenheit von Proteinen – für das Farnkrautphänomen verantwortlich, die Sialyltransferase möglicherweise für die Kapazitation der Spermien. In der wässrigen Phase befinden sich auch zelluläre Elemente wie Leukozyten [19, 52]. Die hochvisköse, unlösliche Gelphase besteht aus einem kohlenhydratreichen Glykoprotein, Muzin genannt. Die Organisation des aus einem Proteinrückgrad und Kohlenhydratseitenketten aufgebauten Muzins zu einem dreidimensionalen Netzwerk entsteht durch Polymerisation der Glykoproteinstränge zu Mikrofibrillen, Fibrillen und faserähn-

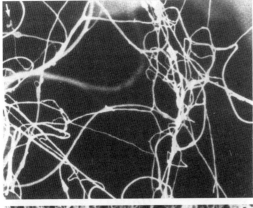
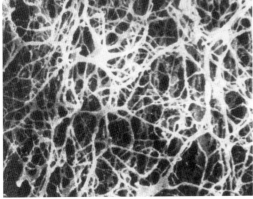

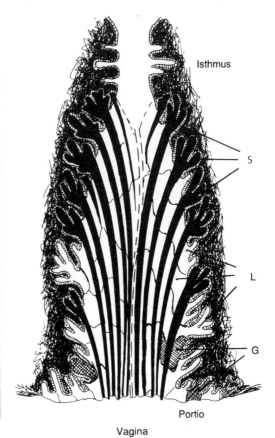

Isthmus

S

L

G

Portio

Vagina

⊡ Abb. 3.7 Zervixschleim im Rasterelektronenmikroskop **a** in der präovulatorischen Phase mit weitgestelltem Maschennetz, **b** in der postovulatorischen Phase mit enggestelltem Maschennetz

⊡ Abb. 3.8 Schematische Darstellung der Verteilung der 3 Zervixschleimtypen S, L und G im Zervikalkanal [27]

lichen Strukturen [7, 9]. Unter dem zyklischen Einfluss der weiblichen Sexualhormone verändert sich die Ultrastruktur dieses Netzwerks. So lassen sich 4 Typen des Zervixschleims unterscheiden, die den jeweils vorherrschenden Einfluss von Östrogen bzw. Progesteron widerspiegeln. Unter Östrogenstimulation werden 3 Zervixschleimformen gebildet, der sog. S-Schleim, der L-Schleim und der P-Schleim. Während der Ovulationszeit beträgt der Anteil dieser drei Typen bis zu 95 %.

▪ **S-Schleim in der periovulatorischen Phase**
Im Rasterelektronenmikroskop zeigen sich die Glykoproteinfibrillen in langen parallelen Strängen wie ein Kanalnetz angeordnet, weshalb er S-Schleim (s=string, »Faser«) genannt wird. Zur Ovulationszeit nehmen die Querverbindungen ab, sodass die

Zwischenräume sehr viel weiter werden (30–35 μm, im Vergleich zu 2–6 μm am Zyklusanfang). In diesem flüssigkeitsgefüllten Kanalsystem können die Spermien wie auf Schnellstraßen mit einer Geschwindigkeit von 3 mm/min nach oben schwimmen (⊡ Abb. 3.6a und ⊡ Abb. 3.7a) [12, 19, 27, 28, 40, 45, 48]. Die von den einzelnen Sekretionseinheiten entspringenden Schleimfäden, die in paralleler Anordnung bis in den äußeren Muttermund hinab reichen, bilden dabei eine Art Leitschiene, sodass ein Großteil der Spermien nicht sofort in die Uterushöhle gelangt, sondern in die schleimsezernierenden Krypten (⊡ Abb. 3.8). In diesem Receptaculum seminis sind sie geschützt und werden je nach Schleimqualität unterschiedlich lang gespeichert und erst nach und nach in die Gebärmutterhöhle

3

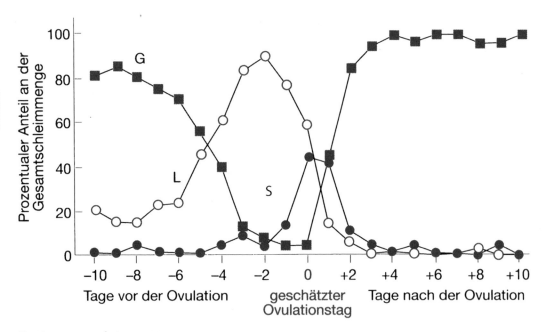

○ **Abb. 3.9**   Prozentualer Anteil der verschiedenen Schleimtypen und ihre zeitliche Beziehung zum geschätzten Ovulationstag. Der L-Schleim tritt einige Tage vor der Ovulation auf, während der S-Schleim mit dem Ovulationszeitraum zusammenfällt. Der G-Schleim ist am Zyklusanfang und postovulatorisch vorhanden [37]

abgegeben. Die Halbwertszeit der Aufenthaltsdauer beträgt durchschnittlich 15 h [5, 29].

■ **L-Schleim filtert minderwertige Spermien aus**

Als weitere Form des östrogenbetonten Schleims beschrieben Odeblad et al. den L-Schleim. Mangels zwischenmolekularer Bindungen ist er mehr oder weniger aufgerollt und ähnelt unter dem Mikroskop einem Päckchen bzw. Brotlaib (L=loaf). Als Füllmaterial soll er die faserförmigen Strukturen des S-Schleims stützen und bildet mit ihm zusammen eine Art Mosaik (○ Abb. 3.8). Darüber hinaus wird diesem visköseren Schleimtyp die Filterfunktion des Zervixschleims zugeschrieben, d. h. er fängt morphologisch und funktionell minderwertige Spermien ab und hindert sie am Weiterwandern [24].

■ **P-Schleim zur hochfruchtbaren Zeit**

Eine weitere, morphologisch etwas unterschiedlich gebaute Form des östrogenbetonten Schleims ist der P-Schleim. Er kommt nur in geringen Mengen vor und tritt meist um den Ovulationszeitpunkt

und damit in der hochfruchtbaren Phase auf und wird deshalb P-Schleim (Peak) genannt [37].

■ **G-Schleim in der Lutealphase**

Unter dem Einfluss des postovulatorisch gebildeten Progesterons wird der sog. G-Schleim oder Gestagenschleim gebildet. In der Lutealphase steigt sein Anteil auf 90 %, die Gesamtmenge ist jedoch stark vermindert. Die Glykoproteinstrukturen sind jetzt ungerichtet und bilden ein dichtes Netzwerk mit zahlreichen Querverbindungen und einer Maschengröße von nur 0,2–0,5 μm. Damit setzt es den 2,5 μm großen Spermienköpfen ein weitgehend unüberwindliches Hindernis entgegen (○ Abb. 3.6b und ○ Abb. 3.7b) [23, 48].

○ Abb. 3.9 zeigt ein Diagramm der verschiedenen Schleimtypen und ihre zeitliche Beziehung zur Ovulation.

Die vier Untertypen des Zervixschleims werden in jeweils unterschiedlichen Zonen der Krypten im Gebärmutterhals hergestellt. Der Zervixschleim, der aus dem Zervixkanal dann in die Scheide hinunterfließt, stellt immer eine Mischung aus allen vier Schleimtypen dar, deren Verhältnis je nach Zyklusphase sehr unterschiedlich ist [37].

3.5   Basaltemperatur

3.5.1   Progesteron und Basaltemperatur

Seit Davis und Fugo 1948 erstmals durch Hormonmessungen einen Konzentrationsanstieg des Progesterons um die Zyklusmitte feststellten [13] und damit Van de Veldes Hypothese von einem zeitlichen und kausalen Zusammenhang zwischen Progesteron- und Basaltemperaturanstieg verifizierten, konnte der thermogenetische Effekt des Corpus-luteum-Hormons wiederholt bestätigt werden [13, 25, 44, 46].

Der genaue Interaktionsmechanismus mit dem hypothalamischen Wärmeregulationszentrum ist jedoch bis heute unklar, eine indirekte Progesteronwirkung über das Neurotransmitterhormon Noradrenalin wird angenommen [65].

Die Körpertemperatur reagiert sehr empfindlich auf den Hormonanstieg. Die bereits um den LH-Gipfel einsetzende Progesteronsekretion kann – u. U. schon präovulatorisch – zu einem ersten Anstieg der Basaltemperatur führen. Die Verzögerung zwischen Hormonanstieg und Reaktion des Temperaturregulationszentrums ist jedoch kurz, wenn überhaupt vorhanden [14]. In einem Konzentrationsbereich zwischen 0,5 und 6 ng/ml Serum wird eine Dosis-Wirkungs-Beziehung zwischen Progesteron und Basaltemperatur vermutet [36]. Es ist jedoch nicht möglich, aus der Höhe des Temperaturanstiegs auf die Höhe des Progesteronspiegels zu schließen, zumal oberhalb eines Hormonspiegels von etwa 6 ng/ml die Temperatur nicht mehr mit einem weiteren Anstieg reagiert.

3.5.2   Progesteron und Ovulation

Zander gelang es 1958 erstmals, bedeutende Progesteronmengen im sprungreifen Follikel, also bereits vor der Ovulation, nachzuweisen. Wird der LH-Gipfel, der als indirekter Ovulationsmarker dem Eisprung etwa 9–24 h vorausgeht, in zeitliche

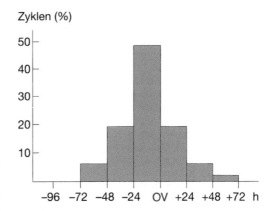

Abb. 3.10 Erster signifikanter Progesteronanstieg in Beziehung zur histologisch datierten Ovulation (*Ov*) [61]

Beziehung gesetzt zum ersten signifikanten Progesteronanstieg, so erkennt man eine eindeutige Hormonsekretion bereits vor, gleichzeitig mit und auch erst nach dem LH-Gipfel. Ultraschalluntersuchungen und auch histologische Corpus-luteum-Datierungen bestätigen diese Variabilität (◘ Abb. 3.10) [49, 58–61].

Literatur

1. Abraham GE, Odell WD, Swerdloff RS, Hopper K (1972) Simultaneous radioimmunoassay of plasma FSH, LH, progesterone, 17-hydroxyprogesterone, and estradiol-17 beta during the menstrual cycle. J Clin Endocrinol Metab 34: 312-8
2. Adashi EY (1994) Endocrinology of the ovary. Hum Reprod 9: 815-27
3. Baerwald AR, Adams GP, Pierson RA (2003) Characterization of ovarian follicular wave dynamics in women. Biol Reprod 69: 1023 31
4. Beller F, Vogler H (1962) Die Bestimmung des Ovulationstermins bzw. der präovulatorischen Phase unter besonderer Berücksichtigung der physikalischen Eigenschaften des Zervixschleims. Geburtshilfe Frauenheilkd 158: 58-79
5. Belonoschkin B (1949) Zeugung beim Menschen im Lichte der Spermatozoenlehre. Sjoberg Forlag, Stockholm
6. Bigelow JL, Dunson DB, Stanford JB, Ecochard R, Gnoth C, Colombo B (2004) Mucus observations in the fertile window: a better predictor of conception than timing of intercourse. Hum Reprod 19: 889-92
7. Blandau RJ, Moghissi KS (1973) The biology of the cervix. University of Chicago Press, Chicago

3

8. Burger HG (1981) Neuroendocrine control of human ovulation. Int J Fertil 26: 153-60

9. Chrétien FC, GCDGPA (1973) The ultrastructure of human cervical mucus under scanning electron microscopy. Fertil Steril 24: 746-57

10. Colombo B, Masarotto G (2000) Daily fecundability: First results from a new data base. Demographic Research 3/5: Internet edition

11. Cortesi S, Rigoni G, Zen F, Sposetti R (1981) Correlation of plasma gonadotrophins and ovarian steroids pattern with symptomatic changes in cervical mucus during the menstrual cycle in normal cycling women. Contraception 23: 629-41

12. Davajan V, Nakamura R, Kharma K (1970) Spermatozoon transport in cervical mucus. Obstet Gynecol Surv 25: 1-43

13. Davis M, Fugo N (1948) The cause of physiologic basal body temperature changes in women. J Clin Endocrinol 8: 550

14. De-Mouzon J, Testart J, Lefevre B, Pouly JL, Frydman R (1984) Time relationships between basal body temperature and ovulation or plasma progestins. Fertil Steril 41: 254-9

15. Ecochard R, Gougeon A (2000) Side of ovulation and cycle characteristics in normally fertile women. Hum Reprod 15: 752-5

16. Eggert-Kruse W, Kohler A, Rohr G, Runnebaum B (1993) The pH as an important determinant of sperm-mucus interaction. Fertil Steril 59: 617-28

17. Faccioli G (1986) Numerical and morphological analysis of human endocervical cells in relation to peripheral estrogen levels. Acta Eur Fertil 17: 333-9

18. Fredricks CM, AMHE (1976) In vitro response of rabbit utero ovarian ligament to catecholamines. Fertil Steril 27: 957

19. Freundl G (1988) Zervikalschleim, Spermatozoentransport und Insemination. In: Schneider H, Lauritzen C, Nieschlag E (eds) Grundlagen und Klinik der menschlichen Fortpflanzung, Walter de Gruyter, Berlin

20. Bremme M, Freundl G, Baur S, Döring G (1991) Natürliche Familienplanung: Neue Technologien und Studien zur Methode. BMJFG

21. Gaton E, Zejdel L, Bernstein D, Glezerman M, Czernobilsky B, Insler V (1982) The effect of estrogen and gestagen on the mucus production of human endocervical cells: a histochemical study. Fertil Steril 38: 580-5

22. Georgiades E, Schneider W (1972) Über die Nachweisbarkeitsdauer von Spermien im Zervixsekret der Frau nach einmaliger Kohabitation. Zentralbl Gynakol 94: 1553-8

23. Hafez ESE (1979) Scanning electron microscopy of cervical mucus and ovulation. In Hafez ESE (ed) Human Ovulation. Elsevier, Amsterdam, pp 327-38

24. Hanson FW, Overstreet JW (1981) The interaction of human spermatozoa with cervical mucus in vivo. Am J Obstet Gynecol 140: 173-8

25. Hartman CG (1962) Science and the Safe Period. Williams and Wilkins, Baltimore, MD

26. Hillier S (1994) Current concepts of the roles of follicle stimulating hormone and luteinizing hormone in folliculogenesis. Hum Reprod 9: 188-91

27. Höglund A, Odeblad E (1977) Sperm penetration in cervical mucus, a biophysical and group-theoretical approach. In: Insler V, Bettendorf G (eds) The uterine cervix in reproduction. Thieme, Stuttgart, New York

28. Insler V, Bernstein D, Glezerman M (1977) Diagnosis and classification of the cervical factor of infertility. In: Insler V, Bettendorf G (eds) The Uterine Cervix in Reproduction. Thieme, Stuttgart

29. Insler V, Glezerman M, Zeidel L, Bernstein D, Misgav N (1980) Sperm storage in the human cervix: a quantitative study. Fertil Steril 33: 288-93

30. Kähn W (1990) Führen beim Rind Inseminationen nach der Ovulation zur Konzeption? Reprod Dom Anim 25: 111

31. Kellerman AS, Weed JC (1970) Sperm motility and survival in relation to glucose concentration: an in vitro study. Fertil Steril 21: 802-5

32. Kissler S, Siebzehnruebl E, Kohl J, Mueller A, Hamscho N, Gaetje R, Ahr A, Rody A, Kaufmann M (2004) Uterine contractility and directed sperm transport assessed by hysterosalpingoscintigraphy (HSSG) and intrauterine pressure (IUP) measurement. Acta Obstet Gynecol Scand 83(4):369-74

33. Kunz G, Leyendecker G (2002) Uterine peristaltic activity during the menstrual cycle: characterization, regulation, function and dysfunction. Reprod Biomed Online 4 Suppl 3:5-9

34. Kunz G, Beil D, Deininger H, Wildt L, Leyendecker G (1996) The dynamics of rapid sperm transport through the female genital tract: evidence from vaginal sonography of uterine peristalsis and hysterosalpingoscintigraphy. Hum Reprod 11(3):627-32

35. Leidenberger F, Strowitzki T, Ortmann O (2005) Klinische Endokrinologie für Frauenärzte. Springer, Heidelberg

36. Leyendecker G, Hinckers K, Nocke W, Plotz EJ (1975) HypophysäreGonadotropine und ovarielle Steroide im Serum während des normalen menstruellen Cyclus und bei Corpus-luteum-Insuffizienz. Arch Gynakol 218: 47-64

37. Menárguez M, Pastor LM, Odeblad E (2003) Morphological characterization of different human cervical mucus types using light and scanning electron microscopy. Hum Reprod 18(9):1782-89

38. Mikolajczyk RT, Stanford JB, Ecochard R (2008) Multilevel model to assess sources of variation in follicular growth close to the time of ovulation in women with normal fertility: a multicenter observational study. Reprod Biol Endocrinol 6:61-68

39. Moghissi KS (1972) The function of the cervix in fertility. Fertil Steril 23: 295-306

40. Moghissi KS (1973) Sperm migration through the human cervix. In: Elstein M (ed) Cervical Mucus and Human Reproduction. Scriptor, Copenhagen, pp 128-52

41. Moghissi KS (1980) Prediction and detection of ovulation. Fertil Steril 34:98

42. Nicholson R (1965) Vitality of spermatozoa in the endocervical canal. Fertil Steril 16: 758

43. O'Herlihy C (1980) Preovulatory follicular size: A comparison of ultrasound and laparoscopic measurements. Fertil Steril 34: 24-6

44. Ober K (1952) Aufwachtemperatur und Ovarialfunktion. Klinische Wochenschrift 30: 357-64

45. Odeblad E (1968) The functional structure of human cervical mucus. Acta Obstet Gynecol Scand 47:57

46. Palmer DJ (1939) Action thermique des hormones sexuelles chez la femme. CR Soz Diol 130: 895-6

47. Pommerenke WT (1953) Phenomena correlated with ovulation as guides to the appraisal of the so-called save period. J Obstet Gynaecol Br 60: 519-28

48. Prins G, ZLSG (1979) Functional biochemistry of cervical mucus. In: Hafez ESE (ed) Human Ovulation. Elsevier, Amsterdam, pp 313-25

49. Raith E (1982) Die modernen Methoden der natürlichen Familienplanung. Med Dissertation. Universität München

50. Rauscher H (1959) Zur Dauer der Befruchtungsfähigkeit der menschlichen Eizelle. Proceedings of the Third World Congress on Fertility and Sterility. Amsterdam

51. Royston JP (1982) Basal body temperature, ovulation and the risk of conception, with special reference to the lifetimes of sperm and egg. Biometrics 38: 397-406

52. Schumacher GFB (1970) Biochemistry of the cervical mucus. Fertil Steril 21: 697

53. Simpson JL (1995) Pregnancy and the timing of intercourse [editorial; comment] N Engl J Med 333: 1563-5

54. Simpson JL, Gray RH, Perez A, Mena P, Barbato M, Castilla EE et al. (1997) Pregnancy outcome in natural family planning users: cohort and case-control studies evaluating safety. Adv Contracept 13: 201-14

55. Simpson JL, Gray RH, Queenan JT, Mena P, Perez A, Kambic RT et al. (1995) Timing of intercourse [letter]. Hum Reprod 10: 2176-7

56. Stanford JB, Smith KR, Dunson DB (2003) Vulvar mucus observations and the probability of pregnancy. Obstet Gynecol 101: 1285-93

57. Wildt L, Kissler S, Licht P, Becker W (1998) Sperm transport in the human female genital tract and its modulation by oxytocin as assessed by hysterosalpingoscintigraphy, hysterotonography, electrohysterography and doppler sonography. Hum Reprod Update 4(5):655-66

58. World Health Organization (1980) Temporal relationships between ovulation und defined changes in the concentration of plasma estradiol-17ß, luteinizing hormone, follicle-stimulating hormone, and progesterone. I. probit analysis. Am J Obstet Gynecol 138: 383-90

59. World Health Organization (1981) Temporal relationship between ovulation and defined changes in the concentration of plasma estradiol-17ß, luteinizing hormone and progesterone. II. Histologic dating. Am J Obstet Gynecol 139: 886-95

60. Yussman TM (1970) Serum levels of follicle stimulating hormone and luteinizing hormone and of plasma progesterone related to ovulation by corpus luteum biopsy. J Clin Endocrinol 30: 396-9

61. Zander J, Forbes TR, Von Munstermann AM, Neher R (1958) Delta hoch 4-3-Ketopregnene-20alpha-ol und delta hoch 4-3-Ketopregnene-20beta-ol, two naturally occuring metabolites of progesterone. Isolation, identification, biologic activity and concentration in human tissues. J Clin Endocrinol Metab 18: 337-53

62. Zervomanolakis I, Ott HW, Hadziomerovic D, Mattle V, Seeber BE, Virgolini I, Heute D, Kissler S, Leyendecker G, Wildt L (2007) Physiology of upward transport in the human female genital tract. Ann N Y Acad Sci 1101:1-20

63. Zervomanolakis I, Ott HW, Müller J, Seeber BE, Friess SC, Mattle V, Virgolini I, Heute D, Wildt L (2009) Uterine mechanisms of ipsilateral directed spermatozoa transport: Evidence for a contribution of the utero-ovarian countercurrent system. Eur J Obstet Gynecol Reprod Biol 144 Suppl 1:45-9

64. Zinaman M, Drobnis EZ, Morales P, Brazil C, Kiel M, Cross NL, Hanson FW, Overstreet JW (1989) The physiology of sperm recovered from the human cervix: Acrosomal status and response to inducers of the acrosome reaction. Biol Reprod 41: 797

65. Zuspan KJ, Zuspan FP (1974) Thermogenic alterations in the woman. II. Basal body, afternoon, and bedtime temperatures. Am J Obstet Gynecol 120: 441-5

Symptothermale Methode Sensiplan

4

Eine Methode der Natürlichen Familienplanung sollte sich durch folgende Qualitätsmerkmale auszeichnen:

- Gewährleistung größtmöglicher Sicherheit
- Gewährleistung von Akzeptanz (Dauer der fruchtbaren Phase sollte nicht unnötig lang sein)
- Komplexität (d. h. auf viele Frauen und Zyklussituationen zutreffen)
- Verständlichkeit (d. h. so einfach wie möglich zu erlernen sein)

Im Folgenden wird die symptothermale Methode Sensiplan der Arbeitsgruppe NFP vorgestellt. Sie ist das Resultat einer langjährigen Entwicklung, basierend auf weltweiten Erfahrungen und Forschungsergebnissen sowie auf umfangreichen deutschen Studien. Sie umfasst Bestandteile anderer Methoden der Natürlichen Familienplanung, die mit Namen von NFP-Pionieren wie Döring, Rötzer, Billings, Thyma und Flynn verbunden sind [1, 2, 9, 17, 20, 53, 60] und hat sich mittlerweile im deutschsprachigen Raum sowie in mehreren anderen Ländern als »NFP-Methode« etabliert.

Dieses Kapitel gibt einen Überblick mit den nötigen Hintergrundinformationen über

- Selbstbeobachtung des Zervixschleims
- Messung der Basaltemperatur
- Zyklusaufzeichnung
- Methodenregeln zur Bestimmung von Anfang und Ende der fruchtbaren Zeit

Die Methodenregeln sind farbig gekennzeichnet, sodass sie unabhängig von den dazugehörigen Erläuterungen erfasst werden können. Für eine noch ausführlichere Methodendarstellung verweisen wir auf das Praxisbuch und das Arbeitsheft für Anwender: »Natürlich und Sicher« [1, 2]. Ausführliche Beispiele und eine leere Zyklusblattvorlage finden sich auch in ▸ Kap. 6 dieses Buches.

4.1   Selbstbeobachtung des Zervixschleims

4.1.1   Wie wird der Zervixschleim beobachtet?

Die Zervixschleimbeobachtung ist auf 3 Wegen möglich: Eine Frau kann den Zervixschleim empfinden, fühlen und sehen.

Empfinden

Die Scheide und der äußere Scheidenbereich kann durch verschiedene Empfindungen bewusst als Organ wahrgenommen werden. Ähnlich dem trockenen Mund, der Durst signalisiert, der Blase, die drückt und damit Harndrang meldet, oder dem Magen, wenn er knurrt und damit Hunger kundtut, so kann der Scheidenbereich wahrgenommen werden und damit einen bestimmten Fruchtbarkeitsstatus signalisieren. Die Frau macht sich mehrmals während des Tages bewusst, was sie am Scheideneingang empfindet. Vielleicht hat sie das Gefühl, dass es dort trocken ist oder sie spürt gar nichts. An manchen Tagen spürt sie den Scheideneingang feucht oder nass oder bemerkt, dass im Laufe des Tages immer wieder Schleim in Schüben aus der Scheide rinnt. Einige Frauen beschreiben es, »als ob tröpfchenweise Urin abgeht«. Diese Form der Beobachtung ist überall und während des ganzen Tages möglich.

Fühlen

Hier ist der Tastsinn angesprochen. Die Beobachtung erfolgt meist einige Male während des Tages beim üblichen Gang zur Toilette. Beim Abwischen kann die Frau fühlen, dass Finger oder Toilettenpapier an manchen Tagen besser über den Scheideneingang gleiten als an anderen Tagen. Er fühlt sich dann schlüpfrig, rutschig oder glitschig an, ähnlich wie Öl auf der Haut oder Seife zwischen den Fingern.

Sehen

Nach dem Abwischen sieht sie, ob Zervixschleim am Toilettenpapier oder an den Fingern haftet und kann ihn dann nach Farbe, Durchsichtigkeitsgrad und Dehnbarkeit (Spinnbarkeit) beurteilen. Bei der Schleimbeobachtung ist es nicht notwendig, in die Scheide hineinzufassen. Im Gegenteil, die dort immer vorhandene Feuchtigkeit könnte die Beobachtung stören. Es zählt lediglich, was rein äußerlich am Scheideneingang festzustellen ist.

4.1.2 Zervixschleimmuster im Zyklusverlauf

❗ **Nach der Menstruation fühlt sich der Scheideneingang zunächst meist »trocken« (Abkürzung: t) an, manchmal sogar unangenehm juckend. Zervixschleim kann zu diesem Zeitpunkt weder gefühlt noch gesehen werden.**

Statt »trocken« haben viele Frauen in dieser Phase auch einfach keinerlei Empfindung im Scheidenbereich. Sie beschreiben dies mit: »Nichts gefühlt und nichts gesehen« (Abkürzung: Ø).

Die Basisöstrogenkonzentration liegt bei 4–14 µg/24 h im Urin und ist damit noch zu niedrig für eine Zervikaldrüsenstimulation [12]. Die basale Zervikalsekretion beträgt zu dieser Zeit 20–60 mg/Tag, der Schleim ist dick und viskös und verschließt als »Crysteller-Schleimpfropf« den Muttermund [41].

❗ **Abhängig von der Länge der präovulatorischen Phase und vom Beginn der östrogenen Stimulation tritt in den folgenden Tagen eine Empfindung von »feucht« (Abkürzung: f) im Scheidenbereich auf, und am gleichen oder einem der nächsten Tage wird Zervixschleim sichtbar.**

Die erste Zervixschleimsekretion setzt ein, wenn der Östrogenspiegel einen gewissen Schwellenwert übersteigt, nach Brown etwa 15 µg/24 h im Urin. In der Untersuchung von Brown et al. [12] korrelierte der Beginn des Schleimsymptoms eng mit dem ersten Östrogenanstieg (◻ Abb. 4.1) [12, 29, 41]. Fering et al. fanden dagegen eine große inter- und intrapersonelle Variabilität zwischen dem Auftreten

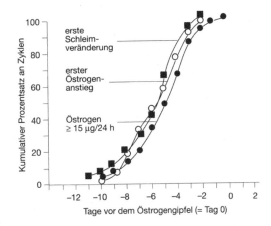

◻ **Abb. 4.1** Korrelation von Zervixschleim- und Östrogenveränderungen im 24h-Urin in 43 Zyklen. Kumulativer Prozentsatz an Zyklen, in denen die Veränderung aufgetreten ist. Die Tage sind in Relation zum Östrogengipfel (= Tag 0) aufgetragen. Der Beginn des Schleimsymptoms korreliert eng mit dem ersten Östrogenanstieg (Korrelationskoeffizient 0,89) [12]

des ersten Zervixschleims und dem E3G-Anstieg [18]. Das Verschwinden der trockenen Empfindung wird vermutlich zunächst durch eine östrogenbedingte Funktionssteigerung des Vaginalepithels verursacht [51].

❗ **Dieser erstmals sichtbare Zervixschleim ist zunächst von sog. minderer Qualität (Abkürzung: S), er wird beschrieben als dicklich, weißlich, gelblich, klebrig, klumpig, trüb, cremig, etwas zäh-elastisch und verursacht meist ein feuchtes Gefühl am Scheideneingang (◻ Abb. 4.2).**

Nach Odeblad et al. handelt es sich dabei vorwiegend um die viskösere und noch relativ spermienfeindliche L-Komponente des östrogenstimulierten Schleims, der einige Tage vor der »fruchtbareren« S-Komponente gebildet wird [20, 40] (▶ Kap. 3.3; ▶ Abb. 3.9).

❗ **Mit steigendem Östrogenspiegel und herannahender Ovulation nimmt Menge und Qualität des Zervixschleims deutlich zu. Zervixschleim von »guter oder bester Qualität« (Abkürzung: S+) ist glasig, fadenziehend, dehnbar, spinnbar. Aussehen und Beschaffenheit gleichen rohem Eiweiß**

4

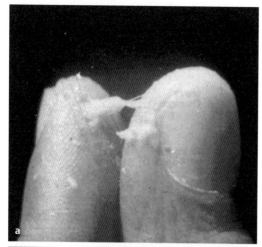

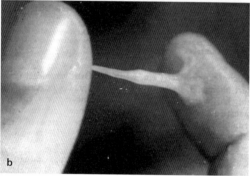

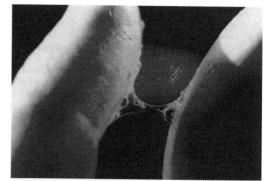

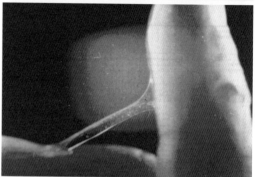

◘ Abb. 4.2   a Zervixschleim von »minderer« Qualität (S): dicklicher, klumpiger, trüber, undurchsichtiger, weißlicher Schleim, zu Beginn der Schleimphase beobachtbar [20]. **b** Zervixschleim bereits etwas dehnbar, aber noch milchig-trüb (ebenfalls S)[20]

(◘ Abb. 4.3). Wenn Toilettenpapier oder Finger über den Scheideneingang gleiten, fühlt er sich »wie mit Schmierseife behandelt« an. Andere Beschreibungen für diese tast- und fühlbaren Eigenschaften sind »wie eingeölt, rutschig, glitschig, schlüpfrig, weich, glatt«.

❶ Die Empfindung von Feuchtigkeit kann sich jetzt noch steigern zu einem Gefühl von »nass« (Abkürzung: S+), verursacht durch die intensive Wassereinlagerung des Zervixschleims. Unter Umständen wird er so dünnflüssig, dass er wegrinnt

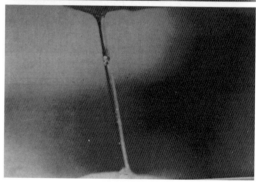

**◘ Abb. 4.3   Zervixschleim von »guter« Qualität (S+): durchsichtiger, klarer, spinnbarer Zervixschleim während der periovulatorischen Phase [20]

wie Wasser und damit nicht mehr sichtbar, sondern nur noch als Nässegefühl spürbar ist [5].

Durch die abfallende Östrogen- und ansteigende Progesteronkonzentration kommt es anschließend periovulatorisch zu einem deutlichen und für die Frau meist eindrucksvoll zu beobachtenden Qualitätsumschwung: Von einem Tag zum anderen wird der Zervixschleim deutlich

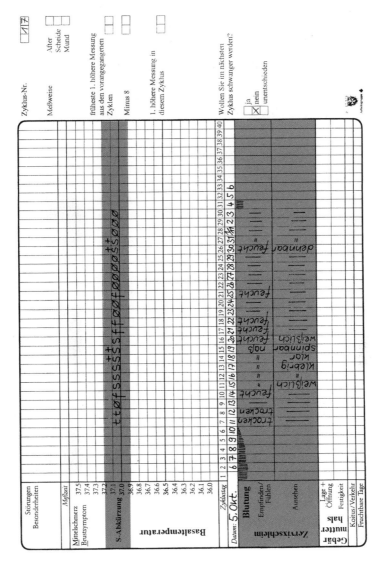

minderwertiger und nimmt mengenmäßig stark ab, sodass manchmal am nächsten Tag nur noch wenig Zervixschleim von minderer Qualität oder überhaupt kein Schleim mehr sichtbar oder fühlbar ist.

Dokumentation: Der Zervixschleim wird den Tag über beobachtet und abends im Zyklusblatt dokumentiert. Dort ist eine eigene Spalte für »Empfinden/Fühlen« sowie für »Aussehen« vorgesehen

(◘ Abb. 4.4). Es wird immer der qualitativ hochwertigste Schleim eingetragen, der an diesem Tag beobachtet wurde. Zur Vereinfachung der späteren Auswertung werden die Beschreibungsmöglichkeiten des Zervixschleims in verschiedene Kategorien eingeteilt und in Abkürzungen zusammengefasst. Sie sind in ◘ Tab. 4.1 dargestellt. Wenn das Aussehen des Zervixschleims einerseits und Empfinden/

4

◘ Tab. 4.1 Einteilung der Zervixschleimbeobachtung in Kategorien und ihre Abkürzungen. Letztere stehen jeweils für eine Gruppe von Zervixschleimqualitäten und dienen der Vereinfachung der methodischen Auswertung [1]

Empfinden/Fühlen		Aussehen	Abkürzung
Trocken, trockenes, raues, juckendes, unangenehmes Gefühl	und	Nichts gesehen, kein Schleim am Scheideneingang	t
Nichts gefühlt, keine Feuchtigkeit, keine Empfindung am Scheideneingang	und	Nichts gesehen, kein Schleim am Scheideneingang	Ø
Feucht	aber	Nichts gesehen, kein Schleim am Scheideneingang	f
Feucht oder nichts gefühlt	und	Dicklich, weißlich trüb, cremig klumpig, gelblich, klebrig, etwas zäh-elastisch, nicht ziehbar	S
Feucht oder nichts gefühlt	und	Glasig, glasklar, glasig durchscheinend, wie rohes Eiweiß (glasig mit weißen Fäden durchsetzt), fadenziehend, dehnbar, flüssig, so dünnflüssig, dass er »wegrinnt wie Wasser«, rötlich, rotbraun, gelblich-rötlich	S+
Nass, schlüpfrig, rutschig, glitschig, wie eingeölt, weich, glatt	und/oder	Glasig, glasklar, glasig durchscheinend, wie rohes Eiweiß (glasig mit weißen Fäden durchsetzt), fadenziehend, dehnbar, flüssig, so dünnflüssig, dass er »wegrinnt wie Wasser«, rötlich, rotbraun, gelblich-rötlich	S+

Fühlen andererseits in unterschiedliche Kategorien einzuordnen sind, dann richtet sich die Abkürzung immer nach der besseren Qualität. Ausführliche Beschreibungen und Abkürzungen haben den Sinn, die parallel zur Östrogenkurve verlaufende Entwicklung des Zervixschleims sowie seine Rückentwicklung (Umschwung) von der optimalen zur minderwertigeren Qualität zu erfassen.

4.1.3 Erläuterungen zu verschiedenen Zervixschleimeigenschaften

■ **Zervixschleimmenge**
In der gynäkologischen Praxis wird die präovulatorische Mengenzunahme des Zervixschleims im **Insler-Score** heute nur noch selten, unterstützend zur ultrasonographischen und hormonellen Be-

stimmung des Ovulationszeitpunkts herangezogen [29].

Die durchschnittlich gebildete Tagesmenge beträgt 60 mg. Periovulatorisch steigt das Volumen um mehr als das 10fache auf 600–1.700 mg/Tag, bedingt durch die intensive Wasseraufnahme. Die maximale Schleimmenge ist bereits am Tag des Östradiolgipfels, d. h. 1–2 Tage vor der Ovulation vorhanden und nimmt zur Ovulation hin bereits wieder ab [13, 18, 42, 63].

■ **Durchsichtigkeitsgrad**
Mit zunehmender Östrogenstimulation wird das trübe, weißliche Zervikalsekret allmählich klarer und schließlich durchsichtig (◘ Abb. 4.3). Dieses augenfällige Phänomen der Transparenzzunahme ist ebenfalls auf die starke Wasser- und Salzaufnahme bei gleichzeitiger Abnahme des Zellgehalts zurückzuführen. Der geringste Zellgehalt tritt gleichzeitig mit dem LH-Gipfel auf [5, 14, 42].

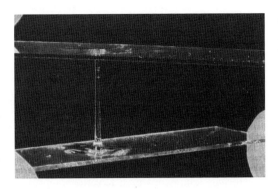

◘ Abb. 4.5 Spinnbarkeitsprüfung des Zervixschleims zwischen 2 Objektträgern. Die Spinnbarkeit dient beim Insler-Score zur Prüfung des Zervixfaktors und zur Ovulationszeitpunktbestimmung.

Bereits 1956 gab der Gynäkologe Rauscher folgende Anweisung zur klinischen Festlegung des Endes der präovulatorischen Phase: »Wenn ein Sekret, das bisher klar war, am darauffolgenden Tag opak, schlierig oder getrübt gefunden wird, sehen wir diesen Rückgang des Durchsichtigkeitsgrads allein als beweisend für den Abfall der Zervixfunktion an« [51]. Diese Transparenzveränderungen kann die Frau selbst beobachten und methodisch verwerten.

■ **Spinnbarkeit**
Spinnbarkeit ist die Fähigkeit einer flüssigen Substanz, sich in Fäden auseinanderziehen zu lassen. Die Spinnbarkeit des Zervixschleims weist auf das Vorhandensein markomolekularer Fäden hin, die zwischen ihren Filamenten aneinander gleiten [50]. Diese entsprechen den langen Fäden der S-Schleimkomponente, die vorrangig zur Ovulationszeit gebildet werden [45]. Das Maximum der Spinnbarkeit tritt parallel zum Östradiolmaximum auf [42]. Die Zervixschleimeigenschaft Spinnbarkeit – oder »Dehnbarkeit«, wie es in der NFP heißt – hat bei der Selbstbeobachtung große Bedeutung: Die Frau kann sie selbst beurteilen und zwar nicht wie in der gynäkologischen Praxis üblich zwischen 2 Objektträgern sondern zwischen den Fingern oder mit dem Toilettenpapier (◘ Abb. 4.5). Das Zentimetermaß spielt bei der Auswertung keine Rolle. Ein »deutlich weniger spinnbar« oder »nicht mehr spinnbar« zeigt den Umschwung an.

■ **»Wie rohes Eiweiß«**
Der anschauliche Vergleich »wie rohes Eiweiß« verdeutlicht mehrere Zervixschleimeigenschaften mit einem Begriff. In der NFP steht »Eiweißschleim« als Symbol für gute oder beste Qualität des Zervixschleims (S+): Wie rohes Eiweiß lässt er sich in lange Fäden ziehen (Spinnbarkeit), und es sind ein paar Schlieren eingelagert, ansonsten sieht er klar und glasig aus (Transparenz) und fühlt sich beim Abwischen »schlüpfrig«, »glitschig« und »wie eingeölt« an.

4.1.4 Selbstbeobachtung des Zervixschleims: Hohe Aussagekraft trotz Subjektivität

In der gynäkologischen Praxis wurden früher im Rahmen des Insler-Scores die verschiedenen Charakteristika des Zervixschleims regelmäßig bestimmt. In Zeiten von Ultraschall und Hormonanalyse hat ihre Bedeutung abgenommen. Deshalb ist es verständlich, dass sich manche Gynäkologen heute schwer tun, nachzuvollziehen, dass die Patientin selbst durch ihre subjektive Beobachtung diagnostisch zutreffende Aussagen bezüglich ihres Fruchtbarkeitsstatus machen kann. In der Selbstbeobachtung spielt der Zervixschleim als Fruchtbarkeitsindikator nach wie vor eine entscheidende Rolle. Eine Frau ist durch die Beobachtung des Zervixschleims selbst in der Lage, mit einfachen, ja geradezu primitiven Mitteln, die fruchtbare Zeit und das Konzeptionsoptimum zu erfassen. Wie beim Insler-Score beurteilt sie dabei mehrere Eigenschaften. Ohne technische Hilfsmittel ist die Frau auf ihre subjektiven Sinneswahrnehmungen angewiesen: Empfinden, Tasten, Sehen. Qualität zählt mehr als Quantität. Empfindung geht vor Messbarkeit und wichtiger als die Menge ist die Frage, ob vorhanden oder nicht. Die Kriterien müssen weder vollzählig noch in gleichem Ausmaß vorhanden sein. Beschreibende, anschauliche Vergleiche erleichtern die Beurteilung. Die Frauen beobachten so ihr individuelles Zervixschleimmuster, das eine zuverlässige Auswertung zulässt. Dieser Umstand trägt viel dazu bei, dass die Zahl der Frauen, die letztlich imstande sind, ihren Zervixschleim zu beurteilen, erstaunlich hoch ist (▶ Kap. 4.1.7).

4.1.5 Körperwahrnehmung als Lernprozess

Dieser Kompetenz geht ein wichtiger Schritt voraus: Zunächst müssen sich die Frauen auf diese Form der Körperbeobachtung einlassen. Dabei wird eine Schwierigkeit offensichtlich: Die Kenntnis über die Vorgänge im weiblichen Zyklus ist häufig gering; insbesondere die Existenz und Bedeutung des Zervixschleims ist weithin unbekannt. Nach einer Umfrage des NFP-Forums kennen auch heute noch 2 von 3 Frauen weder seinen Namen noch seine Funktion (▶ Anhang; www.nfp-forum. de). So ist die Auseinandersetzung mit den zyklischen Veränderungen im eigenen Körper für viele Frauen Neuland und erfordert, zusätzlich zu Sensibilität und Motivation, einen Lernprozess.

Ein weiteres Problem kommt hinzu: Bei manchen Frauen ist die Körperwahrnehmung durch falsche Intimhygiene, unphysiologische Bekleidungsgewohnheiten oder pathologischen Ausfluss gestört oder wird durch Tabus verdrängt.

So steht am Anfang des Lernprozesses der Selbstbeobachtung aktives »daran denken«. Ziel ist es, Routine zu erlangen, mit deren Hilfe aus dem aktiven Prozess des »sich bewusst machen« ein automatisches »bewusst werden« wird.

Die Notwendigkeit eines Lernprozesses wird immer ein limitierender Faktor für die Verbreitung der NFP bleiben. Andererseits kann er für Frauen, die sich darauf einlassen, zu einer faszinierenden Entdeckungsreise werden, die ihr Frausein bereichert und ihnen am Ende neben einer bestechend einfachen und jederzeit verfügbaren Methode der Empfängnisregelung ein größeres Stück Selbstbestimmung und Körperkompetenz gewährt (▶ Kap. 17).

4.1.6 Welche Faktoren können die Zervixschleimbeobachtung beeinflussen?

■ **Ungenügende Zervixschleimsekretion**
Zervixschleim und Fruchtbarkeit sind eng miteinander verknüpft. Eine fehlende oder ungenügende Schleimsekretion kann ein Grund dafür sein, dass kein Zervixschleim beobachtet werden kann und stellt gleichzeitig eine Infertilitätsursache dar.

Es können hormonelle und organische Störungen zugrunde liegen: Eine Ovarialinsuffizienz mit **verzögerter oder ausbleibender Follikelreifung** ist verbunden mit reduzierter Östrogenbildung, was eine eingeschränkte oder fehlende Zervixschleimsekretion zur Folge hat [57]. Zur verminderten Zervixschleimbildung kann es auch infolge vorangegangener **operativer Eingriffe am Gebärmutterhals** kommen: Durch Kryotherapie, Konisation oder Portioamputation kann der Anteil der sekretorischen Einheiten vermindert und die Zervixschleimbeobachtung dadurch erschwert oder nicht mehr möglich sein.

■ **Gestörtes Zervixschleimmuster**
Die Selbstbeobachtung des Zervixschleims kann deutlich erschwert sein, wenn zervikaler oder vaginaler Fluor vorhanden ist. Dabei ist eine **akute Kolpitis bzw. Zervizitis** von chronischem Ausfluss zu unterscheiden.

Akut auftretende Symptome wie Jucken und Brennen im Scheidenbereich, übler Geruch sowie gelblicher, dicklicher Ausfluss führt die Betroffenen in ärztliche Behandlung. Eine akute Entzündung ist für die Anwendung der NFP-Methode weniger problematisch, da nur vorübergehender Natur. Während dieser Zeit ist die Zervixschleimbeobachtung meist erheblich gestört, vor allem weil der entzündungsbedingte Fluor dem G-Schleim strukturell ähnlich sein und mit dem Zervixschleim minderer Qualität (S-Schleim) verwechselt werden kann.

Schwierigkeiten bei der Selbstbeobachtung entstehen dann, wenn **chronischer Fluor** neurovegetativ- oder entzündungsbedingt vorhanden ist.

Ein Verdacht auf chronischen Ausfluss besteht dann, wenn über mehrere Zyklen hinweg unmittelbar nach der Menstruation und auch postovulatorisch ständig »feucht« oder irgendeine gleichbleibende Art von Schleim beobachtet wird. Dennoch ist es auch in diesem Fall häufig möglich, das zyklisch auftretende Schleimsymptom von dem ständig vorhandenen Ausfluss zu unterscheiden. Es bereitet in der Regel wenig Probleme, am Ende der fruchtbaren Phase den Qualitätsumschwung festzustellen, da sich der spinnbare und transparente Zervixschleim (S+) meist gut von Ausfluss differenzieren lässt (▶ Abb. 6.6). Größere Probleme bereitet es, bei ständig vorhandenem Ausfluss den Beginn des Schleimsymptoms zu erkennen. In diesen Fällen wird als Alternative die Schleimbeobachtung direkt am Muttermund und die Selbstuntersuchung der Zervix angeboten, deren erste Veränderung unabhängig von einem bestehenden Ausfluss den Beginn der fruchtbaren Zeit markiert (▶ Kap. 4.4.1; ▶ Kap. 6, ▶ Abb. 6.6).

Bei der symptothermalen Methode der Arbeitsgruppe NFP ist das Schleimsymptom jedoch lediglich ein Standbein für die Bestimmung des Beginns der fruchtbaren Phase, sodass ein evtl. vorhandener Ausfluss kein limitierender Faktor für die Methodenanwendung ist.

Nach ärztlicher Abklärung kann durch verschiedene Maßnahmen versucht werden, einem therapieresistenten Ausfluss beizukommen. Durch das Tragen von Slipeinlagen, Binden oder sogar Tampons bei Ausfluss (manchmal wird aus Unkenntnis die physiologisch auftretende Zervixschleimsekretion fälschlich für einen solchen gehalten), entsteht eine feuchte Kammer im Scheidenbereich und damit ein idealer Nährboden für pathogene Keime. Auch synthetische Unterwäsche und eng anliegende Bekleidung begünstigen diesen Effekt. Intimsprays, parfümierte Seifen, desinfizierende Substanzen und Scheidenspülungen können ebenfalls zu Reizungen des Vaginalepithels und diese wiederum zu Ausfluss führen.

> **Tipp**
>
> **Gesunde Intimhygiene**
> - Wenn überhaupt, nur luftdurchlässige Slipeinlagen
> - Keine Binden oder gar Tampons für Ausfluss
> - Baumwollunterwäsche ist günstiger als synthetische Fasern
> - Einschnürende Kleidung vermeiden
> - Intimsprays, parfümierte Seifen und desinfizierende Substanzen vermeiden
> - Nur pH-neutrale Seifen benützen
> - Keine Scheidenspülungen anwenden

Ausfluss kann auch als Reaktion des Körpers auf physische und psychische Belastungssituationen und eine damit verbundene herabgesetzte Immunabwehr auftreten.

- **Medikamente – chemische Empfängnisverhütungsmittel – Samenflüssigkeit**

Natürlich können alle Substanzen, die in die Scheide eingebracht werden, seien es Medikamente (Zäpfchen, Tabletten oder Salben) oder chemische Empfängnisverhütungsmittel (Schaumovula, spermizide Cremes bei Anwendung eines Diaphragmas) die Schleimbeobachtung kurzfristig stören.

Das **Ejakulat** kann von Aussehen und Beschaffenheit her dehnbarem Zervixschleim der S+-Qualität ähnlich sein, ist jedoch dünnfädiger und unterscheidet sich durch seinen spezifischen Geruch. Das sollte jede NFP-Anwenderin wissen, um die Beobachtungen entsprechend einordnen zu können.

Oral eingenommene schleimlösende Hustenmittel führen eher zu einer Verbesserung der Zervixschleimqualität und werden deshalb auch in der Sterilitätsbehandlung eingesetzt.

4.1.7 Können alle Frauen den Zervixschleim beobachten?

Verschiedene Untersuchungen in den letzten 30 Jahren stellen übereinstimmend fest: Gesunde Frauen, die mit der Existenz des Zervixschleims, seiner Bedeutung und der Art und Weise seiner Beobachtung vertraut gemacht wurden, haben in der Regel keine Schwierigkeiten, das Schleimsymptom zu beobachten. Nach Untersuchungen des Forschungsprojektes NFP der Universität Düsseldorf mit 689 Frauen (9.945 Zyklen) erwähnen nur 2,9 % der Frauen das Schleimsymptom selten oder gar nicht. Die geringsten Probleme gibt es offensichtlich damit, den periovulatorischen Umschwung von guter zu schlechterer Zervixschleimqualität zu erkennen. In 94,6 % der Zyklen konnte ein Höhepunkt des Schleimsymptoms definiert werden [52]. Bei der jüngsten Auswertung der 2. europäischen Datenbank aus 7 Ländern und mit 6.724 Zyklen

◘ Tab. 4.2   Zyklen mit interpretierbarem Zervixschleimmuster in der 5-Länder-Studie der WHO

Untersuchungszentrum	Gesamtzahl der Frauen (n)		
	1. Zyklus 869 [%]	2. Zyklus 844 [%]	3. Zyklus 817 [%]
Auckland (Neuseeland)	95,1	95,0	97,4
Bangalore (Indien)	99,5	97,5	97,5
Dublin (Irland)	88,9	92,4	93,1
Manila (Philippinen)	87,7	88,7	89,6
San Miguel (El Salvador)	94,4	94,3	92,8
Ausfall wegen Schwangerschaft oder freiwilliges Ausscheiden	2,9	3,2	7,0

kam man mit 94,1 % zu einem nahezu identischen Ergebnis [6].

Ähnlich gut waren bereits 1978 die Untersuchungsergebnisse von Rötzer an 311 erwiesenermaßen fruchtbaren Frauen: lediglich 4,8 % konnten keine Schleimsekretion wahrnehmen; 1,9 % konnten keinen Schleim der optimalen Qualität feststellen, dennoch war eine Auswertung möglich. Insgesamt war für 95,2 % der Frauen die Selbstbeobachtung möglich [54, 55]. In einer 1981 durchgeführten 5-Länder-Studie der Weltgesundheitsorganisation konnten 93 % der Frauen in ihrem ersten Zyklus interpretierbare Aufzeichnungen ihrer Zervixschleimbeobachtung vorweisen, nachdem sie vorher durch qualifizierte Berater/innen eingewiesen worden waren [67]. Die Ergebnisse der ersten 3 Lernzyklen sind in ◘ Tab. 4.2 zusammen gestellt. Es fällt auf, dass ungeachtet großer kultureller, bildungsbedingter und sozioökonomischer Unterschiede (Entwicklungs- und Industrieländer) alle Zentren gute Ergebnisse erreichten. Auch in San Miguel (El Salvador), wo fast die Hälfte der Frauen Analphabetinnen waren, zeigten 94 % auswertbare Schleimmuster.

4.2   Basaltemperaturmessung

4.2.1   Messung und Aufzeichnung der Basaltemperatur

Regel

Die Basaltemperatur wird unmittelbar nach dem Aufwachen und vor dem Aufstehen gemessen. Dabei ist es nicht erforderlich, täglich zur gleichen Uhrzeit zu messen. Es genügt, die Messzeit im Zyklusblatt festzuhalten.

Um den hormonell bedingten Temperaturanstieg zu erfassen, muss die Basaltemperatur gemessen werden. Dabei handelt es sich um die Körpertemperatur in Ruhe. Die unmittelbar nach dem Aufwachen, vor Essen, Trinken oder sonstiger körperlicher Aktivität gemessene »Aufwachtemperatur« entspricht am besten den geforderten Grundumsatzbedingungen [4].

Früher wurde empfohlen, jeden Morgen zur gleichen Uhrzeit zu messen. Grund dafür ist der zirkadiane Rhythmus der Körpertemperatur, der eine Sinuskurve beschreibt mit einem Tiefpunkt am frühen Morgen zwischen 3 und 6 Uhr und einem Gipfel am späten Nachmittag zwischen 15 und 19 Uhr 64, 65, 69]. Diese Einschränkung wurde aufgehoben. Heutzutage wird gemessen, wann immer man aufwacht, aber die jeweilige Messzeit

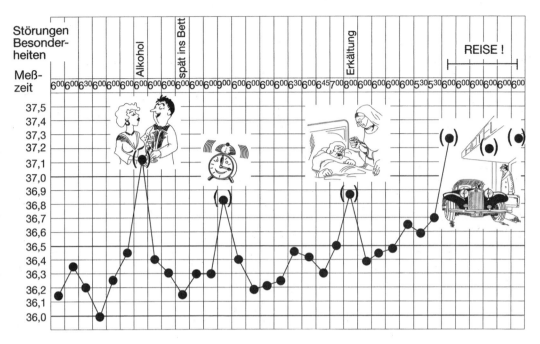

Abb. 4.6 Unterschiedliche Messzeiten und verschiedene andere Faktoren können die Basaltemperatur beeinflussen. Sie werden in der Spalte Messzeit bzw. Störungen/Besonderheiten registriert. Temperaturzacken, die auf eine Störung zurückzuführen sind, werden eingeklammert und bei der Auswertung nicht berücksichtigt.

im Kurvenblatt notiert. So kann jede Frau selbst herausfinden, ob und wie sich bei ihr unterschiedliche Messzeiten auswirken und lernt mit ihrer persönlichen Temperaturkurve umzugehen (▶ Kap. 4.2.3, ◻ Abb. 4.6).

> **Regel**
>
> — Vor dem Messen sollte die Frau zumindest eine Stunde geschlafen oder geruht haben.
> — In der Lernphase ist tägliches Messen empfehlenswert.
> — Es kann auf verschiedene Weise gemessen werden: rektal, vaginal oder oral.

Früher hat man eine mindestens 6-stündige Schlafdauer gefordert. Inzwischen hat sich auch da gezeigt, dass trotz kürzerer oder gestörter Nachtruhe, insbesondere bei Müttern mit Kleinkindern, die Temperaturkurven in den meisten Fällen trotzdem gut auswertbar sind [43].

Das **tägliche Messen in der Lernphase** dient dazu, das persönliche Temperaturniveau und die individuelle Reaktionsweise auf mögliche Störungen der Temperaturkurve kennenzulernen.

Während viele Frauen den morgendlichen Griff zum Thermometer genauso automatisiert haben wie das Zähneputzen und über Jahre hinweg den ganzen Zyklus hindurch messen, beschränkt ein Teil der Anwenderinnen nach der Lernphase die Messungen nur noch auf die Phase vor und um den Eisprung herum (▶ Abb. 6.9). Diese Vereinfachung ist ohne Sicherheitseinbuße nicht zuletzt deshalb möglich, weil die anderen Fruchtbarkeitssymptome die Temperaturmessungen absichern und die richtige Auswertung bestätigen.

Die **rektale Messung** ist am wenigsten störanfällig. Mit einem normalen mechanischen Thermometer wird die Äquilibrierung nach etwa 3 min erreicht. Die **orale Messweise** ist störanfälliger. Deshalb sollte darauf geachtet werden, das Thermometer in der »Hitzetasche« des Munds, d. h. unter der Zunge am Zungenbändchen anliegend, zu plazieren und den Mund während der Messung geschlossen zu halten. Mit einem mechanischen Thermometer dauert diese Messung etwa 5 min. Die oral gemessene Temperaturkurve verläuft parallel zur rektalen auf einem um durchschnittlich 0,2 °C niedrigeren Niveau [15, 64]. Die **vaginale Messung** ist ebenfalls brauchbar und verlässlich. Die erforderliche Messdauer beträgt auch hier 5 min. Es muss darauf geachtet werden, dass das Thermometer während der Messung nicht aus der Scheide rutscht. Die Messwerte liegen nur wenig niedriger als die rektal gemessenen.

Während in den 80er Jahren meist rektal gemessen wurde, in den 90er Jahren mit dem Aufkommen der Digitalthermometer die orale Messweise von vielen Frauen favorisiert wurde, geht der Trend heute zur vaginalen Messung (Umfrage des NFP-Forums, www.nfp-forum.de).

Die **axillare Messung** ist zu ungenau und deshalb **ungeeignet**. Die angewandte Messweise wird im Zyklusblatt angekreuzt und muss selbstverständlich während eines Zyklus beibehalten werden.

4.2.2 Welches Thermometer ist zur Basaltemperaturmessung geeignet?

▪▪ Weiterhin empfehlenswert: mechanische Thermometer

Die zuverlässigste Messung wird mit einem herkömmlichen, preisgünstigen, mechanischen Thermometer, das heute Quecksilberersatzstoffe wie z. B. Gallium enthält, erreicht. Diese sind nach wie vor an erster Stelle zu empfehlen. Nach einer Umfrage des NFP-Forums unter den Forum-Nutzerinnen verwendet inzwischen ein Drittel der Frauen ein solches Thermometer (www.nfp-forum.de). Die dabei verwendeten Materialien sind praktisch alterungsfrei. Durch das mechanische Prinzip sind sie sehr präzise. Es wird auf ein halbes Zehntel ° C genau abgelesen, d. h. die Anzeige steht auf einem Teilstrich oder zwischen 2 Teilstrichen. Um das Ablesen zu erleichtern, wurden die sog. Frauen- oder Ovulationsthermometer mit einer gespreizten Skala entwickelt. Sie sind nur dann empfehlenswert, wenn sie eine normale Temperaturskala besitzen und nicht nur Abweichungen von einer bestimmten Nulllinie nach oben bzw. unten anzeigen. Letzteres könnte die Anwenderin dazu verleiten, das

Erreichen der Temperaturhochlage mit dem Überschreiten der Nulllinie gleichzusetzen. Meistens sind auch die dazugehörigen Gebrauchsanweisungen und Zyklustabellen dieser Thermometer für eine sichere Empfängnisverhütung völlig unzureichend.

Bei den Galliumthermometern ist wegen der höheren Viskosität der Flüssigkeit darauf zu achten, das Thermometer nach der Messung sorgfältig herunterzuschlagen.

▪▪ Schneller aber störanfälliger: Digitalthermometer

Nicht wenigen Frauen dauert das tägliche Temperaturmessen mit einem mechanischen Thermometer zu lang. Hier versprechen Digitalthermometer Erleichterung durch Verkürzung der Messzeit. Weitere Vorteile sind Unzerbrechlichkeit, ein Signalton bei Erreichen der Endtemperatur und häufig ein Messwertspeicher.

Man muss sich aber darüber klar sein, dass diese Thermometer in erster Linie zur Fiebermessung entwickelt wurden. Für diese Funktion sind sie mit einer Messgenauigkeit von ±0,1 °C ausreichend präzise. Für die Basaltemperaturmessung jedoch, bei der bereits geringe Temperaturerhöhungen von beispielsweise 0,05 °C in die methodische Auswertung des Temperaturanstieges einfließen können, wird eine deutlich höhere Stabilität und Reproduzierbarkeit der Messwerte verlangt.

> **Tipp**
>
> **Bei Digitalthermometern ist zu beachten:**
> - Geprüfte Thermometer verwenden, die auf 2 Stellen nach dem Komma abgelesen werden können.
> - Nach dem Signalton noch bis 3 min weitermessen.
> - Bei untypischen, zackigen Temperaturverläufen an eine Störung des Digitalthermometers denken.

Um die Messgenauigkeit der elektronischen Thermometer zu vergrößern, empfehlen wir, nach dem Signalton bis zu einer Gesamtmessdauer von etwa 3 min weiterzumessen oder selbst herauszufinden, wann das Thermometer die Endtemperatur erreicht hat. Dies wird auch von manchen Herstellern so angegeben. Der Vorteil einer Messzeitverkürzung ist dadurch leider hinfällig. Grundsätzlich sollte man beim Kauf eines Thermometers auf das Vorhandensein einer CE-Zertifizierung achten. Im Rahmen des NFP-Forschungsprojektes an der Universität Düsseldorf wurden verschiedene Digitalthermometer getestet. Die Ergebnisse bestätigen, dass fabrikneue Exemplare zumindest im ersten Benutzungsjahr eine ausreichende Messgenauigkeit aufweisen und zur Basaltemperaturmessung verwendet werden können (22). Keine Aussage kann jedoch darüber gemacht werden, wie sich die Genauigkeit bei längerer Anwendungsdauer verhält, insbesondere im Hinblick auf Alterungsprozesse der Materialien und der Batterie. Deutlich zackige Temperaturverläufe können Hinweis auf eine Gerätestörung sein. Im Zweifelsfall könnte für die Dauer eines Zyklus parallel mit einem mechanischen Thermometer gemessen und dann die Kurven verglichen werden.

Das Digitalthermometer sollte 2 Stellen hinter dem Komma anzeigen. Da der symptothermalen Methode die Messung mit dem Quecksilberthermometer zugrunde liegt und dieses auf 0,05 °Celsius genau abgelesen werden kann, muss analog dazu bei der Benutzung des Digitalthermometers der Messwert diesen Bedingungen angeglichen werden: Wir empfehlen daher, systematisch auf 0,05 bzw. 0,1 °Celsius auf- bzw. abzurunden. So werden z. B. die Messwerte 36,53° und 36,57° als 36,55° sowie 36,58° als 36,60° ins Zyklusblatt eingetragen.

Bei den im NFP-Forum Befragten misst derzeit rund die Hälfte der antwortenden Frauen mit einem Digitalthermometer (www.nfp-forum.de).

Infrarotstrahlungsthermometer, die die Kerntemperatur im Ohr messen und eine extrem kurze Messzeit von nur 1 s haben, sind für die Basaltemperaturmessung nicht geeignet.

Computerthermometer, die zusätzlich die Temperaturauswertung übernehmen, werden in ► Kap. 12 besprochen.

■ ■ **Temperaturmessung während des Schlafs: Messsystem EndoTherm Basal (iButton)**
Die Basaltemperatur während der Nachtruhe automatisch zu messen und damit tatsächlich die »ungestörte« Grundtemperatur des Körpers zu ermitteln – unbeeinflusst von unterschiedlichen Aufwachzeiten und körperlicher Aktivität – diese Hoffnung ist mit der Einführung des Messsystems EndoTherm Basal verbunden. Dieses automatische Minithermometer von der Größe einer Knopfzelle wurde von der Schweizer Firma Endotherm entwickelt.

Dabei wird ein in einer Silikonkappe verpackter Messchip (iButton) vor dem Schlafengehen vaginal wie ein Tampon eingeführt und morgens wieder herausgenommen. Zum Ablesen wird der Chip in einen Adapter gesteckt und die Messwerte mit einem PC entschlüsselt. Der Bildschirm zeigt den Basaltemperaturkurvenverlauf. Das komplette Set kostet 70–149 €.

Die Uhrzeit für die nächtliche Messung kann eingestellt werden. Alternativ können aber auch in regelmäßigen Abständen über die Nacht verteilt Messungen durchgeführt werden. Bisher gibt es keine Vorgaben, in welcher Weise diese Messungen dann für die Temperaturauswertung verwendet werden. Einige Anwenderinnen wählen den jeweils tiefsten nächtlichen Messwert, andere bilden einen Mittelwert. Da der iButton über 4.000 Werte speichern kann, muss nicht täglich ausgelesen werden.

Wenngleich wissenschaftliche Studien zur Eignung für die Natürliche Familienplanung bisher nicht vorliegen, erscheint dieser Ansatz sehr interessant und sollte weiter verfolgt werden. Nach Befragung innerhalb des NFP-Forums messen dort inzwischen fast 10 % der NFP-Anwenderinnen mit dem iButton (www.nfp-forum.de).

4.2.3 Störungen der Temperaturkurve

Eine klassische Temperaturkurve zeigt eine präovulatorische Tieflage, einen periovulatorischen Temperaturanstieg und eine Hochlage bis zum Zyklusende. Entscheidend am gesamten Kurvenverlauf ist der Temperaturanstieg als Hinweis auf die stattgefundene Ovulation. Ihn gilt es zu erfassen, um den Beginn der postovulatorisch unfruchtbaren Phase daran festzumachen. Verschiedene Faktoren können diesen Kurvenverlauf beeinflussen und die eindeutige Identifizierung des Temperaturanstiegs stören bzw. diesen fälschlicherweise vortäuschen.

Mögliche Störfaktoren

- Fehler oder Veränderungen der Messweise
- Unterschiedliche Messzeiten
- Nacht- und Schichtdienst
- Erkrankungen, Unpässlichkeiten und Medikamenteneinnahme
- Einflüsse des Alltags oder Abweichungen von den üblichen Lebensgewohnheiten z. B.
    - zu kurze, gestörte oder unruhige Nachtruhe
    - ungewohnt spätes Zubettgehen
    - ungewohnter Alkoholgenuss
    - Feiern spät abends
    - Essen am späten Abend
    - Stress, psychische Belastung, Aufregung
    - Umgebungswechsel (Reisen, Klimawechsel, Zeitverschiebung)

Tipp

Wie erkennt man eine Störung? Eine »Störung« ist ein erhöhter Temperaturwert, der aus der üblichen Schwankungsbreite des Tieflagenniveaus herausragt und der durch ein Ereignis erklärt werden kann, das als möglicher Störfaktor (s. oben) gilt.
Wie geht man mit möglichen Störfaktoren und Störungen um?

- Zunächst einmal ist es wichtig, die verschiedenen **möglichen Einflussfaktoren** zu **kennen**.
- Dann ist es notwendig, sie **auf dem Zyklusblatt festzuhalten.** Dafür ist die Spalte »Störungen/Besonderheiten« vorgesehen (◻ Abb. 4.6).
- Die Chance eines sicheren Umgangs mit der Temperaturkurve liegt dann im **Kennenlernen der individuellen Reaktionsweise** auf den jeweiligen Einflussfaktor, der bei der einen Frau den Kurvenverlauf stören kann, sich bei einer anderen aber nicht auswirkt.
- Störungen werden **ausgeklammert** und bei der Auswertung **nicht berücksichtigt.** Nicht ausgeklammert werden Tempera-

turwerte, die zwar mit einem möglichen Störfaktor in Verbindung stehen, aber innerhalb der Schwankungsbreite der Tieflage liegen, also per definitionem keine Störungen sind. Zyklusbeispiele zu diesem Thema finden sich im ► Kap. 6.

■ **Unterschiedliche Messzeit muss nicht stören**
Dem zirkadianen Rhythmus der Körpertemperatur entsprechend können frühere Messzeiten zu tieferen und spätere zu höheren Werten führen, wobei sich Messzeitdifferenzen im Anstiegsbereich der Sinuskurve (etwa ab 8.00 Uhr) meist deutlicher auswirken. Ein typisches Beispiel für unterschiedliche Messzeiten ist das sog. »Wochenendsyndrom« mit Temperaturausreißern nach oben jeweils dann, wenn später gemessen wird (► Kap. 6, ► Abb. 6.1). Die daraus abgeleitete Empfehlung in alten Methodenanleitungen, jeden Tag zur selben Uhrzeit zu messen, hat in der Vergangenheit nicht selten dazu geführt, dass das Temperaturmessen von Frauen als unzumutbare Beeinträchtigung ihres individuellen Lebensrhythmus empfunden und nach einigen Versuchen bald wieder aufgegeben wurde.

In den Anwendungsregeln der symptothermalen Methode steht davon nichts mehr: Umfangreiche Auswertungen von Zyklusaufzeichnungen haben gezeigt, dass Messzeitabweichungen von 1 h häufig keine Rolle spielen. Außerdem gilt hier dasselbe wie für alle anderen Störfaktoren: Nicht alle Frauen reagieren auf unterschiedliche Messzeiten gleich. Während bei manchen schon Messzeitdifferenzen von 1 h die Temperatur beeinflussen, wirken sich bei anderen selbst einige Stunden Unterschied nicht aus (► Kap. 6, ► Abb. 6.2). Für Letztere würde die Einhaltung einer konstanten Messzeit nur eine unnötige Restriktion bedeuten [52].Wichtig ist vor allem in den ersten Beobachtungszyklen, zum Temperaturwert auch die Messzeit zu notieren um herauszufinden, ob spätere Messzeiten stören oder nicht.

■ **Sonderfall – zu niedrige Temperaturwerte**
Es gibt zwei Situationen, die zu stark erniedrigten Körpertemperaturen führen können: Auskühlung bei erniedrigter Umgebungstemperatur und sehr

frühe Messzeiten. Das ist gegebenenfalls bei der Auswertung zu berücksichtigen.

■ **Schichtarbeit – Ausschlusskriterium für NFP?**
Auf den ersten Blick scheint die Anwendung der symptothermalen Methode mit unregelmäßigen Arbeitszeiten, Nacht- und Schichtdienst unvereinbar. Zunächst kommt es jedoch darauf an, in welcher Zyklusphase die Schichtarbeit stattfindet. Dies wird sich von Zyklus zu Zyklus ändern und ist – wie bei allen anderen Störungen auch – unproblematisch, wenn der Schichtdienst auf den Zyklusanfang oder in die Zeit der ausgewerteten Hochlage fällt (▶ Kap. 6, ▶ Abb. 6.3). Schwierigkeiten können dann auftreten, wenn er innerhalb der kritischen Phase vor und um den Temperaturanstieg liegt.

❗ Bei **Schichtarbeit** gilt:
Temperaturmessung unmittelbar nach dem Aufwachen, d. h. auch nachmittags oder abends!

In jedem Fall sollte die Temperaturmessung unabhängig von der Tageszeit an das Aufwachen gekoppelt bleiben. Es hat sich gezeigt, dass sich Nachmittags- oder Abendtemperaturen oft nur geringfügig von den Morgentemperaturen unterscheiden oder parallel verlaufen, sodass eine Auswertung durchaus möglich ist [64, 69].

Bei unklarem Temperaturverlauf wird die gesamte Phase des Schichtdienstes als Störung betrachtet und ausgeklammert, sodass eine Auswertung dann zwar erst später, aber dennoch sicher möglich ist. Die Vereinbarkeit von NFP und Schichtdienst ist meist keine Frage der Sicherheit, sondern bei mitunter verlängerter fruchtbarer Phase eine Frage der Akzeptanz.

Gestörte Temperaturwerte wegen einzelner Nachtdienste werden, wie andere Störungen auch, ausgeklammert und bei der Auswertung nicht berücksichtigt (▶ Kap. 6, ▶ Abb. 6.4).

■ **Wie häufig sind Temperaturkurven wegen Störungen nicht auswertbar?**
Interessant ist, wie häufig die einzelnen Störungen auftreten. Wichtiger aber noch ist die Frage, wie häufig dadurch eine Temperaturkurve nicht mehr auswertbar ist, d. h. keine Temperaturhochlage festzustellen ist. In der Studie des NFP-Forschungsprojekts an 9.945 Zyklen trat eine Störung durch veränderte Messzeiten in 20,1 % der Zyklen auf, davon konnten jedoch nur 4,2 % nicht ausgewertet werden [52, 62].

Zu Störungen aufgrund von Schichtdienst kam es in knapp 1 % (81 Zyklen). Davon waren 21 % nicht auswertbar, was aber umgekehrt auch heißt, dass dies bei den übrigen fast 80 % doch möglich war [52].

Kurzfristige Erkrankungen (z. B. Erkältungen) störten den Temperaturverlauf in 10,8 % der Kurven, davon war aber nur jede 10. Temperaturkurve nicht auswertbar.

Soweit Medikamente eingenommen bzw. dokumentiert wurden, konnte kein Einfluss bestimmter Pharmaka festgestellt werden (Ausnahme: Östrogen-/Gestagenpräparate). Insbesondere schmerzlindernde und fiebersenkende Mittel wie Acetylsalicylsäure führten bei Einnahme in fieberfreiem Zustand zu keiner Beeinflussung des normalen Temperaturverlaufs.

Insgesamt waren nur knapp 3 % aller Temperaturkurven wegen Störungen bzw. der Kombination aus Störungen und fehlenden Messungen nicht auswertbar. Dies schließt aber nicht aus, dass es bisweilen durch Störungen zu einer Verlängerung der fruchtbaren Phase kommen kann (▶ Kap. 6, ▶ Abb. 6.1).

Es wird immer wieder Temperaturverläufe geben, die aufgrund von Störungen nicht eindeutig ausgewertet werden können. In diesen Fällen muss zugewartet werden und sicherheitshalber weiter »fruchtbar« angenommen werden.

4.3 Bestimmung des Anfangs und Endes der fruchtbaren Phase

4.3.1 Postovulatorisch unfruchtbare Phase

Zervixschleim und Basaltemperatur werden zunächst unabhängig voneinander ausgewertet und dann in Zusammenschau beider Auswertungen das Ende der fruchtbaren Zeit bestimmt.

■ **Auswertung des Zervixschleimsymptoms**

Regel

Was den Zervixschleim angeht, beginnt die postovulatorisch unfruchtbare Zeit am Abend des 3. Tages nach dem sog. **Höhepunkt des Schleimsymptoms.**

Dieser Höhepunkt ist der letzte Tag, an dem eine Frau den für sie besten Zervixschleim beobachtet. Er kann immer erst im Nachhinein, also am Abend des folgenden Tages bestimmt werden, wenn bereits der **Umschwung** zu einer minderen Qualität erfolgt ist. Er wird mit »H«, über der entsprechenden Abkürzung gekennzeichnet. Danach werden noch 3 Tage abgewartet und mit 1-2-3 nummeriert (◘ Abb. 4.7).

Der Tag des Höhepunkts des Schleimsymptoms wird international »peak day« genannt. Zur Korrelation von Schleimhöhepunkt und Ovulation ▸ Kap. 7.

■ **Auswertung der Basaltemperatur**

Die methodische Auswertung des Temperaturanstiegs erfolgt nach dem von Holt entwickelten Prinzip: »3 höher als die vorangegangenen 6« (◘ Abb. 4.8) [28]. Dabei wird nicht nach dem Tag des Temperaturanstiegs gesucht, der sich auch über mehrere Tage hinziehen kann, sondern nach der erreichten bzw. etablierten Temperaturhochlage.

Die **Auswertungsregel** lautet:

Regel

»3 höher als die vorangegangenen 6«: Ein Temperaturanstieg hat dann stattgefunden, wenn 3 aufeinanderfolgende Werte gemessen werden, die höher sind als die vorangegangenen 6 Messwerte, wobei die 3. höhere Messung mindestens 0,2 °C über dem höchsten der vorangegangenen 6 niedrigen Temperaturwerte liegen muss [1].

Konkret geht man die Temperaturkurve Tag für Tag durch und sucht den Temperaturwert, der erstmals höher liegt als alle Temperatur-

werte der vorangegangenen 6 Tage. Zur Verdeutlichung wird durch den höchsten der 6 niedrigen Werte eine Hilfslinie gezogen (◘ Abb. 4.10). Auch der Messwert des folgenden Tages muss höher liegen als jeder der 6 niedrigen Messwerte. Für die 3. höhere Messung gilt eine besondere Bedingung: die Temperatur muss mindestens 0,2 °C höher sein als der höchste der 6 niedrigen Messwerte. In dem für die symptothermale Methode entwickelten Zyklusblatt entspricht 1 Kästchen 0,1 °C. Die 3 höheren Temperaturwerte werden gekennzeichnet. Was die Basaltemperatur angeht, beginnt die postovulatorisch infertile Phase am Abend der 3. höheren Messung.

Zu dieser Grundregel gibt es **2 Ausnahmen** (◘ Abb. 4.9a,b):

1. Temperaturausnahmeregel
Ist der 3. Temperaturwert nicht 0,2 °C höher, so muss ein 4. Temperaturwert abgewartet werden. Dieser muss dann allerdings nicht unbedingt 0,2 °C höher sein, jedoch höher als die 6 vorangegangenen, niedrigen Werte.

2. Temperaturausnahmeregel
Zwischen den 3 erforderlichen Messungen kann eine unter oder auf die Hilfslinie fallen, darf aber nicht mitgezählt werden. Der 3. höhere Temperaturwert muss mindestens 0,2 °C höher sein.

Ausnahmeregel 1 und 2 dürfen **nicht gleichzeitig** angewandt werden.

In der bereits mehrfach zitierten Studie des NFP-Forschungsprojekts wurden 9.128 auswertbare Temperaturkurven untersucht. Dabei waren 67,2 % nach der Grundregel auswertbar. 22,8 % ließen sich mit der Ausnahmeregel 1 und 10 % mit der Ausnahmeregel 2 auswerten [22].

■ **Doppelte Kontrolle**

Wann schließlich der Beginn der postovulatorisch unfruchtbaren Phase angenommen werden darf, richtet sich nach dem »**Prinzip der doppelten**

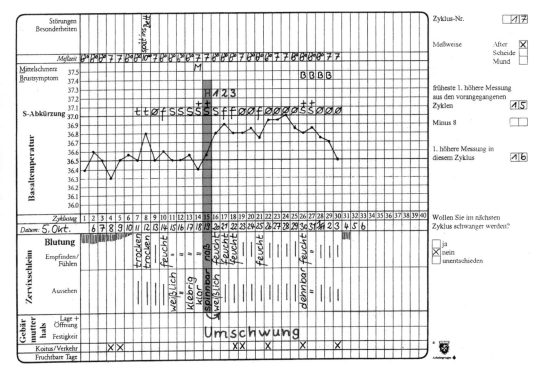

Abb. 4.7 Ausgefülltes Zyklusblatt der Methode Sensiplan. Der Höhepunkt des Schleimsymptoms ist der letzte Tag, an dem die Frau den für sie besten Zervixschleim beobachtet hat, d. h. der Tag vor dem Umschwung. Er wird mit »H« über der entsprechenden Abkürzung gekennzeichnet.

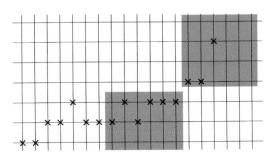

Abb. 4.8 Temperaturauswertung nach dem Prinzip »3 höher als die vorangegangenen 6« [28]

Kontrolle«. Basaltemperatur und Zervixschleim werden getrennt voneinander ausgewertet und das Ende der fruchtbaren Zeit erst dann angenommen, wenn auch für das zuletzt kommende Zeichen die Auswertung beendet ist (◘ Abb. 4.10).

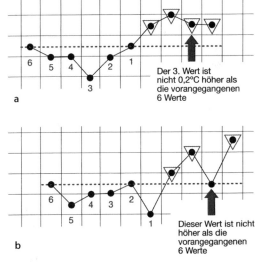

Abb. 4.9 a 1. Temperaturausnahmeregel, b 2. Temperaturausnahmeregel

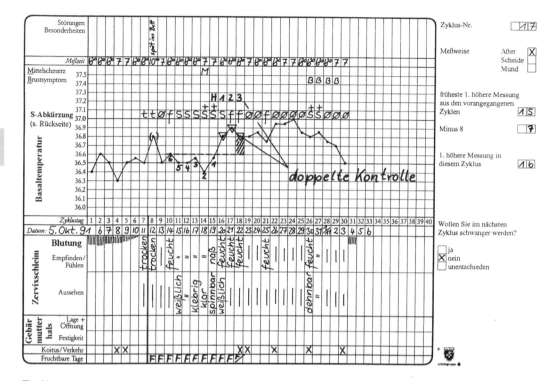

□ Abb. 4.10   Auswertung nach dem Prinzip der doppelten Kontrolle: Die postovulatorisch infertile Phase beginnt in diesem Zyklus sowohl nach dem Schleimsymptom als auch nach der Temperatur am Abend des 18. Zyklustages. Dies wird durch einen Schrägstrich in der Spalte »Fruchtbare Tage« markiert (F/=Ende der Fruchtbarkeit). Die fertile Phase beginnt am 8. Zyklustag (▶ Kap. 4.3.2).

Die **Regel** lautet:

> **Doppelte Kontrolle**
> Die postovulatorisch unfruchtbare Zeit beginnt entweder am Abend des 3. Tages nach dem Höhepunkt des Schleimsymptoms oder am Abend der 3. höheren Messung, je nachdem, welches von beiden später kommt.

Wenn Schleimsymptom und Temperatur, wie in □ Abb. 4.10 am gleichen Abend die postovulatorisch unfruchtbare Zeit angeben, spricht man von »perfect coinciding«. In der oben genannten Studie des NFP-Forschungsprojekts war dies bei 21,1 % der Zyklen der Fall. In der Hälfte der Fälle (51,8 %) signalisiert die Temperatur den Beginn der postovulatorisch unfruchtbaren Zeit später als das Schleimsymptom, nur in 27,1 % beendet das Schleimsymptom die fruchtbare Phase [52].

- **Sonderfälle**
- **▪▪ Schleimqualität wie am Höhepunkt**

> **Sonderregel 1**
> Wenn innerhalb der Zählung »1-2-3« Zervixschleim der gleichen Kategorie wie am Höhepunkt wiederkehrt, muss mit der Auswertung des Zervixschleimsymptoms neu begonnen werden (□ Abb. 4.11)

- **▪▪ Schleimqualität wie am Höhepunkt noch vor beendeter Temperaturauswertung**

> **Sonderregel 2**
> Tritt nach abgeschlossener Zervixschleimauswertung, aber vor abgeschlossener Temperaturauswertung wieder Schleim der gleichen Kategorie wie am Höhepunkt auf, so muss mit

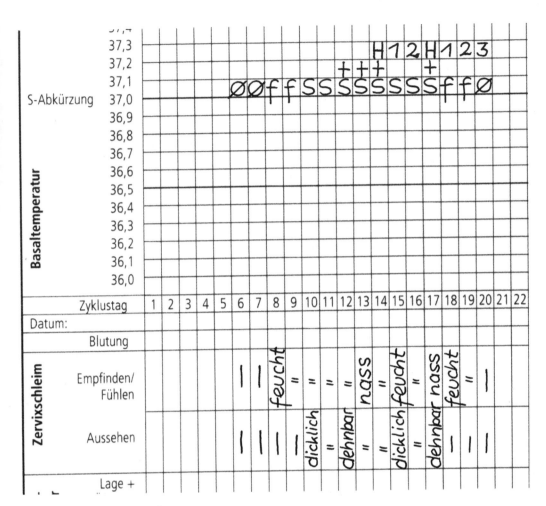

○ **Abb. 4.11** Beispiel Sonderregel 1

der Auswertung des Zervixschleimsymptoms neu begonnen werden (○ Abb. 4.12). Nach Abschluss der Auswertung ist das erneute Auftreten von S+-Schleim ohne Bedeutung.

■■ **Sonderfall bei der Bestimmung des Schleimhöhepunkts**

Sonderregel 3

Es gibt ganz selten die Situation, dass die Einteilung in S und S+ zu grob ist. Dafür gibt es eine Sonderregel, die jedoch nur angewendet

werden kann, wenn über mehrere Zyklen die Erfahrung gemacht wurde, dass der Höhepunkt immer erst deutlich nach der abgeschlossenen Temperaturauswertung bestimmt werden kann. Nur in diesen seltenen Fällen wird geprüft, ob ein Umschwung von einer besseren zu einer schlechteren Qualität innerhalb der gleichen Kategorie beobachtet werden kann. Dann können ausnahmsweise die dem Umschwung folgenden Abkürzungen der gleichen Kategorie eingeklammert werden. (○ Abb. 4.13).

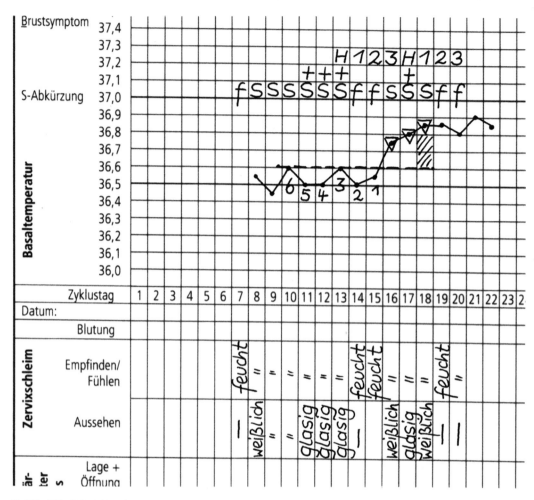

◻ Abb. 4.12 Beispiel Sonderregel 2

■ ■ Ungewöhnliches Zervixschleimmuster oder Temperaturniveau

Wenn sich in einem Zyklus einmal das Zervixschleimsymptom auffällig anders als bisher gewohnt entwickelt und/oder auch das Temperaturniveau deutlich vom bisher gewohnten abweicht (z. B. Auswertung möglich, aber vom Niveau her noch in der Tieflage), dann sollte der weitere Verlauf sicherheitshalber erst einmal beobachtet und gegebenenfalls erst später ausgewertet werden.

4.3.2 Präovulatorisch unfruchtbare Phase

Der Beginn der fruchtbaren Phase ist schwieriger zu definieren als deren Ende, denn es ist einfacher, die Ovulation zu bestätigen, als sie vorherzusagen. Während das Ende der fruchtbaren Zeit vom deutlichen Umschwung der Zervixschleimqualität und dem Anstieg der Basaltemperatur gekennzeichnet ist, fehlen am Beginn der fruchtbaren Phase derart eindrucksvolle Marker. Ohne Basaltemperatur bleiben nur die Veränderungen des Schleimsymptoms. Diese sind jedoch zu Beginn fließender. Wenn andere natürliche Methoden, wie beispielsweise die

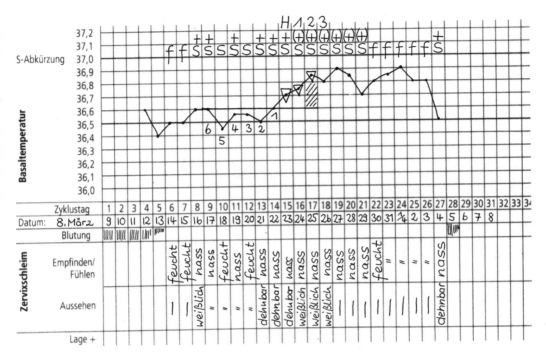

Abb. 4.13 Temperaturverlauf bei Sonderregel 3

Billings-Methode, die unfruchtbare Phase am Zyklusanfang allein mit der Zervixschleimbeobachtung bestimmen, ist das nach NFP-Standard nicht sicher genug. Deshalb wird in der symptothermalen Methode der Arbeitsgruppe NFP die Symptombeobachtung mit den folgenden zusätzlichen Regeln im Sinne einer doppelten Kontrolle kombiniert.

Bestimmung der präovulatorisch unfruchtbaren Zeit

Die präovulatorisch unfruchtbare Zeit wird – wie postovulatorisch – ebenfalls nach dem Prinzip einer doppelten Kontrolle ermittelt. Der größtmöglichen Sicherheit entsprechend gilt hier: »was immer zuerst kommt« (■ Abb. 4.14).

▪ **Auswertung des Zervixschleimsymptoms**

Regel

Das eine Standbein der doppelten Kontrolle ist das Zervixschleimsymptom. Danach dauert die unfruchtbare Phase am Zyklusanfang so-

lange, wie eine Frau sich »trocken« fühlt (oder »nichts« fühlt) und keinen Schleim sieht. Die fruchtbare Phase beginnt zu dem Zeitpunkt, an dem zum ersten Mal ein feuchtes Gefühl und/oder sichtbarer Schleim beobachtet wird (► Kap. 4.1).

Um den Beginn der fruchtbaren Phase mit Hilfe des Schleimsymptoms erfolgreich zu bestimmen, muss dieses spätestens zu dem Zeitpunkt zu beobachten sein, von dem an die Spermien im weiblichen Genitaltrakt überleben und auf die Ovulation warten können. Bei einer Spermienüberlebenszeit von 2–5 Tagen sollte also das Schleimsymptom mindestens 5 Tage vor der Ovulation beginnen. Wird als Referenzpunkt nicht die Ovulation, sondern der Höhepunkt des Schleimsymptoms (peak day) gewählt, so ist eine Dauer des Schleimsymptoms von 5–6 Tagen zu fordern, da die Ovulation bereits 1–2 Tage vor dem Höhepunkt des Schleimsymptoms auftreten kann. In ■ Tab. 4.3 sind verschiedene internationale Untersuchungsergebnisse zusammengestellt. Sie machen deutlich, dass die

4

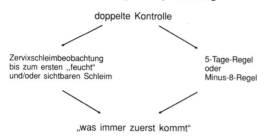

Unfruchtbare Tage am Zyklusanfang

doppelte Kontrolle

Zervixschleimbeobachtung
bis zum ersten „feucht"
und/oder sichtbaren Schleim

5-Tage-Regel
oder
Minus-8-Regel

„was immer zuerst kommt"

☐ **Abb. 4.14**   Regeln zur Bestimmung der unfruchtbaren
Zeit am Zyklusanfang

Dauer des Schleimsymptoms die fruchtbare Phase meistens gut abdeckt. Die große Streubreite lässt jedoch erkennen, dass auf der einen Seite eine bestimmte Anzahl von Frauen wegen ihres langen Schleimsymptoms eine unnötig lange Phase als fruchtbar annehmen müssen, dass es andererseits aber auch Fälle gibt, in denen das Schleimsymptom vermutlich zu kurz ist. Einzelne Schwangerschaften bei Verkehr an Tagen vor Beginn des beobachteten Schleimsymptoms sind ein Beleg für die in diesen Fällen nicht rechtzeitig erfolgte Vorwarnung [3, 11, 30, 35]. Möglicherweise war in einigen Fällen an der Zervix bereits ausreichend Schleim für das Überleben der Spermien vorhanden, während am Scheideneingang noch nichts zu sehen war und eine trockene Empfindung vorherrschte. Dies ist auch eine Schwachstelle der Billings-Ovulationsmethode, bei der es keine doppelte Kontrolle am Zyklusanfang gibt und die fruchtbare Zeit nur mit dem ersten Auftreten von sichtbarem Schleim festgelegt wird [9].

In der symptothermalen Methode nach Rötzer wird die sog. Feinbeobachtung des Zervixschleims angeboten [56]. Hier werden zwar vergleichsweise strengere Maßstäbe gesetzt und die Annahme von unfruchtbaren Tagen nur dann erlaubt, wenn nach der Empfindung von »trocken« oder »nichts« zuerst eine Phase von »feucht« im Scheideninneren differenziert werden kann, ohne dass gleichzeitig schon sichtbarer Schleim vorhanden ist. Da diese intensive Art der Selbstbeobachtung wahrscheinlich auf eine kleinere Gruppe von Frauen mit ausgezeichnetem Körpergefühl begrenzt sein dürfte und Konzeptionen an »trockenen Tagen« trotzdem nicht auszuschließen sind, hält die Arbeitsgruppe

NFP die zusätzliche Absicherung des Zyklusanfangs in einer »doppelten Kontrolle« für notwendig.

Fehring et.al [18] fanden in 1.060 Zyklen von 140 Frauen eine durchschnittliche Länge von 10,5 Tagen (SD=3,56) vom Beginn des Schleimsymptoms bis zur Ovulation, die durch einen Zykluscomputer festgestellt wurde – ein Ergebnis, das nicht nur der Selbstbeobachtung der Frau, sondern auch den Schwächen des Messgerätes geschuldet sein kann und deshalb in ☐ Tab. 4.3 nicht aufgelistet ist (▶ Kap. 14).

- **5-Tage-Regel**

Das 2. Standbein der doppelten Kontrolle ist die Annahme einer bestimmten Anzahl von unfruchtbaren Tagen am Zyklusanfang bzw. ihre Berechnung aufgrund von vergangenen Zyklusaufzeichnungen.

> **5-Tage-Regel**
> Eine NFP-Anfängerin kann während der ersten 12 Anwendungszyklen die ersten 5 Zyklustage als unfruchtbar annehmen. Die fruchtbare Phase beginnt mit dem 6. Zyklustag.

Aufgrund der seit den 50er Jahren durchgeführten Schwangerschaftsanalysen aus dem persönlichen Beratungsdienst publizierte Rötzer 1965 die Regel von der relativen Unfruchtbarkeit der ersten 6 Zyklustage – eine Regel, die nicht mit dem Märchen von der Unfruchtbarkeit während der Periodenblutung verwechselt werden sollte [53]. Wegen des noch relativ häufigen Auftretens von Schwangerschaften bei Verkehr am 6. Zyklustag schränkte die Weltgesundheitsorganisation diese Regel um einen Tag ein [10]. Sie wurde von der Arbeitsgruppe NFP als »5-Tage-Regel« übernommen [1].

- **Sonderregel bei vorliegendem Menstruationskalender**

> **Sonderregel bei vorliegendem Menstruationskalender**
> Lediglich 5 Tage am Zyklusanfang als unfruchtbar annehmen zu können, bedeutet für manche Frauen – retrospektiv gesehen – eine

Tab. 4.3 Dauer des präovulatorischen Schleimsymptoms (Tage)

	Durchschnitt bis zum Ovulations-tag[a]	Streubreite	Durchschnitt bis zum peak day	Streubreite
Billings et al. [7] 22 Zyklen	6,2	3–10	5,3	2–9
Flynn u. Lynch [19] 29 Zyklen	5,2	3–12	4,8	3–12
Hilgers et al. [26] 64 Zyklen	5,9	0–15	6,3	0–14
Freundl [22] 62 Zyklen	7,8	1–17	7,6	3–14

[a]In den ersten 3 Untersuchungen durch Hormonanalysen, in der letzten durch Ultraschall und LH-Messung definiert.

unnötig lange fruchtbare Zeit. In diesem Fall gibt es für die Frauen, die einen Menstruationskalender geführt haben, die Möglichkeit, die unfruchtbare Zeit am Zyklusanfang etwas zu verlängern, indem ein Stichtag nach der »Minus-20-Regel« festgelegt wird. Dieser Stichtag bleibt für das erste Anwendungsjahr fest und wird lediglich durch die Minus-8-Regel eingeschränkt (s. unten).

Beispiel: Wenn im Menstruationskalender der kürzeste von mindestens 12 vorangegangenen Zyklen 27 Tage beträgt, können nach der Minus-20-Regel 7 Tage am Zyklusanfang als unfruchtbar angenommen werden (27–20=7). Als Stichtag wird hier der 7. Tag festgelegt und eine NFP-Anfängerin dürfte nach diesem Beispiel statt der üblichen 5 unfruchtbaren Tage aufgrund ihres Menstruationskalenders von 7 Tagen ausgehen, selbstverständlich in doppelter Kontrolle mit dem Schleimsymptom (▶ Kap. 6, ▶ Abb. 6.4).

Nur rund 20 % aller Frauen führen regelmäßig einen Menstruationskalender, wodurch sie die unfruchtbare Phase am Zyklusanfang möglicherweise etwas verlängern könnten, wenn sie mit der NFP-Anwendung beginnen. Lediglich knapp 50 % von ihnen profitieren jedoch von dieser Sonderregel, bei den übrigen Frauen ist der kürzeste Zyklus 25 Tage oder kürzer, sodass hier wieder die 5-Tage-Regel gilt.

Bei der Minus-20-Regel wird von einer maximal 16-tägigen postovulatorischen Phase und einer 4-tägigen Spermienüberlebenszeit ausgegangen.

● **Minus-8-Regel**

Minus-8-Regel
Sobald mindestens 12 Temperaturkurven vorliegen, wechselt die NFP-Anwenderin zur Minus-8-Regel. Die Minus-8-Regel orientiert sich am frühesten Temperaturanstieg, an der sog. frühesten 1. höheren Messung. Dabei wird folgendermaßen vorgegangen:

Von Anfang an wird in jedem Zyklus der Tag der 1. höheren Messung festgehalten (● Abb. 4.10). Nach 12 Zyklen kann daraus der Tag mit dem frühesten Temperaturanstieg ermittelt werden. Er gilt als Grundlage für folgende Berechnung: Früheste 1. höhere Messung – 8 = Anzahl der unfruchtbaren Tage am Zyklusanfang.

Beispiel: Eine früheste 1. höhere Messung am 14. Zyklustag bedeutet 6 unfruchtbare Tage am Zyklusanfang (14–8=6). Sollte jedoch vorher bereits Zervixschleim auftreten, beginnt nach dem Prinzip der doppelten Kontrolle die fruchtbare Zeit ab diesem Zeitpunkt.

Die Minus-8-Regel stellt eine Abänderung der 1950 von Döring angegebenen »erweiterten Form der Temperaturmethode« dar [16]. Während bei Döring 6 Tage vor der frühesten ersten höheren Messung als fruchtbar angenommen werden, ist bei der Minus-8-Regel ein zusätzlicher Sicherheitstag eingebaut, sodass die 7 Tage vor der frühesten ersten höheren Messung als fruchtbar gelten.

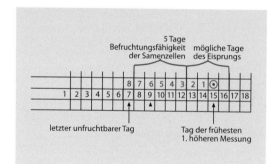

Abb. 4.15 Zusammensetzung der 8 Tage bei der Minus-8-Regel

Dem liegen folgende Überlegungen zugrunde (◻ Abb. 4.15): Da die Ovulation 2 Tage vor der ersten höheren Messung stattfinden kann (▶ Kap. 7) und die Spermien zuvor schon etwa 2–5 Tage auf den Eisprung warten können, muss man insgesamt von einer potenziell fruchtbaren Phase von etwa 7 Tagen vor dem Temperaturanstieg ausgehen. Die Rechnung »Minus-8« ergibt den letzten **un**fruchtbaren Tag.

Mit der Orientierung an der **frühesten** ersten höheren Messung aus **mindestens 12 Temperaturzyklen** versucht man im Rahmen der physiologischen Schwankungsbreite die frühestmögliche Ovulation zu erfassen und die Wahrscheinlichkeit einer weiteren Vorverlagerung, die nicht durch die Berechnungsgrundlage abgedeckt wäre und damit zu einem Versagen der Methode führen könnte, möglichst gering zu halten.

Nach Döring reichen als Berechnungsgrundlage bereits 6 Temperaturzyklen aus [17]. Nach den biostatistischen Berechnungen von Tietze und Potter besteht jedoch ein 3,5- bis 7fach höheres Konzeptionsrisiko für den Fall, dass nur 6 statt 13 Zyklen zugrunde gelegt werden [61]. Dies bestätigen auch Ergebnisse aus der Zyklusforschung [52]. Die Arbeitsgruppe NFP fordert deshalb eine Zyklusbasis von mindestens 12 Zyklen [1]. Bei 90 % der Frauen ist die früheste erste höhere Messung nach 12 Zyklen erreicht.

Regel

In jedem Zyklus wird überprüft, ob sich die erste höhere Messung vorverlagert hat und sich damit die unfruchtbare Zeit am Zyklusanfang ab dem nächsten Zyklus verkürzt (▶ Kap. 6, ▶ Abb. 6.5).

Wenn es zu einer **Vorverlagerung** gekommen ist, taucht immer wieder die Frage auf, wie lange ein früher Temperaturanstieg als Berechnungsgrundlage für die Minus-8-Regel berücksichtigt werden muss. Bei Analysen der Arbeitsgruppe NFP stellte sich überraschenderweise folgendes heraus:

— Vorverlagerungen um 3 Tage oder mehr vor die aus 12 Zyklen ermittelte früheste erste höhere Messung sind extrem selten
— Vorverlagerungen um 1–2 Tage bleiben, wenn sie auftreten, kein einmaliges Ereignis, sondern wiederholen sich in nächster Zukunft mit sehr großer Wahrscheinlichkeit: In 95 % der Zyklen trat im darauffolgenden Jahr dieselbe frühe erste höhere Messung wieder auf, im Laufe von 2 Jahren sogar bei fast 98 % der Zyklen.

Fazit

Es gilt immer die früheste erste höhere Messung aus allen – mindestens aber aus 12 Zyklen.

Nur in 9,5 % von fast 10.000 Zyklen der Arbeitsgruppe NFP wurde der Beginn der fruchtbaren Zeit durch das Schleimsymptom eher angezeigt als durch die Minus-8-Regel oder die 5-Tage-Regel [22]. Dies war jedoch lediglich in 0,3 % der Zyklen sinnvoll, weil nur hier die jeweilige Rechenregel 5 Tage oder dichter vor der geschätzten Ovulation lag. Die beiden Regeln bestimmen den Zyklusanfang somit sicher. Andererseits führen sie nicht selten zu einer unnötigen Verlängerung der fruchtbaren Phase, was zu Lasten der Akzeptanz geht und damit zu »Risikoverkehr« führen kann.

Die **Minus-8-Regel ist die Hauptregel** und »sticht« auch die 5-Tage-Regel (bzw. den nach der Minus-20-Regel festgelegten Stichtag). Dies ist immer dann der Fall – eventuell auch während der ersten 12 Zyklen – **wenn die früheste erste höhere Messung auf den 12. Zyklustag oder früher fällt.** Dann sind ab sofort nicht mehr die ersten 5 Tage, sondern entsprechend weniger Tage unfruchtbar (z. B. 12–8=4).

Die Konzeptionswahrscheinlichkeit bis zum 5. Zyklustag ist sehr gering (▶ Kap. 12). Die wenigen bisher aufgetretenen Schwangerschaften stammen von Frauen, die zu frühen Ovulationen neigen und die meist in mehreren vorangegangenen Zyklen durch eine erste höhere Messung an Zyklustag 12 oder früher vorgewarnt wurden.

Eintragung ins Zyklusblatt

Bereits zu Beginn eines neuen Zyklus wird im Zyklusblatt mit einem Längsstrich der gültige Stichtag eingetragen (z. B. nach der 5-Tage- oder Minus-8-Regel), der dann mit dem Schleimsymptom im Sinne der doppelten Kontrolle überprüft wird (▶ Abb. 6.1 bis 6.10).

Voraussetzung für die Annahme von unfruchtbaren Tagen am Zyklusanfang

Es können nur dann unfruchtbare Tage am Zyklusanfang angenommen werden, wenn es sich bei der Blutung um eine echte Menstruation handelt, d. h. wenn im vorangegangenen Zyklus eine nach den Regeln auswertbare Temperaturhochlage vorgelegen hat.

Ohne Hochlage, also bei monophasischem Temperaturverlauf, sollte aus 2 Gründen keine unfruchtbare Zeit am Beginn des nächsten Zyklus bestimmt werden:

– Zum einen könnte es sich bei der Blutung um eine Ovulationsblutung handeln und der Temperaturanstieg während der Blutung oder unmittelbar danach erfolgen. Der vermeintliche Zyklusanfang würde sich im Nachhinein als hochfruchtbare periovulatorische Phase entpuppen.
– Zum anderen wird angenommen, dass es nach einem anovulatorischen Zyklus zu einer akzelerierten Follikelreifung mit Vorverlagerung der

Ovulation und damit zu einer Einschränkung der Sicherheit am Zyklusanfang kommen kann.

4.4 Veränderungen des Gebärmutterhalses und sekundäre Symptome der Fruchtbarkeit

4.4.1 Selbstuntersuchung der Zervix

■ **Wahrnehmbare Zervixveränderungen im Zyklusverlauf**

Ebenso wie Zervixschleim und Basaltemperatur unterliegt auch die Zervix zyklischen Veränderungen. Die periovulatorische Öffnung des Muttermunds ist in der Gynäkologie seit Mitte des letzten Jahrhunderts bekannt (◘ Abb. 4.16) [29]. Auch die Frau kann durch Selbstuntersuchung die verschiedenen Öffnungsgrade des äußeren Muttermunds und darüber hinaus Veränderungen im Höhenstand und in der Konsistenz der Zervix wahrnehmen. Unmittelbar nach der Menstruation fühlt sich die Zervix eher hart an und ragt relativ tief in die Scheide hinein. Der Muttermund ist mehr oder weniger geschlossen. Mit Herannahen der Ovulation und steigendem Östrogenspiegel öffnet er sich etwas, die Zervix wird weicher und ist für den untersuchenden Finger schwerer zu erreichen, da sie im kleinen Becken zwischen 1–3 cm nach oben wandert. Postovulatorisch bilden sich die Vorgänge wieder zurück [21, 31, 32].

Manche Frauen beobachten zusätzlich als 4. Veränderung die Achsenverschiebung: Die leicht schräg positionierte Zervix richtet sich präovulatorisch etwas gerader aus [46, 47].

Nicht jede Frau kann alle Veränderungen gleich gut beobachten. Die Zervixveränderungen sind je nach anatomischer und hormoneller Situation individuell unterschiedlich ausgeprägt und auch davon abhängig, ob eine Frau schon geboren hat oder nicht. So zählen sinnvollerweise keine Absolutmaße: die Veränderungen sind relativ und am besten in der Verlaufskontrolle erfassbar. In der präovulatorischen Phase vollziehen sie sich, analog zu denen des Zervixschleims, eher langsam und allmählich. Die postovulatorische Rückbildung verläuft dagegen – als Folge des abfallenden Östrogen-

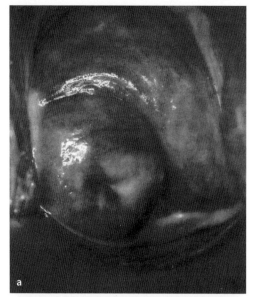

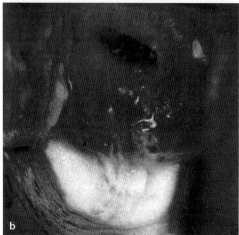

☐ Abb. 4.16a Geschlossener Muttermund an den postmenstruellen, unfruchtbaren Tagen und in der postovulatorischen Phase. **b** Geöffneter Muttermund mit herausfließendem Zervixschleim in der periovulatorischen Phase

und ansteigenden Progesteronspiegels – ziemlich abrupt. Deshalb wird empfohlen, mit dem Erlernen der Selbstuntersuchung kurz vor der Ovulation zu beginnen. Dann treten die verschiedenen Veränderungen der Zervix deutlich und in kurzem zeitlichem Abstand auf [1, 32, 50].

Statistisch gesehen ist die erste Zervixveränderung die Höhe, gefolgt von Konsistenz und Weite.

Postovulatorisch ändert sich die Konsistenz am schnellsten, gefolgt von Weite und als letztes die Höhe [36].

■ **Wie geht die Selbstuntersuchung vor sich?**

Direkt nach der Menstruation beginnend sollte täglich einmal in der gleichen Position die Selbstuntersuchung der Zervix durchgeführt werden: Entweder liegend mit angezogenen Beinen, in der Hocke, stehend mit einem Fuß auf dem Stuhl oder auch sitzend werden 1–2 Finger in die Scheide eingeführt und die Veränderungen des zapfenförmig in die Scheide hineinragenden Gebärmutterhalses untersucht. Zervixschleim kann nun direkt aus dem Muttermund entnommen werden. Dazu wird die Zervix leicht zusammengedrückt und der zwischen den Fingern haftende Schleim nach den bekannten Kriterien beurteilt. Neben der rein äußerlichen Schleimbeobachtung am Scheideneingang stellt die Abnahme von Zervixschleim direkt vom Muttermund die 2. Variante der Schleimbeobachtung dar. Erfahrungsgemäß ist es am günstigsten, sich für eine der beiden Möglichkeiten zu entscheiden und diese beizubehalten.

■ **Dokumentation im Zyklusblatt**
Den Ausschnitt des Zyklusblatts, in dem die Gebärmutterhalsuntersuchung dokumentiert wird, zeigt ☐ Abb. 4.17. Veränderungen der Konsistenz werden mit hart (h) oder weich (w) beschrieben, der Öffnungsgrad wird mit Punkt- oder Kreissymbolen gekennzeichnet, der unterschiedliche Höhenstand wird bildlich dargestellt.

■ **Methodische Auswertung**

Die fruchtbare Phase beginnt an dem Tag, an dem die erste Veränderung eines der Kriterien beobachtet wird (☐ Abb. 4.18 = 9. Tag). Diese Auswertung gilt nur in doppelter Kontrolle mit dem Stichtag.

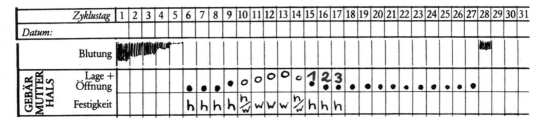

🔲 **Abb. 4.17**   Dokumentation der Autopalpation der Zervix (h hart; w weich; • geschlossen; ° leicht geöffnet; ° offen)

> Die postovulatorisch unfruchtbare Phase beginnt am Abend des 3. Tages, an dem die Zervix wieder hart und geschlossen ist (🔲 Abb. 4.17 = am Abend des 17. Zyklustages). Das Kriterium der Höhenveränderung wird hier nicht berücksichtigt. Auch diese Auswertung gilt nur in doppelter Kontrolle mit der Basaltemperatur.

- **Wieviele Frauen können die Autopalpation durchführen?**

In einem Kollektiv des NFP-Forschungsprojekts (851 Frauen) führten knapp 40 % (332) die Autopalpation der Zervix durch. Auf die Zyklen bezogen (12.470 Zyklen) wurden die Zervixveränderungen in fast 20 % (2.470 Zyklen) dokumentiert [36].

Um ausreichend Erfahrung zu sammeln, ist ein Lernprozess von 2–3 Monaten notwendig. Bereits nach einer Lernphase von 2 Zyklen konnten in 91 % von 632 Zyklen die Muttermundsweite und der Höhenstand der Zervix beurteilt werden, in 90 % der Zyklen war zusätzlich noch die Konsistenz erfasst.

- **Wie sicher kann mit der Zervixautopalpation die fertile Phase bestimmt werden?**

■■ **Beginn der fertilen Phase**

Unter Berücksichtigung der Spermienüberlebenszeit sollte die erste Zervixveränderung mindestens 4–5 Tage vor der Ovulation auftreten. In der oben zitierten Untersuchung an 1.405 Zyklen war dies jedoch nur in zwei Drittel der Zyklen der Fall [36]. So gilt hier dasselbe wie für das Schleimsymptom: Die Zervixautopalpation allein bietet keine ausreichende Sicherheit, um damit den Beginn der fruchtbaren Zeit zu bestimmen. Auch eine doppelte Kontrolle von Schleimsymptom und Zervixver-

änderungen kann am Zyklusanfang nicht generell empfohlen werden, da nur 90 % der Frauen entweder durch das Schleimsymptom oder durch die erste Zervixveränderung über die nahende, geschätzte Ovulation mindestens 4 Tage vorher informiert wurden. Die übrigen 10 % erhielten keine rechtzeitige Vorwarnung. Damit hat sich die Hoffnung, die man in die Zervixveränderungen gesetzt hat, ein Symptom zu finden, das den Anfang der fertilen Phase möglichst präzise bestimmt, d. h. sicher und doch ohne zu großen Spielraum, nicht erfüllt.

Die Zervixschleimbeobachtung und die Selbstuntersuchung können als gleichwertig betrachtet und alternativ für die Bestimmung der fruchtbaren Zeit am Zyklusanfang herangezogen werden, jedoch immer in doppelter Kontrolle mit der Minus-8-Regel oder der 5-Tage-Regel.

■■ **Ende der fertilen Phase**

Üblicherweise beginnt die postovulatorisch infertile Phase am Abend des 3. Tages mit hartem, geschlossenem Muttermund. Diese Regel ist meist ausreichend sicher, denn ähnlich den Regeln für Basaltemperatur und Zervixschleim ist der Sicherheitsabstand zur Ovulation in vielen Fällen eher zu groß. Deshalb wurde der Vorschlag gemacht, analog zum Höhepunkt des Schleimsymptoms einen Höhepunkt der Zervixveränderungen festzulegen und das Ende der fruchtbaren Zeit am Abend des 3. Tages nach dem Umschwung anzusetzen [36]. Dabei gibt es jedoch wiederum einen wenn auch relativ kleinen Anteil an Versagern: In knapp 3 % aller Zyklen wird das Ende der fruchtbaren Tage bereits am Tag der geschätzten Ovulation oder einen Tag vorher definiert. Ein zusätzlicher Unsicherheitsfaktor ergibt sich aus der Tatsache, dass es sich bei den Zervixveränderungen, wie beim Schleimsymptom, um einen Östrogenmarker handelt. Nach Ver-

4

schwinden des Symptoms kann also noch nicht auf eine stattgefundene Ovulation geschlossen werden. Aufgrund einer Follikelreifungsstörung konnten in etwa 7 % der Zyklen 2 oder mehrere Schleimhöhepunkte beobachtet werden. Zwar reagierte die Zervix nur in 1,7 % der Fälle mit mehreren maximalen Veränderungen, doch besteht ebenfalls die Gefahr einer Fehlinterpretation. Aus Sicherheitsgründen kann daher eine Auswertung nur in doppelter Kontrolle mit dem Progesteronmarker Basaltemperatur empfohlen werden. Eine 3fache Kontrolle (Basaltemperatur mit Schleimsymptom und Zervixveränderung) ist nicht nötig. Sie sollte lediglich auf die Situationen beschränkt sein, in denen das Zervixschleimsymptom unklar ist.

■ **Wertigkeit der Selbstuntersuchung**
Die Selbstuntersuchung der Zervix ist mittlerweile Bestandteil aller bekannten symptothermalen Methoden und wird auch von der Arbeitsgruppe NFP im Laufe der Methodeneinführung stets erläutert [1, 56].

Da normalerweise die fruchtbare Zeit mit der Kombination von Basaltemperatur und Zervixschleim ausreichend sicher bestimmt werden kann, handelt es sich bei der Selbstuntersuchung der Zervix um ein freiwilliges, zusätzliches Angebot. Sie ist dann besonders hilfreich und vorteilhaft, wenn in bestimmten Situationen die Aussagekraft des Schleimsymptoms eingeschränkt ist, z. B. bei:
- Frauen, die in der fruchtbaren Zeit mit spermiziden Zäpfchen oder Cremes oder einem Diaphragma verhüten
- Ausfluss (▶ Kap. 6, ▶ Abb. 6.6)
- einem am Scheideneingang schlecht oder gar nicht wahrnehmbaren Schleimsymptom

Hier stellt die Selbstuntersuchung der Zervix eine zusätzliche Absicherung bzw. eine Alternative zum Schleimsymptom dar. Aus den oben genannten Gründen kann sie, wenn eine sichere Verhütung gewünscht wird, nicht als Einzelsymptommethode zur Empfängnisregelung empfohlen werden. In der Stillzeit oder in den Wechseljahren, also in Situationen mit langen anovulatorischen Phasen, können die Zervixveränderungen zusätzlich zum Schleimsymptom Hinweise auf die nahende Ovulation geben.

Die Selbstuntersuchung der Zervix wird bisher deutlich seltener praktiziert als die Zervixschleimbeobachtung. Die meisten Frauen kommen nämlich gut mit der äußerlichen Zervixschleimbeobachtung klar und die Selbstuntersuchung ist für sie schlicht überflüssig. Für manche Frauen ist die Selbstuntersuchung aus ästhetischen Gründen nicht annehmbar. Darüber hinaus werden Bedenken in hygienischer Hinsicht angemeldet, die für alle unsterilen Manipulationen im Vaginalbereich, z. B. Diaphragmabenutzung oder Überprüfung der richtigen Lage des IUP-Fadens gelten. Bei einer Befragung litten 3 von 69 Frauen, die die Selbstuntersuchung regelmäßig praktizieren, vermehrt unter Pilzinfektionen, seit sie die Selbstuntersuchung durchführen [36].

4.4.2 Sekundäre Symptome der Fruchtbarkeit

Basaltemperatur sowie Zervixschleim und gegebenenfalls auch die Veränderungen der Zervix sind die sog. Hauptsymptome in der NFP. Ihr intra- und interpersonelles regelmäßiges Auftreten sowie die Möglichkeit, mit ihrer Hilfe Anfang und Ende der fertilen Phase methodisch abzugrenzen, räumt ihnen eine Vorrangstellung gegenüber den zahlreichen sekundären Symptomen ein, die zwar einen zusätzlichen Hinweis auf die fruchtbare Zeit geben, für deren Anfangs- und Endbestimmung jedoch unbrauchbar sind.

■ **Mittelschmerz**
■■ **Wie wird der Mittelschmerz empfunden?**
Der Mittelschmerz, auch Ovulations- oder Intermenstrualschmerz genannt, wurde 1847 erstmals beschrieben [49]. Seine Erscheinungsformen sind vielfältig: Das Symptom umfasst
- vages Schweregefühl in der Beckengegend
- diffusen, ein bis mehrere Tage anhaltenden Schmerz im unteren Abdominalbereich
- plötzlich einsetzenden, dem Menstrualschmerz vergleichbaren, einige Sekunden bisweilen auch Stunden anhaltenden, gut abgrenzbaren Schmerz im rechten oder linken Unterbauch [25]

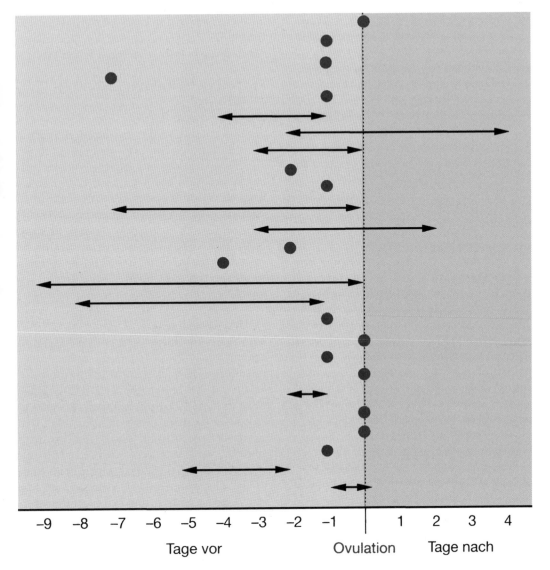

-9 -8 -7 -6 -5 -4 -3 -2 -1 | 1 2 3 4

Tage vor   Ovulation   Tage nach

⬛ Abb. 4.18 Dauer des Mittelschmerzes und zeitliche Beziehung zur Ovulation (Ovulation definiert durch Ultraschall und LH-Messung; n=26) [22, 23]

— Druckgefühl im Dammbereich
— ausstrahlende Schmerzen in Rücken und Beine [39, 58, 59]

Nach Vollman entspricht nur ein kurzer, krampfartiger, peristaltischer Schmerz im rechten oder linken Unterbauch dem »echten« Mittelschmerz [64]. Wenn der Schmerz auf einer bestimmten Seite lokalisiert werden kann, stimmt dies in den allermeisten Fällen mit der Seite überein, auf der

die Ovulation stattfindet [44]. Eine systematische Abwechslung von links und rechts ist nicht vorhanden.

▪▪ Wodurch wird der Mittelschmerz ausgelöst?
Dem Mittelschmerz werden verschiedene Auslösemechanismen nachgesagt. Dazu gehören:
— Kontraktilitätssteigerung der perifollikulären glatten Muskulatur

4

- zunehmende Spannung der dünner werdenden Ovarialkapsel durch das rasche Follikelwachstum [33]
- Follikelruptur und der damit verbundenen
Blut- und Flüssigkeitsaustritt mit nachfolgen-
der Bauchfellreizung [24, 39]
- vermehrte Kontraktion der glatten Ringmuskulatur des Eileiters auf der Seite des dominanten Follikels, hervorgerufen durch eine durch
die periovulatorisch hohe Östrogenausschüt-
tung ansteigende Oxytocinkonzentration, mit
dem Ziel eines gerichteten Spermientransports
in den Eileiter [34, 37, 66, 68].

■ ■   **Zeitliche Beziehung zu Eisprung und Temperaturanstieg**
Aufschluss über die bisher noch weitgehend un-
klaren Auslösemechanismen des Mittelschmerzes
kann seine zeitliche Korrelation zu Basaltemperaturanstieg und Ovulation geben: Er geht dem Basaltemperaturanstieg durchschnittlich um 2 Tage
voraus (Schwankungsbreite -9 bis +2 Tage) [64]. In
einer Untersuchung von O'Herlihy et al. trat er bei
31 von 34 Frauen 1–2 Tage vor der sonographisch
festgestellten Ovulation auf. Nach Abklingen der
Schmerzsymptomatik wurde mit einer Ausnahme
bei allen noch der intakte Follikel gesehen [44].
Freundl kam zu ähnlichen Ergebnissen. Wie in
◘ Abb. 4.18 dargestellt, war bei 15 von 26 Frauen der
Mittelschmerz bereits spätestens einen Tag vor der
Ovulation beendet, bei insgesamt 24 von 26 Frau-
en spätestens mit der Ovulation (LH-Bestimmung
und Sonographie). Meistens lag das Schmerzer-
eignis genau einen Tag vor der Ovulation. Lediglich 5 von 26 Frauen bemerkten einen singulären
Schmerz direkt am Tag des Eisprungs. Diese Ergebnisse lassen vermuten, dass es sich beim Mittelschmerz häufig um ein mit dem präovulatorischen
Östrogenmaximum und -abfall korrelierendes Ereignis handelt [22].

■ ■   **Nicht zur Verhütung geeignet**
Damit erhält der Mittelschmerz als Zeichen der
hochfruchtbaren Zeit in der Kinderwunschsituation durchaus Bedeutung. Es muss jedoch davor
gewarnt werden, sich zur Empfängnisverhütung

auf dieses Symptom zu verlassen und das Ende der
fruchtbaren Zeit vom Aufhören des Mittelschmerzes abhängig zu machen (▶ Kap. 7, ▶ Abb. 7.6).

■ ■   **Wieviele Frauen haben einen Mittelschmerz?**
Der Mittelschmerz ist relativ selten. Etwa 30–40 %
der Frauen bemerken ihn, und nur bei ca. 17 % tritt
er regelmäßig in jedem Zyklus auf [24, 27, 33, 44,
64]. Das kann jedoch auch daran liegen, dass Frau-
en, die sich nicht näher mit ihren Körperzeichen
befassen, diesem Symptom keine Aufmerksamkeit
schenken oder es mitunter fehldeuten. So kommt
man nämlich zu einem ganz anderen Ergebnis,
wenn NFP-Anwenderinnen gefragt werden. In
einer aktuellen Befragung des NFP-Forums konnten von 130 Frauen knapp zwei Drittel eine Art von
Mittelschmerz beobachten (www.nfp-forum.de).

■   **Ovulationsblutung**
Ein weiteres sekundäres Zeichen ist die sog. Ovulationsblutung (Zwischenblutung, Mittelblutung,
»petit règle«, »fluor sanguineus intermenstrualis«,
»spotting«). Als Ursache wird ein relativ rasches
Absinken des Östrogenspiegels nach dem präovulatorischen Maximum angenommen. Dabei wird
gelegentlich die kritische Schwelle der Östrogenkonzentration unterschritten, die für die Aufrecht-
erhaltung der Gebärmutterschleimhaut notwendig
ist [38]. Eine echte Zwischenblutung ist selten. Sie
kann von einer leichten, rötlichen oder bräunlichen
Verfärbung des Zervixschleims bis hin zu einer
menstruationsähnlichen Blutung reichen. Blutungen, die im Zusammenhang mit dem Eisprung stehen, haben im Gegensatz zu denen, die irregulär
während des Zyklus auftreten, keinen Krankheits-
wert. In einer Umfrage des NFP-Forums hatten von
166 antwortenden Frauen 3 % in jedem Zyklus eine
Ovulationsblutung, weitere 16 % erlebten sie nur
hin und wieder (www.nfp-forum.de).

❶ In der NFP-Methodik muss abgesehen von
einer echten Menstruation jede Blutung,
die auftritt, bevor das Ende der fruchtbaren Zeit in doppelter Kontrolle bestimmt
wurde, als Zeichen von Fruchtbarkeit gewertet werden (Abkürzung S+, ◘ Tab. 4.1).

- **Brustsymptom**

Ein weiteres, subjektiv wahrnehmbares Zeichen ist das sog. Brustsymptom, beschrieben als schmerzhafte Empfindlichkeit, Größerwerden, Spannungs- und Schweregefühl der Brust [27]. Der Übergang zur Mastodynie ist fließend und kann vergesellschaftet sein mit weiteren Symptomen des Prämenstruellen Syndroms (PMS). Es tritt in der 2. Zyklusphase auf und wird mit der Progesteronwirkung in Zusammenhang gebracht. Bei manchen Frauen beginnt es bereits mit dem Temperaturanstieg, typischerweise setzt es jedoch erst in der Mitte der Lutealphase oder wenige Tage vor der Blutung ein.

Die Ursachen sind nicht eindeutig geklärt. Funktionell lässt sich das Brustsymptom verstehen als eine progesteroninduzierte Wachstumssteigerung des Milchdrüsengewebes mit Läppchenentwicklung sowie eine damit verbundene Hyperämie mit Auflockerung und Ödemisierung des intralobulären Gewebes. Eine Assoziation mit einer inadäquaten Gelbkörperfunktion wird zwar immer diskutiert, konnte aber in verschiedenen Studien bisher nicht schlüssig belegt werden [38]. Da es sich am ehesten um ein »Leiden des normalen Zyklus« handelt, sind die Therapiemöglichkeiten begrenzt. Mitunter wird natürliches Progesteron lokal oder systemisch mit unterschiedlichem Erfolg eingesetzt.

❶ In der NFP-Methodik gibt es keine Auswertregeln für das Brustsymptom. Es kann jedoch als zusätzliche Absicherung des Temperaturanstiegs von Nutzen sein und bedeutet »unfruchtbar«. Es wird mit einem »B« in der Temperaturkurve vermerkt (❑ Abb. 4.10).

Von dem beschriebenen postovulatorischen Brustsymptom ist ein von manchen Frauen um die Ovulationszeit wahrnehmbares Stechen oder Kribbeln in der Brust zu unterscheiden. Dabei handelt es sich um ein Ovulationszeichen, dessen physiologische Ursache nicht geklärt ist. Ein Zusammenhang mit dem Östrogengipfel wird vermutet [27].

- **Weitere individuelle Zeichen**

Im Laufe des Zyklus können Frauen noch eine ganze Reihe anderer physischer und psychischer Veränderungen beobachten, die mit der zyklischen Fruchtbarkeit in Verbindung stehen. Angefangen von körperlichen Symptomen wie Veränderungen der Haut (Akne, Fettwerden der Haare, Anfärben des Goldrings), Gewichtszunahme, Spannungsgefühl im äußeren Scheidenbereich, verstärkte Krampfaderbeschwerden, Rückenschmerzen, Verdauungsbeschwerden (Übelkeit, Blähungen, Obstipation oder Diarrhö) bis hin zu psychischen Symptomen wie Stimmungsschwankungen, verstärkte oder verminderte Libido, veränderte körperliche und seelische Leistungsfähigkeit [1, 8, 27, 48].

Beim Kennenlernen des Körpers wird jede Frau ihre persönlichen Beobachtungen machen. Dabei ist es hilfreich, alle Zeichen und Symptome im Zyklusblatt zu dokumentieren. So wird es möglich, die regelmäßig wiederkehrenden Symptome bestimmten Zyklusphasen zuzuordnen. Symptome, die vorher Angst und Unsicherheit auslösten, lassen sich dann häufig mit dem Zyklusgeschehen erklären (z. B. Fehlinterpretation von Mittelschmerz als Appendizitis oder Eierstockentzündung, Fehldeutung des Zervixschleims als pathologischen Ausfluss, Krebsangst bei Brustsymptom). Darüber hinaus kann mit dem bewussteren Wahrnehmen der körperlichen Veränderungen eine bessere Akzeptanz des eigenen Körpers und der eigenen Befindlichkeit verbunden sein, sowie mehr Einfühlungsvermögen und Verständnis der Partner untereinander.

Literatur

1. Arbeitsgruppe NFP (2011) Natürlich und sicher. Das Praxisbuch. Trias, Stuttgart
2. Arbeitsgruppe NFP (2011) Natürlich und Sicher. Arbeitsheft. Trias, Stuttgart
3. Ball M (1976) A prospective field trial of the »ovulation method« of avoiding conception. Eur J Obstet Gynecol Reprod Biol 6: 63-6
4. Barton M, Wiesner B (1945) Waking temperature in relation to female fecundity. Lancet II 663-8
5. Bergman P (1950) Sexual cycle, time of ovulation and time of optimal fertility in women. Acta Obstet Gynecol Scand 29: 5-139
6. Bigelow JL, Dunson DB, Stanford JB, Ecochard R, Gnoth C, Colombo B (2004) Mucus observations in the fertile window: a better predictor of conception than timing of intercourse. Hum Reprod 19: 889-92
7. Billings EL, Brown JB, Billings JJ, Burger HG (1972) Symptoms and hormonal changes accompanying ovulation. Lancet 1: 282-4

4

8. Billings JJ (1964) The Ovulation Method. Advocate, Melbourne
9. Billings JJ, Billings EL, Catarinich M (1989) Atlas of the ovulation method. Advocate, Melbourne
10. BLAT Centre for Health and Medical Education (1998) Family fertility education. A resource package for teachers of NFP methods. London
11. Bremme J (1991) Sexualverhalten und Konzeptionswahrscheinlichkeit (Auswertung einer prospektiven Studie zur Natürlichen Familienplanung). Med. Fakultät der Heinrich-Heine-Universität Düsseldorf.
12. Brown JB, Harrisson P, Smith MA, Burger HG (1981) Correlations between the mucus symptoms and the hormonal markers of fertility throughout reproductive life. The Ovulation Method Research and Reference Centre of Australia, Melbourne
13. Brown JB, Harrison P, Smith MA (1985) Correlations between the mucus symptoms and the hormonal markers of fertility throughout reproductive life. The Ovulation Method Research and Refenrence Center of Australia, Melbourne
14. Cohen M, Stein I, Kaye B (1952) Spinnbarkeit: A characteristic of cervical mucus. Significance at ovulation time. Fertil Steril 3: 201-9
15. Cooper K (1986) Basal body temperature: effects of time and mouth breathing on oral temperature measurement. Master thesis, University of Florida
16. Döring G (1950) Ein Beitrag zur Frage der periodischen Fruchtbarkeit der Frau aufgrund von Erfahrungen bei der Zyklusanalyse mithilfe der Temperaturmessung. Geburtshilfe Frauenheilkd 10: 515-21
17. Döring G (1965) Physiologie und Pathologie der Basaltemperatur bei der Frau und ihre diagnostische Bedeutung. Fortschritte in der Medizin 83: 885-7
18. Fehring RJ, Schneider M (2008) Variability in the hormonally estimated fertile phase of the menstrual cycle. Fertil Steril 90:1232-5
19. Flynn AM, Lynch SS (1976) Cervical mucus and identification of the fertile phase of the menstrual cycle. Br J Obstet Gynaecol 83: 656-9
20. Flynn AM, Brooks MA (1984) Manual of natural family planning. Hemel Hempstead, Allen and Unwin
21. Fredericks CM, Azzam ME, Hafez ES (1976) In vitro response of rabbit utero ovarian ligament to catecholamines. Fertil Steril 27: 957
22. Freundl G, Baur S, Bremme M, Döring G (1991) Natürliche Familienplanung: Neue Technologien und Studien zur Methode. BMJFG
23. Gitsch E, Spona J (1973) Radioimmunologische LH-Bestimmung im Serum als Hilfe zur Terminisierung der Ovulation. Geburtshilfe Frauenheilkd 33:297-302
24. Hann LE, Hall DA, Black EB, Ferrucci JT (1979) Mittelschmerz. Sonographic demonstration. JAMA 241: 2731-2
25. Hartman CG (1962) Science and the safe period. Williams and Wilkins, Baltimore, MD
26. Hilgers TW, Abraham GE, Cavanagh D (1978) Natural family planning. I. The peak symptom and estimated time of ovulation. Obstet Gynecol 52: 575-82
27. Hilgers TW, Daly KD, Prebil AM, Hilgers SK (1981) Natural family planning III. Intermenstrual symptoms and estimated time of ovulation. Obstet Gynecol 58:152-5
28. Holt JC (1959) Geburtenregelung auf biologischem Wege. Denticke Verlag, Wien
29. Insler V, Melmed H, Eichenbrenner I, Serr D, Lunenfeld B (1972) The cervical score. International Journal of Gynaecology and Obstetrics 10: 223-8
30. Johnston JA, Roberts D, Spencer R (1978) NFP services and methods in Australia: A survey evaluation. Synopsis. IRNFP 2: 143-54
31. Keefe E (1962) Self-observation of the Cervix to distinguish days of possible fertility. Bulletin Sloane Hosp f Women 4: 129-36
32. Keefe E (1977) Cephalad shift of the cervix uteri: one sign of the fertile time in women. Int Rev NFP 1: 55-60
33. Kerin JF, Edmonds DK, Warnes GM, Cox LW, Seamark RF, Matthews CD et al. (1981) Morphological and functional relations of Graafian follicle growth to ovulation in women using ultrasonic, laparoscopic and biochemical measurements. Br J Obstet Gynaecol 88: 81-90
34. Kissler S, Siebzehnruebl E, Kohl J, Mueller A, Hamscho N, Gaetje R, Ahr A, Rody A, Kaufmann M (2004) Uterine contractility and directed sperm transport assessed by hysterosalpingoscintigraphy (HSSG) and intrauterine pressure (IUP) measurement. Acta Obstet Gynecol Scand 83(4):369-74
35. Klaus H, Goebel JM, Muraski B, Egizio MT, Weitzel D, Taylor RS et al. (19799 Use-effectiveness and client satisfaction in six centers teaching the Billings Ovulation Method. Contraception 19: 613-29
36. Klose A (1992) Die Wertigkeit der Zervixveränderungen im Rahmen der Natürlichen Familienplanung. Med Fakultät der Heinrich-Heine-Universität Düsseldorf
37. Kunz G, Leyendecker G (2002) Uterine peristaltic activity during the menstrual cycle: characterization, regulation, function and dysfunction. Reprod Biomed Online 4 Suppl 3:5-9
38. Leidenberger F, STOO (2005) Klinische Endokrinologie für Frauenärzte. Springer, Heidelberg, New York, Tokyo
39. McSweeney DJ (1950) Ovulation and postovulation pain. Am J Obstet Gynecol 59:419-23
40. Menarguez M, Pastor LM, Odeblad E (2003) Morphological characterization of different human cervical mucus types using light and scanning electron microscopy. Hum Reprod 18: 1782-9
41. Moghissi KS (1972) The function of the cervix in fertility. Fertil Steril 23: 295-306
42. Moghissi KS, Syner FN, Evans TN (1972) A composite picture of the menstrual cycle. Am J Obstet Gynecol 114: 405-18
43. O'Connell FJ, Durant JA, Miller H (1970) Assessment of the postovulatory infertile phase by temperature recording. Fertil Steril 21: 490-4

44. O'Herlihy C (1980) Preovulatory follicular size: A comparison of ultrasound and laparoscopic measurements. Fertil Steril 34:24-6

45. Odeblad E (1978) Cervical Factors. Contrib Gynecol Obstet 4:132-42

46. Parenteau-Carreau S, Infante-Rivard C (1988) Self-palpation to assess cervical changes in relation to mucus and temperature. Int J Fertil 33: Suppl 6

47. Pharand-Lapointe M, Kavanagh-Jazrawy F (1980) Planning your family the ST-way. Serena, Ottawa

48. Pommerenke WT (1953) Phenomena correlated with ovulation as guides to the appraisal of the so-called save period. J Obstet Gynaecol Br 60: 519-28

49. Pouchet FA (1847) Théorie positive de l'ovulationspontanéeet de la fécondation de mammifères et de l'espèce-humaine. Baillière, Paris

50. Prins G, ZLSG (1979) Functional biochemistry of cervical mucus. In: Hafez ES (ed) Human Ovulation. Elsevier, Amsterdam, pp 313-25

51. Rauscher H (1956) Die Ermittlung der präovulatorischen Phase durch die Simultanuntersuchung von Vaginalabstrich (Smear) und Zervix. Geburtshilfe Frauenheilkd 16: 890-907

52. Rosmus T (1992) Die Selbstbeobachtung der Frau durch die symptothermale Methode der natürlichen Familienplanung (NFP) unter besonderer Berücksichtigung von Zyklusphänomenen, Störfaktoren und Praktikabilität der Methode. Medizinische Fakultät der Universität Düsseldorf

53. Rötzer J (1965) Kinderzahl und Liebesehe. Herder, Wien

54. Rötzer J (1968) Erweiterte Basaltemperaturmessung und Empfängnisregelung. Arch Gynäkol 206: 195-214

55. Rötzer J (1978) The symptothermal method: Ten years of change. Life Sciences 45:358-74

56. Rötzer J. (2006) Natürliche Empfängnisregelung. Herder, Wien

57. Scott JZ, Nakamura RM, Mutch J, Davajan V (1977) The cervical factor in infertility. Diagnosis and treatment. Fertil Steril 28:1289-94

58. Sorel R. Documents pour servir à l'histoired'une douleur hypogastrique intermenstruelle. Gaz Méd Picardie 1885;4:167-70

59. Sorel R (1886) Documents pour servir à l'histoired'une douleur hypogasrique intermenstruelle. Gaz Méd Picardie 13:192-9

60. Thyma P (1998) Fertile and infertile days in married life. Milbank Mem Fund Q 41, MD

61. Tietze C, Potter R (1962) Statistical evaluation of the rhythm method. Am J Obstet Gynecol 84: 692

62. Tompkins P (1944) The use of basal temperature graphs in determining the date of ovulation. JAMA 124: 698-700

63. Viergiver E (1944) Measurement of the cyclic variations in the quantity of cervical mucus and its correlation with basal tempeature. Am J Obstet Gynecol 48: 321-8

64. Vollman R (1977) The menstrual cycle. Saunders, Philadelphia, London, Toronto

65. Wever R (1979) The circadian system of man. Springer, Berlin, Heidelberg, New York

66. Wildt L, Kissler S, Licht P, Becker W (1998) Sperm transport in the human female genital tract and its modulation by oxytocin as assessed by hysterosalpingoscintigraphy, hysterotonography, electrohysterography and Doppler sonography. Hum Reprod Update 4(5):655-66

67. World Health Organization (1981) A prospective multicentre trial of the ovulation method of natural family planning. I. The teaching phase. Fertil Steril 36: 152-8

68. Zervomanolakis I, Ott HW, Müller J, Seeber BE, Friess SC, Mattle V, Virgolini I, Heute D, Wildt L. (2009) Uterine mechanisms of ipsilateral directed spermatozoa transport: Evidence for a contribution of the utero-ovarian countercurrent system. Eur J Obstet Gynecol Reprod Biol 144 Suppl 1:45-9

69. Zuspan KJ, Zuspan FP (1974) Thermogenic alterations in the woman. II. Basal body, afternoon, and bedtime temperatures. Am J Obstet Gynecol 120: 441-5

Natürliche Familienplanung nach Absetzen von hormonellen Kontrazeptiva und in der Stillzeit

5.1 Natürliche Familienplanung nach Absetzen von hormonellen Kontrazeptiva

Petra Frank-Herrmann, Elisabeth Raith-Paula

Rund 60 % aller Frauen im Alter zwischen 20 und 40 Jahren, die verhüten wollen, wenden hormonelle Verhütungsmethoden an. Dabei hat sich die Angebotspalette in den letzten 15 Jahren deutlich erweitert. Es bietet sich eine grobe Unterscheidung an zwischen Kontrazeptiva, die eine Kombination aus Östrogen und Gestagen enthalten (klassische Pille, Vaginalring und Hormonpflaster) und reinen Gestagenen (Gestagenpille, Hormonspirale, Hormonimplantat, Dreimonatsspritze). 90 % der Anwenderinnen hormoneller Kontrazeptiva verwenden derzeit ein Östrogen-Gestagen-Präparat, 10 % ein reines Gestagen [13]. In der ärztlichen Praxis sind Fragen zur Einregulierung des Zyklusgeschehens nach Absetzen der hormonellen Empfängnisverhütung besonders wichtig für Frauen, die eine Schwangerschaft anstreben oder aber zu einer anderen Familienplanungsmethode wechseln.

Seit den 1960er Jahren wurden zahlreiche Studien zur klassischen Pille durchgeführt, die sich mit ihrer Sicherheit sowie möglichen gesundheitlichen Risiken befassen. Dabei wurde in den letzten Jahren besonderes Augenmerk auf die neueren Gestagene gelegt. Zur Rückkehr der Fertilität und zum Zyklusverhalten nach Absetzen der klassischen Pille liegen dagegen nur wenige und durchaus widersprüchliche Untersuchungsergebnisse vor [4, 6, 8]. Noch weniger Daten gibt es diesbezüglich für die östrogenfreien hormonalen Kontrazeptiva.

Dies ist umso erstaunlicher, da in der täglichen Praxis Frauen diesbezüglich häufig beunruhigt sind und Fragen haben. Ältere Studien berichten über eine schnelle Rückkehr regelmäßiger Periodenblutungen und Ovulationen [15]. Später wurde vermehrt über Zyklusstörungen und verspätete Eisprünge berichtet [11, 17]. Die sog. Post-pill-Amenorrhoe wurde zu einem neuen Krankheitsbild [5, 18].

5.1.1 Rückkehr der Fruchtbarkeit nach Absetzen der Pille: Aussagekräftige Untersuchungsergebnisse durch Zyklusselbstbeobachtung

Mittlerweile ist die 2. und 3. Generation der Ovulationshemmer mit deutlich niedrigerer Östrogenkonzentration auf dem Markt. Wie intensiv und lange diese Mikropillen noch auf das Zyklusgeschehen nachwirken, kann in hervorragender Weise an jenen Frauen untersucht werden, die unmittelbar nach Absetzen hormoneller Verhütungsmethoden auf NFP umsteigen, entweder wegen Kinderwunsch oder weil sie eine alternative Verhütungsmethode suchen. In der Beratungsklientel der Arbeitsgruppe NFP sind dies etwa 40 %. In einer online-Umfrage der niederländischen NFP-Organisation kamen 77 % der Frauen, die mit Verhütungserfahrung zu NFP wechselten, von der Pille, 63 % davon gaben als Grund Nebenwirkungen an [19]. Das Forschungsprojekt NFP hat weltweit erstmals eine prospektive vergleichende Beobachtungsstudie mit 175 NFP-Anwenderinnen direkt nach Absetzen der Pille durchgeführt und diese mit 284 Frauen verglichen, die noch nie Ovulationshemmer eingenommen haben. Dabei handelt es sich um die 1. Untersuchung zum Zyklusverhalten nach Absetzen der Pille seit Einführung der Pillengenerationen mit reduzierter Östrogendosis und den neuen Gestagenen [9, 10, 16]. Zu den reinen Gestagenmethoden liegen wegen zu geringer Fallzahlen noch keine Daten vor.

■ **Zyklussituation nach Absetzen der Pille nur bei der Hälfte der Frauen unproblematisch**

Die Ergebnisse zeigen, dass die Hälfte der Frauen nach Absetzen der Pille keine Probleme hat, d. h. 51 % hatten bereits im ersten Zyklus unauffällige Zyklusparameter [9, 10]. Die beiden Untersuchungen von Bracken und Lätheenmäkl kommen zu ähnlichen Ergebnissen [4, 12]. Allerdings wiesen doch 49 % der ersten Zyklen nach Pille mehr oder weniger schwere Zyklusstörungen als Ausdruck der weiterhin supprimierten hypothalamisch-hypophysären Sensitivität auf (▶ Kap. 6, ▶ Abb. 6.7).

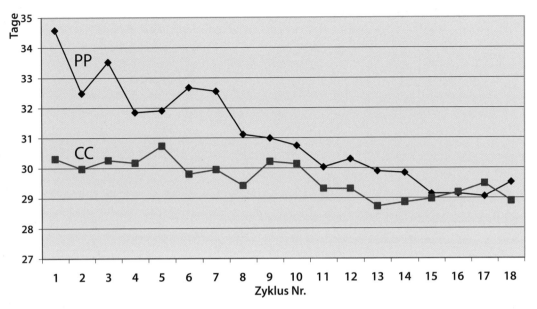

☐ Abb. 5.1 Entwicklung der Zykluslänge in der Post-pill-Gruppe (*PP*) und der Kontrollgruppe (*CC*); (*PP*: n =175; *CC*: n =284; Student's *t*-test) [10]

- **Verlängerte Zyklen und verzögerte Follikelreifung**

Die Zykluslänge der Post-pill-Gruppe war bis zum 9. Zyklus im Vergleich zum Kontrollkollektiv signifikant verlängert. Tendenziell hielt diese Verlängerung sogar noch bis in den 14. Zyklus an. Erwartungsgemäß ging dies mit einer deutlich höheren Streubreite der Zykluslängen und einer überdurchschnittlichen Anzahl sehr langer Zyklen einher (☐ Abb. 5.1). Die mediane **Länge der Follikelphase** (hypotherme Phase) war im ersten Zyklus nach Pille mit 20 Tagen um 4 Tage länger als im Normalkollektiv und glich sich diesem erst Anfang des 2. Jahres nach Absetzen der Pille an.

- **Signifikant häufigere Lutealinsuffizienzen**

Eine **Lutealinsuffizienz** (verkürzte hypertherme Phase) trat im 1. Post-pill-Zyklus 3-mal so häufig auf wie in der Normalsituation und war auch nach einem Jahr noch fast doppelt so häufig (15,9 % vs 8,6 %). Bis zum 7. Zyklus war dieser Unterschied signifikant [9].

- **Signifikant häufigere anovulatorische Zyklen**

Der 1. Post-pill-Zyklus war zu 10 % anovulatorisch (kein Temperaturanstieg), verglichen mit 3 % in

der Kontrollgruppe. Je nach Altersgruppe traten anovulatorische Zyklen nach Pille 4- bis 7-mal häufiger auf als in der Normalsituation (17,7 % vs. 3,7 % bei den 19- bis 24-Jährigen, 13,3 % vs. 1,8 % bei den 25-bis 30-Jährigen) (▸ Kap. 6, ▸ Abb. 6.8) [7].

- **Länger dauernde Amenorrhoe**

Bei 6 % der Frauen kam es nach Absetzen der Pille zu einer protrahierten Zyklusstörung in Form einer länger dauernden Amenorrhoe, die bei 2 % sofort einsetzte, bei den übrigen nach ein oder mehreren Blutungen innerhalb des ersten halben Jahres. Die Amenorrhoe dauerte zwischen 3 und 6 (einmal 11) Monate und ging dann in eine Oligomenorrhoe über. Weitere Ursachen für die Zyklusstörung (z. B. PCOS, Leistungssport, Anorexie) lagen nicht vor. Ähnlich wie im Zyklusbeispiel in ☐ Tab. 5.1 spielte sich in fast allen Fällen schließlich ein relativ regelmäßiger Zyklus ein. Der beratende Arzt sollte sich also im Klaren darüber sein, dass es eine kleine Gruppe von Frauen mit lang anhaltender sekundärer normogonadotroper Ovarialinsuffizienz nach Absetzen der Pille gibt, die jedoch reversibel ist. In dieser Situation erleben Frauen, die die Selbstbeobachtung durchführen, das wiederholte Auftreten von Zervixschleim als positives Zeichen für die be-

5

◼ Tab. 5.1 Beispiel eines Zyklusverlaufs nach Absetzen der Pille		
Zyklus nach Pille	**Zykluslänge (Tage)**	**Klinische Ovulation (Zyklustag)**
1	83	Gestagen ab 69
2	15	Keine
3	138	127
4	37	Keine
5	62	52
6	75	64
7	52	43
8	107	96
9	35	Kein Monitoring
10	30	19

ginnende Normalisierung der Ovarialfunktion, die sie dann selbst mitverfolgen können.

Warum es bei manchen Frauen nach Absetzen der Pille zu diesen schwerwiegenden, aber spontan reversiblen Zyklusstörungen kommt, ist nicht geklärt. Einigen Untersuchungen zufolge lagen bereits vor Pilleneinnahme instabile Zyklusverhältnisse vor [3, 5, 18]. Diese Frage ist schwierig zu beurteilen, da häufig bereits Teenager mit der Pilleneinnahme beginnen, bei denen Zyklusunregelmäßigkeiten noch physiologisch sind.

◾ **Erschwerte Zervixschleimbeobachtung**

Bei einigen Frauen kann nach Absetzen hormoneller Kontrazeptiva die **Zervixschleimbeobachtung** erschwert sein. Bei fehlender Follikelreifung können z. B. lange Phasen auftreten, in denen überhaupt kein Zervixschleim vorhanden ist. Manchmal treten auch lange Zervixschleimphasen auf, die aufgrund einer Follikelreifungsstörung keine optimale Qualität erreichen. Dennoch konnten im 1. Post-pill-Zyklus bereits 82 % der Frauen spinnbaren, transparenten Zervixschleim beobachten (95 % im Vergleichskollektiv).

In einer neueren Untersuchung von Nassaralla et al. [14] an 70 Frauen nach Absetzen hormoneller Kontrapzeptiva fand sich mindestens während der ersten beiden Zyklen eine deutlich verminderte Zervixschleimqualität sowie eine protrahierte Follikelreifung. Zusätzlich war die Menstruations-

blutung während der ersten vier Zyklen deutlich schwächer.

Da die Anwendung von Gestagen-only-Präparaten gehäuft mit einer Amenorrhoe (kein aufgebautes Endometrium) verbunden ist, kann nach deren Absetzen die nach Kombinationspillen übliche Abbruchblutung ausbleiben. Grundsätzlich ist jedoch sofort wieder eine Schwangerschaft möglich.

5.1.2 NFP-Anwendung nach Absetzen hormoneller Kontrazeptiva

◾ **Methodenregeln**

Nach Absetzen hormoneller Verhütungsmethoden gelten dieselben Regeln wie für die NFP-Anfängerin (5-Tage-Regel kontrolliert durch die Minus-8-Regel). Lediglich für den ersten Zyklus gilt folgende Ausnahme:

Im ersten Zyklus nach Absetzen hormoneller Kontrazeptiva gelten die ersten 5 Zyklustage, gezählt ab dem 1. Tag der Blutung, generell als unfruchtbar. Wenn innerhalb einer Woche keine Blutung auftritt, wird ab dem 8. Tag nach Absetzen der hormonellen Kontrazeptiva Fruchtbarkeit angenommen. Danach muss bis zur Auswertung der ersten Temperaturhochlage in doppelter Kontrolle Fruchtbarkeit angenommen werden.

Prinzipiell werden dabei die gleichen Regeln wie in der Normalsituation angewandt mit einer Ausnahme:

Da nach Absetzen der Pille gelegentlich Temperaturschwankungen auftreten, die nicht mit dem progesteronbedingten Temperaturanstieg zusammenhängen, gilt zur Absicherung des richtigen Temperaturanstiegs für den 1. auswertbaren Zyklus eine strengere Regel [2]: Hat ein Temperaturanstieg stattgefunden, wird nach Abschluss der üblichen Auswertung noch ein weiterer höherer Temperaturwert abgewartet, der zwar über den sechs niedrigen Werten liegen, aber keine 2/10°C höher sein muss. Die unfruchtbare Zeit beginnt am Abend dieses Tages in doppelter Kontrolle mit dem Zervixschleimsymptom.

Ein Menstruationskalender oder Erfahrungen aus der Zeit vor Anwendung hormoneller Kontrapzeptiva sind nicht mehr gültig.

Da die Follikelphasen in den ersten Zyklen nach Absetzen der Pille häufig noch verlängert sind und sich demzufolge der Eisprung im Zuge der Normalisierung kontinuierlich vorverlagert, wird diskutiert, ob die ersten 3 Post-pill-Zyklen für die Minus-8-Regel vernachlässigt und erst die folgenden 12 Zyklen zu deren Berechnung herangezogen werden sollen.

- **Akzeptanz**

Erfreulicherweise geben laut einer Befragung der Arbeitsgruppe NFP 75 % der Frauen an, mit der Umstellung von der Pille auf NFP keine Probleme zu haben, weder bezüglich des Erlernens der Methode noch mit der Umstellung des Sexualverhaltens [9, 16]. Dennoch können im Einzelfall verschiedene Schwierigkeiten zusammenkommen: lange potenziell fruchtbare Phase im ersten Zyklus, weil sich kein Eisprung einstellt, Schwierigkeiten beim Erlernen der Selbstbeobachtung angesichts eines gestörten Zervixschleimmusters und die Befürchtung der Frau, ihr Zyklus und die NFP könnte nicht so funktionieren wie bei anderen Frauen. In diesen Fällen ist die NFP zwar sicher anwendbar, jedoch auch eine Frage der Akzeptanz.

5.1.3 Konsequenzen bei Zyklusstörungen nach Absetzen der Pille

Die meisten Zyklusstörungen nach Absetzen von Ovulationshemmern (z. B. Post-pill-Amenorrhoe) sind, wie bereits erwähnt, spontan reversibel. Aus unseren bisherigen Erfahrungen ergibt sich keine Verbesserung der Situation durch hormonelles Auslösen der Blutung, z. B. durch Gestagene, HRT oder einer erneuten Gabe von Ovulationshemmern. Ausgenommen sind natürlich Situationen, in denen weitere Gründe für eine Zyklusstörung vorliegen, wie das PCO-Syndrom, Essstörungen oder Leistungssport. Vielmehr bildet sich nach einem hormonellen Therapieversuch meistens erneut eine Amenorrhoe aus. Deshalb ist zunächst ein halbjähriges Abwarten ohne erneute Hormongabe angezeigt. Danach sollte ein Hormonstatus zum Ausschluss einer Hyperandrogenämie und Hyperprolaktinämie und zur Klärung der Schilddrüsenfunktion erhoben werden. Gleichzeitig empfehlen wir, die Patientin zur Zervixschleimbeobachtung anzuleiten, denn eine beginnende ovarielle Aktivität zeigt sich noch während der Amenorrhoe durch gelegentliche Zervixschleimphasen, die durch Kontrollen des E2-Spiegel verifiziert werden können. In diesen Fällen kann weiter zugewartet werden. Aufgrund der grundsätzlichen Reversibilität der Zyklusstörung nach Absetzen der Pille sehen wir keine therapeutischen Konsequenzen hinsichtlich eines Osteoporoserisikos (Amenorrhoe) bzw. eines hypothetisch erhöhten Endometriumkarzinomrisikos (lange Phasen mit erhöhtem Östrogenspiegel bei protrahierter Follikelreifung bzw. Follikelpersistenz) [9].

Zukünftige Studien müssen zeigen, wie sich neue Schemata der Pilleneinnahme, z. B. der Langzyklus von 3–6 Monaten, auf die Einregulierung des Zyklusgeschehens nach Absetzen auswirken werden.

5.2 Natürliche Familienplanung in der Stillzeit

Ursula Sottong

Mit der steigenden Anzahl stillender Frauen in den Industrienationen werden die Vorteile des Stillens für Mutter und Kind wieder vermehrt diskutiert. So fördert das Stillen bei der Mutter die Rückbildungsvorgänge in der Gebärmutter und beugt damit starken Blutverlusten und Infektionen vor. Beim Kind wird vor allem der Schutz vor Darminfektionen und die Allergieprophylaxe betont. Ein wesentlicher Vorteil des Stillens aber wird häufig übersehen. Das Stillen ist eine der ältesten natürlichen Methoden der Empfängnisregelung und ermöglicht heute noch in vielen Entwicklungsländern Geburtenabstände von ≥2 Jahren. Allgemein geht man davon aus, dass eine Frau, die voll stillt, nicht zufüttert und noch keine Regelblutung gehabt hat, für die ersten 6 Monate nach der Entbindung eine Empfängniswahrscheinlichkeit von maximal 2 % hat [32].

5.2.1 Stillen und Fruchtbarkeit

Das Wiedereinsetzen der Empfängnisfähigkeit nach der Geburt eines Kindes unterliegt einem komplexen hormonellen Geschehen, wobei der zugrunde liegende neurophysiologische Mechanismus bis heute nur teilweise geklärt ist.

Während der Schwangerschaft sinken die Plasmaspiegel von LH und FSH auf ungefähr 1 % des Normalwerts ab. Nach der Entbindung erreichen FSH und LH innerhalb des ersten postpartalen Monats wieder ihre normalen Werte und Follikelreifung, Ovulation und somit Fruchtbarkeit kehren relativ rasch wieder zurück. Durch das Stillen wird dieser Vorgang hinausgezögert. Das Saugen des Kindes an der mütterlichen Brust bewirkt auf zentraler Ebene eine Erhöhung der Prolaktinproduktion, die zu einer Drosselung der pulsatilen Ausschüttung von GnRH und LH führt und damit die Ovulation hemmt [43]. Außerdem scheint das Stillen die Ansprechbarkeit des Eierstocks für die hormonelle Steuerung zu verändern. Bei neueren Ultraschalluntersuchungen wurden vermehrt persistierende Follikel und multiples Follikelwachstum ohne folgende Ovulation sowie das sog. LUF-Syndrom (luteinisierter, aber nichtrupturierter Follikel) beobachtet.

Neben dem Stillen spielen aber noch andere individuelle Faktoren bei der Rückkehr der Fruchtbarkeit eine Rolle, denn die Frauen zeigen individuelle Unterschiede in ihren Fruchtbarkeitsmustern, die sich durch das Stillverhalten allein nicht erklären lassen. So sind z. B. das Alter der Frau bei der Entbindung, ihre Kinderzahl und Ernährungsgewohnheiten sowie genetische Faktoren diesbezüglich von Bedeutung [21].

Bei der Frage, welches Stillmuster das Wiedereintreten der zyklischen Fruchtbarkeit beeinflusst, sind Kriterien wie Gesamtstillzeit, Dauer der einzelnen Stillmahlzeiten, Stillfrequenz und nächtliches Stillen untersucht worden. Dabei hat die Stillfrequenz den größten Einfluss auf den Zeitpunkt, wann eine Frau wieder schwanger werden kann [1, 22]. Je häufiger ein Kind an der mütterlichen Brust saugt, desto größer die Chance, dass die Ovulation hinausgezögert wird.

Bei teil- oder nichtstillenden Frauen kann es bereits 4–6 Wochen nach der Geburt wieder zur Ovulation kommen. Bei voll stillenden Frauen hat die Arbeitsgruppe NFP bei ihren Untersuchungen über das Auftreten der ersten postpartalen Ovulation eine Zeitspanne zwischen der 14. Woche und mehr ≥2 Jahren nach der Geburt ermittelt (◻ Abb. 5.2) [40, 41]. Auch andere Studien kommen zu ähnlichen Ergebnissen. Rötzer schreibt, dass aufgrund seiner Beobachtungen eine Ovulation bei voll stillenden Frauen in den ersten 12 Wochen nahezu ausgeschlossen werden kann [39]. Er setzt allerdings voraus, dass dafür mindestens 6-mal in 24 h, davon einmal nachts, gestillt werden muss [30].

5.2.2 Notwendigkeit der Familienplanung

Wann nach der Entbindung Familienplanung notwendig wird, hängt nicht nur vom Zeitpunkt der wiederkehrenden Fruchtbarkeit, sondern auch von der Wiederaufnahme des Geschlechtsverkehrs ab. Untersuchungen der Arbeitsgruppe NFP zum 1.

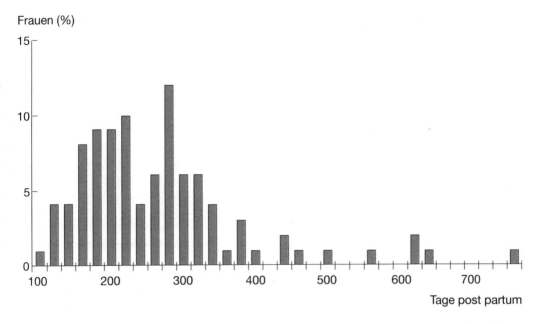

Frauen (%)

Tage post partum

◼ **Abb. 5.2** Erste postpartale Ovulation in einem Kollektiv von 102 Frauen, die im Durchschnitt 5,5 Monate voll gestillt haben [41].

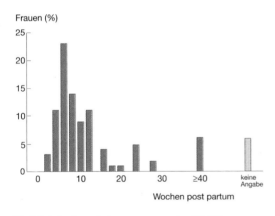

Frauen (%)

Wochen post partum

◼ **Abb. 5.3** Erster Koitus postpartum (n=98) [40]

Koitus post partum zeigen, dass die Zeitspanne von der ersten bis zur 60. postpartalen Woche reicht. Bereits innerhalb der ersten 3 Monate haben zwei Drittel der untersuchten Frauen wieder Sexualkontakt (◼ Abb. 5.3) [40, 42]. Das bedeutet für die voll stillende Frau, dass ab der 12. Woche zum einen wegen der zunehmenden Konzeptionsmöglichkeit, zum anderen aufgrund des Sexualverhaltens Familienplanung wieder notwendig wird, bei Teil- und

Nichtstillenden entsprechend früher. Dabei ist zu klären, ob die NFP für die Stillzeit geeignet ist.

5.2.3 Regeln der Natürlichen Familienplanung während der Stillzeit

Der Vorteil der natürlichen Methode gerade in diesem Lebensabschnitt ist nicht nur durch die Möglichkeit, eine Schwangerschaft zu vermeiden, gegeben, sondern vor allem durch das Wissen, wann sich normale Zyklus- und Fruchtbarkeitsverhältnisse wieder einstellen.

Mit der Körperbeobachtung und Dokumentation wird nach dem Sistieren des Wochenflusses begonnen. Es sollte keinesfalls die erste Blutung abgewartet werden, da bei fast 50 % aller Stillfrauen die erste Ovulation bereits vor der ersten Blutung stattfindet [41].

Bis zur ersten Ovulation, also solange keine Temperaturhochlage beobachtet werden kann, werden die potenziell fruchtbaren Tage nur mit Hilfe der Zervixschleimbeobachtung und bzw. oder der Selbstuntersuchung des Gebärmutterhalses ermittelt. Verschiedene Studien zeigen, dass dieses Vorgehen in dieser Situation sicher ist. Die Methodensicherheit wird mit einem Pearl-Index zwischen 1 und 2 angegeben, wohl nicht zuletzt wegen der postpartal insgesamt reduzierten Fertilität [36].

> **Die wichtigsten NFP-Regeln für die Stillzeit [20]**
> - Solange eine Frau sich trocken fühlt und keinen Zervixschleim beobachtet, ist sie unfruchtbar.
> - Sobald Zervixschleim in irgendeiner Form auftritt, muss Fruchtbarkeit angenommen werden.
> - Die fruchtbare Phase endet am Abend des 4. Tages nach dem Schleimhöhepunkt, wenn an diesem Tag Trockenheit oder »nichts« empfunden und kein Zervixschleim beobachtet wurde.
> - Jede Blutung, die der Temperaturhochlage vorausgeht, wird wie ein Schleimsymptom betrachtet und als fruchtbar gewertet.
> - Bildet sich eine 1. Temperaturhochlage aus, wird nach den üblichen Regeln die unfruchtbare Zeit nach dem Eisprung in doppelter Kontrolle von Temperatur und Zervixschleim bestimmt. Zur Sicherheit wird bei der ersten Temperaturauswertung post partum noch eine zusätzliche höhere Messung abgewartet.
> - Nach der ersten Temperaturhochlage gelten wieder die bekannten symptothermalen Regeln, auch wenn die Frau weiterhin stillt.

Der ersten Ovulation gehen in der Regel mehrere Schleimphasen voraus, die alle als fruchtbar gewertet werden müssen. Wenn die Frauen während der Stillzeit nicht regelmäßig die Temperatur messen wollen, wird empfohlen, zumindest während der Tage, an denen Zervixschleim auftritt und an den folgenden Tagen zu messen [20]. Mit einer Rückkehr der Fruchtbarkeit muss besonders dann gerechnet werden, wenn seltener gestillt wird, das Kind durchzuschlafen beginnt oder andere Nahrung zugefüttert wird. Deshalb sollte eine Frau in dieser Situation ihren Körper besonders aufmerksam beobachten.

5.2.4 Probleme im Alltag

Fortrie schreibt zur NFP in der Stillzeit, dass in dem von ihr untersuchten Kollektiv 93 % der Frauen Zervixschleim und 55 % den Gebärmutterhals beobachten, aber nur ca. 80 % sich hauptsächlich auf die Zervixschleimbeobachtung verlassen haben. Gründe dafür sind, dass vor allem beim Übergang vom Voll- zum Teilstillen nicht selten zunehmend längere Schleimphasen auftreten, die nur kurz von Phasen ohne Zervixschleim unterbrochen werden, sodass ständig Fruchtbarkeit angenommen werden muss, was bei fehlendem Kinderwunsch die Akzeptanz der Methode herabsetzt.

Bei der Beurteilung der NFP in der Stillzeit zeigt sich, dass die Frauen die NFP zwar für praktikabel halten, aber trotz der nachgewiesenen hohen Methodensicherheit in einem nicht unerheblichen Maß an der Sicherheit zweifeln [24, 40]. Gründe dafür sind beispielsweise, dass die beobachteten Zeichen für sie nicht immer eindeutig sind und viele der Anwenderinnen, die im Vorfeld der Schwangerschaft eine symptothermale Methode angewandt haben, nun vor dem Problem stehen, lediglich 1 Zeichen über einen langen Zeitraum zur Eingrenzung ihrer Fruchtbarkeit heranziehen zu können. Deswegen kombinieren etwa ein Drittel der Frauen die Selbstbeobachtung mit Barrieremethoden.

5.2.5 Lactational Amenorrhoea Method (LAM)

Eine Gruppe von Wissenschaftlern hat für den Umgang mit dieser Problematik eine neue Methode formuliert: die **Lactational Amenorrhoea Method** (LAM) [26, 29, 31, 34]. Nach den Regeln der LAM ist eine Frau unfruchtbar, wenn folgende Bedingungen erfüllt sind:
- Es ist noch keine Regelblutung eingetreten (Definition Blutung: mindestens 2 Tage Dauer oder 2 Tage Schmierblutung plus 1 Tag richtiger Blutung oder 3 Tage Schmierblutung;

ausgenommen davon sind Blutungen während der ersten 8 Wochen nach der Geburt).

- Die Mutter stillt voll oder fast voll (Definition voll stillen: keine andere Flüssigkeit oder Nahrung; fast voll stillen: im 1. Lebensmonat bis zu 30 ml »Zufüttern« pro Woche, im 2. Monat bis zu 60 ml pro Woche usw. Das Anreichen abgepumpter Milch gilt in diesem Zusammenhang als »Zufüttern«) [22].
- Innerhalb von 24 h wird mindestens 6-mal gestillt mit einem maximalen Abstand von 6 h.
- Das Baby ist jünger als 6 Monate.

Die vorliegenden Untersuchungen ergeben bei der Vorgehensweise nach den genannten Bedingungen eine Schwangerschaftsrate von 0–2 % [23, 25, 28, 32, 33, 35, 37, 38]. Die Ergebnisse der Arbeitsgruppe NFP weisen darauf hin, dass LAM eine sichere Methode für voll stillende Frauen in den ersten 6 Monaten sein kann, zeigen aber gleichzeitig auch die Grenzen auf. In einer Bevölkerung, in der die meisten Frauen ihr Stillverhalten bald nach der Geburt verändern und nur ein Teil ≥6 Monate voll stillt, muss vor Ablauf dieser Frist über Familienplanung diskutiert werden [27, 41].

Literatur

Literatur zu Kap. 5.1

1. Arbeitsgruppe NFP (1988) Natürliche Methoden der Familienplanung. Schriftenreihe des Bundesministeriums für Jugend, Familie, Frauen und Gesundheit. Kohlhammer, Stuttgart, Berlin, Köln
2. Arbeitsgruppe NFP (2011) Natürlich und sicher - Das Praxisbuch. Trias, Stuttgart
3. Benagiano G, Hingorani V, Fotherby K, Takker D, Coutinho E, Koetsawang S et al. (1980) Return of ovarian function and endometrial morphology in women treated with norethisteroneoenanthate: a pilot study. Fertil Steril 34: 456-60
4. Bracken MB, Hellenbrand KG, Holford TR (1990) Conception delay after oral contraceptive use: the effect of estrogen dose. Fertil Steril 53: 21-7
5. Buttram-VC J, Vanderheyden JD, Besch PK, Acosta AA (1974) Post »pill« amenorrhoea. Int J Fertil 19: 37-44
6. Chasan-Taber L, Willett WC, Stampfer MJ, Spiegelman D, Rosner BA, Hunter DJ et al. (1997) Oral contraceptives and ovulatory causes of delayed fertility. Am J Epidemiol 146: 258-65
7. Deutsche Gesellschaft für Gynäkologie und Geburtshilfe (2008) Leitlinie zur Kontrazeption, www.awmf.org

8. Farrow A, Hull MG, Northstone K, Taylor H, Ford WC, Golding J (2002) Prolonged use of oral contraception before a planned pregnancy is associated with a decreased risk of delayed conception. Hum Reprod 17: 2754-61
9. Frank-Herrmann P, Gnoth C, Baur S, Schmoll A, Godehardt D, Strowitzki T et al. (2006) Zyklusverhalten nach Absetzen von oralen Kontrazeptiva. J Reproduktionsmed Endokrinol 1: 54-7
10. Gnoth C, Frank-Herrmann P, Schmoll A, Godehardt E, Freundl G (2002) Cycle characteristics after discontinuation of oral contraceptives. Gynecol Endocrinol 16: 307-17
11. Larsson-Cohn U (1969) The length of the first three menstrual cycles after combined oral contraceptive treatment. Acta Obstet Gynecol Scand 48: 416-22
12. Lätheenmäkl P, Ylöstalo P, Sipinen S, Toivonen J, Ruusuvaara L, Pikkola P et al. (1980) Return of ovulation after abortion and after discontinuation of oral contraception. Fertil Steril 3: 246-9
13. Deutsche Gesellschaft für Gynäkologische Endokrinologie und Fertilitätsmedizin (DGGEF) (2012): Leitlinie Empfängnisverhütung. In: Rabe T (Hrsg) Seminarbuch in Gynäkologischer Endokrinologie, www.dggef.de
14. Nassaralla CL, Stanford JB, Daly KD, Schneider M, Schließ KC, Fehring RJ (2011) Characteristics of the menstrual cycle after discontinuation of oral contraceptives. J Womens Health (Larchmt) 20(2):169-77
15. Rice WE, Correu S, Gorodovsky J, Esquivel J, Goldzieher JW (1967) Return of ovulation after discontinuance of oral contraceptives. Fertil Steril 18: 212-8
16. Schmoll A (2002) Zyklusdynamiken nach Absetzen oraler Kontrazeptiva im Rahmen der natürlichen Familienplanung. Med Dissertation, Universität Düsseldorf
17. Taylor RN, Berger GS, Treloar AE (1977) Changes in menstrual cycle length and regularity after use of oral contraceptives. Int J Gynaecol Obstet 15: 55-9
18. Van-Campenhout J, Blanchet P, Beauregard H, Papas S (1977) Amenorrhea following the use of oral contraceptives. Fertil Steril 28: 728-32
19. Van Steinvoorn R, Bruinink C (2010) Study to evaluate thelong-term use of the NFP-DAG method in The Netherlands. Eur J Contraception Reprod Health Care. 15, Suppl 1 (Book of Abstracts XIth ESC Congress) p.154

Literatur zu Kap. 5.2

20. Arbeitsgruppe NFP (2011) Natürlich und sicher - Das Praxisbuch. Trias, Stuttgart
21. Bundesministerium für Familie und Gesundheit (1992) Stillen und Muttermilchernährung. Bundeszentrale für Gesundheitliche Aufklärung, Köln
22. Coffin CJ, Labbok MH, Belsey M (1997) Breastfeeding definitions [editorial]. Contraception 55: 323-5
23. Cooney KA, Nyirabukeye T, Labbok MH, Hoser PH, Ballard E (1996) An assessment of the nine-month lactational amenorrhea method (MAMA-9) in Rwanda. Stud FamPlann 27: 102-71

5

24. Fortrie, C (1998) Analyse der Stillzyklen für ihre Ver-
    wendung für die NFP. Med Dissertation, Universität
    Düsseldorf
25. France MM (1996) A study of the lactational ame-
    norrhoea method of family planning in New Zealand
    women. NZ Med J 109: 189-91
26. Freundl G, Frank-Herrmann P, Sottong U (1994)
    Empfängnisverhütung durch Stillen: die Lactational
    Amenorrhoea Methode (LAM). Frauenarzt 35: 1198-204
27. Freundl G (1994) Stillen ausreichender Konzeptions-
    schutz, wenn.. TW Gynäkologie 7:365-6.
28. Gross BA, Burger H (2002) Breastfeeding patterns and
    return to fertility in Australian women. Aust NZ J Obstet
    Gynaecol 42: 148-54
29. Hight LV, Labbok MH, Peterson AE, Fletcher V, von-
    Hertzen H, van-Look PF (1997) Multicenter study of the
    Lactational Amenorrhea Method (LAM): II. Acceptability,
    utility, and policy implications. Contraception 55: 337-46
30. Kennedy KI, Gross BA, Parenteau CS, Flynn AM, Brown
    JB, Visness CM (1995) Breastfeeding and the symptot-
    hermal method. Stud Fam Plann 26: 107-15
31. Kennedy KI, Rivera R, McNeilly AS (1989) Consensus sta-
    tement on the use of breastfeeding as a family planning
    method. Contraception 39: 477-96
32. Kennedy KI, Visness CM (1992) Contraceptive efficacy of
    lactational amenorrhoea. Lancet 339: 227-30
33. Labbok MH, Hight LV, Peterson AE, Fletcher V, von-
    Hertzen H, Van-Look PF (1997) Multicenter study of
    the Lactational Amenorrhea Method (LAM): I. Efficacy,
    duration, and implications for clinical application. Con-
    traception 55: 327-6.
34. Labbok MH, Perez A, Valdes V, Sevilla F, Wade K, Lauka-
    ran VH et al. (1994) The Lactational Amenorrhea Method
    (LAM): a postpartum introductory family planning
    method with policy and program implications. Adv
    Contracept 10: 93-109
35. Le Strat Y, Thalabard JC (2001) Analysis of postpartum
    lactational amenorrhoea in relation to breast-feeding:
    some methodological and practical aspects. J Biosoc Sci
    33: 529-49
36. Perez A, Labbok M, Barker D, Gray R (1988) Use-ef-
    fectiveness of the ovulation method initiated during
    postpartum breastfeeding. Contraception 38: 499-508
37. Perez A, Labbok MH, Queenan JT (1992) Clinical study
    of the lactational amenorrhoea method for family plan-
    ning. Lancet 339: 968-70
38. Peterson AE, Perez-Escamilla R, Labboka MH, Hight V,
    von Hertzen H, van Look P (2000) Multicenter study
    of the lactational amenorrhea method (LAM). III:
    effectiveness, duration, and satisfaction with reduced
    client-provider contact. Contraception 62: 221-30
39. Rötzer J (2006) Natürliche Empfängnisregelung. Herder,
    Wien
40. Sottong U, Fortrie C, Bremme M, Freundl G (1991)
    Kontrazeption in der Stillzeit: Wie werden natürliche
    Methoden akzeptiert und angewendet? Sexualmedizin
    20:244-50
41. Sottong U, Bremme M, Freundl G (1992) Lactationalame-
    norrhoea and lactational anovulation in 109 breastfee-
    ding women. Adv Contracept 8: 269-70
42. Sottong U, Fortrie C, Bremme M, Freundl G (1991)
    Akzeptanz und Praktibilität von NFP in der Stillzeit. Arch
    Gynäkol 250: 993-4
43. Tay CC, Glasier AF, McNeilly AS (1996) Twenty-four hour
    patterns of prolactin secretion during lactation and the
    relationship to suckling and the resumption of fertility
    in breast-feeding women. Hum Reprod 11: 950-5

Zyklusbeispiele aus dem Alltag

In diesem Kapitel werden einige Zyklusbeispiele aus dem Alltag von NFP-Anwenderinnen dargestellt (◨ Abb. 6.1 bis ◨ Abb. 6.10). Um dem Leser die Möglichkeit zu geben, Anfang und Ende der fruchtbaren Zeit anhand der Methodenregeln selbst zu bestimmen, werden die Zyklen zunächst ohne und dann mit Auswertung dargestellt.

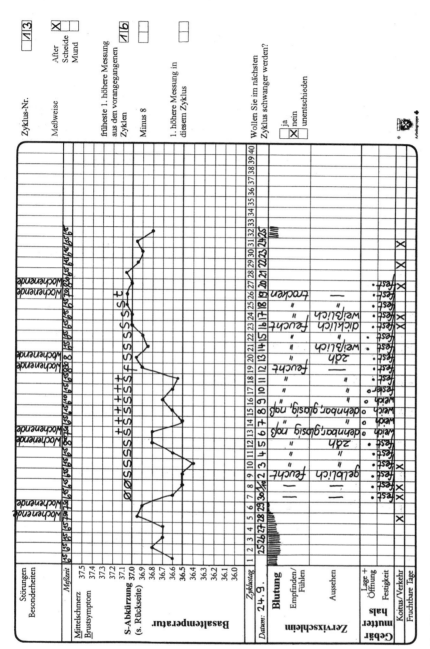

Abb. 6.1 Das »Wochenendsyndrom« einer 29-jährigen Büroangestellten, keine Kinder, derzeit kein Kinderwunsch

Kommentar

Da die Frau bereits 13 Temperaturzyklen aufgezeichnet hat, kann sie am Zyklusanfang nach der Minus-8-Regel vorgehen. In doppelter Kontrolle mit dem Schleimsymptom sind die ersten 8 Zyklustage unfruchtbar. Bei dieser Frau kommt es zu erhöhten Messwerten am Wochenende (späteres Aufstehen, verbunden mit z. B. spätem Zubettgehen, Ausgehen). Deshalb müssen die entsprechenden Werte ausgeklammert werden. Es ist nicht auszuschließen, dass der Temperaturanstieg bereits am 19. Zyklustag stattgefunden hat. Dennoch darf er an diesem Tag noch nicht ausgewertet werden. Die postovulatorisch unfruchtbare Zeit beginnt in doppelter Kontrolle von Zervixschleim und Temperatur am Abend des 23. Zyklustages. Häufig wirken sich Störungen in der Hochlage weniger deutlich aus als in der Tieflage (z. B. Wochenende am 26. und 27. Zyklustag).

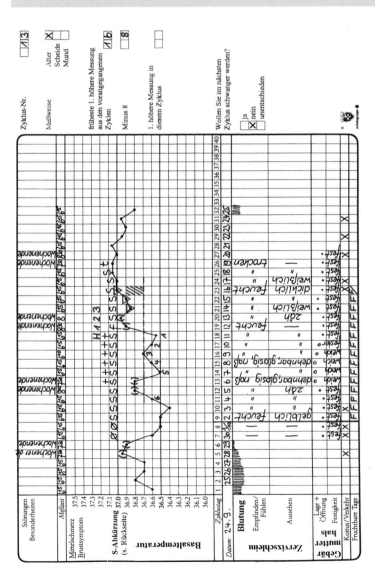

Abb. 6.1 Fortsetzung

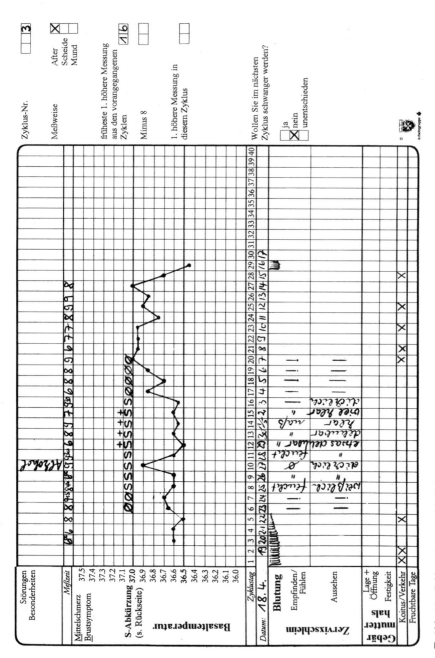

Abb. 6.2 Zyklus mit unterschiedlichen Messzeiten einer 23-jährigen Studentin im 3. Lernzyklus nach Absetzen der Pille, kein Kind, kein Kinderwunsch

Kommentar

Nach der 5-Tage-Regel sind die ersten 5 Zyklustage unfruchtbar. Die Studentin hat sehr unterschiedliche Aufwach- und Messzeiten, die sie in der entsprechenden Spalte notiert. Es zeigt sich, dass sich bei ihr unterschiedliche Messzeiten nicht störend auf den Temperaturverlauf auswirken, wohl aber der Genuss von »Alkohol«. Die postovulatorisch unfruchtbare Phase beginnt am Abend des 19. Zyklustages.

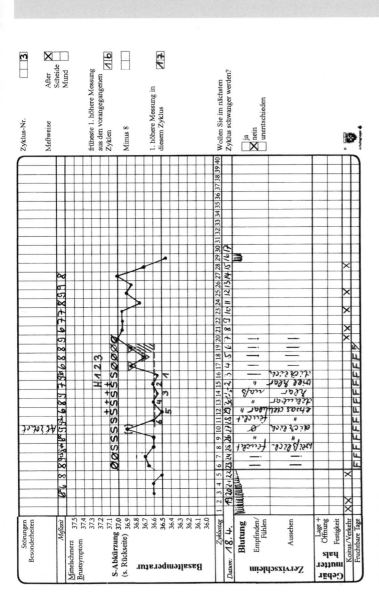

Abb. 6.2 Fortsetzung

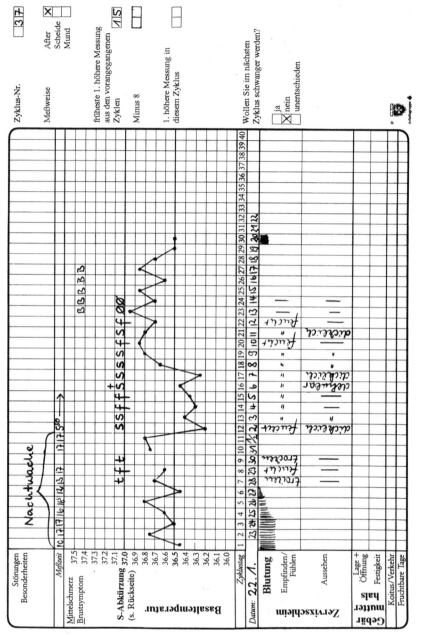

○ **Abb. 6.3** **a**. Zyklus bei Schichtarbeit einer 24-jährigen Krankenschwester mit unregelmäßigem Nachtschichtrhythmus, kein Kind, kein Kinderwunsch, NFP seit 3 Jahren.

Kommentar

Während der Nachtschichtphase misst die Frau ihre Temperatur, wenn sie am Nachmittag aufwacht, was zu erhöhten Temperaturwerten führt. Die Nachtschicht in ▣ Abb. 6.3a fällt auf den Zyklusanfang und beeinträchtigt die Auswertung von Anfang und Ende der fruchtbaren Zeit in diesem Zyklus nicht. Nach der Minus-8-Regel in doppelter Kontrolle mit dem ersten Schleimsymptom sind die ersten 7 Zyklustage unfruchtbar. Die postovulatorisch unfruchtbare Phase beginnt am Abend des 20. Zyklustages.

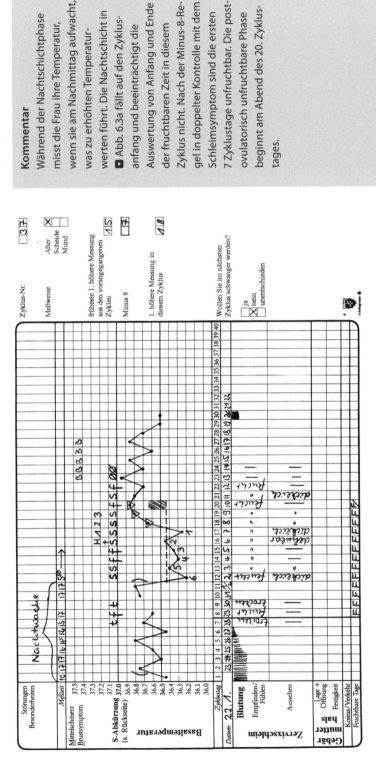

▣ Abb. 6.3 Fortsetzung

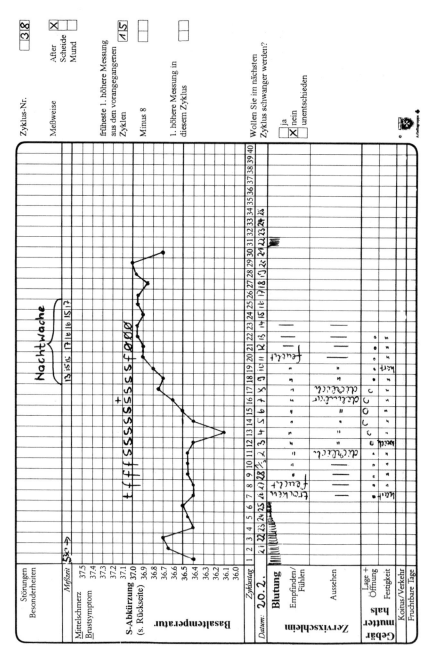

■ **Abb. 6.3** b. Zyklus bei Schichtarbeit einer 24-jährigen Krankenschwester mit unregelmäßigem Nachtschichtrhythmus, kein Kind, kein Kinderwunsch, NFP seit 3 Jahren.

Kommentar

In ◘ Abb. 6.3b fällt die Nachtwache in die postovulatorisch unfruchtbare Phase und beeinträchtigt die NFP-Anwendung nicht. Die fruchtbare Phase beginnt am 8. Zyklustag und endet am Abend des 19. Zyklustages (Zervixschleimauswertung nach Temperatur).

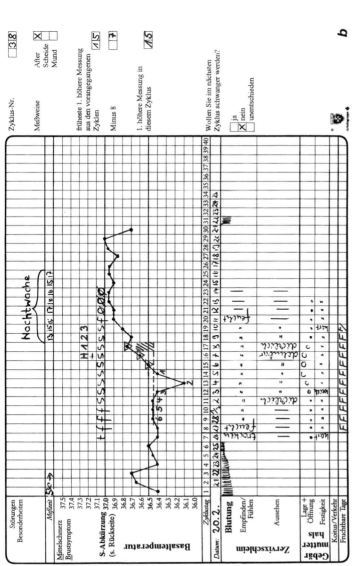

◘ Abb. 6.3   Fortsetzung

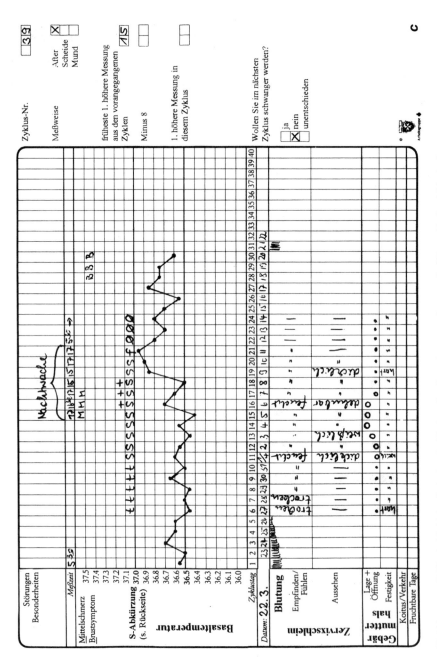

Abb. 6.3 c. Zyklus bei Schichtarbeit einer 24-jährigen Krankenschwester mit unregelmäßigem Nachtschichtrhythmus, kein Kind, kein Kinderwunsch, NFP seit 3 Jahren.

Kommentar

In ◘ Abb. 6.3c fällt die Nachtwache in die periovulatorische Phase. Während der Zervixschleim als Standbein der doppelten Kontrolle vom Schichtdienst nicht beeinflusst wird und problemlos ausgewertet werden kann, beeinträchtigt die Schichtarbeit in diesem Zyklus die Auswertung der Basaltemperatur. Je nach Erfahrung und Sicherheitsbedürfnis kann die Temperatur auf zweierlei Weise ausgewertet werden: Da der Temperaturanstieg innerhalb der Nachtschichtphase erkennbar ist, kann die Auswertung wie in ◘ Abb. 6.3c/α erfolgen.

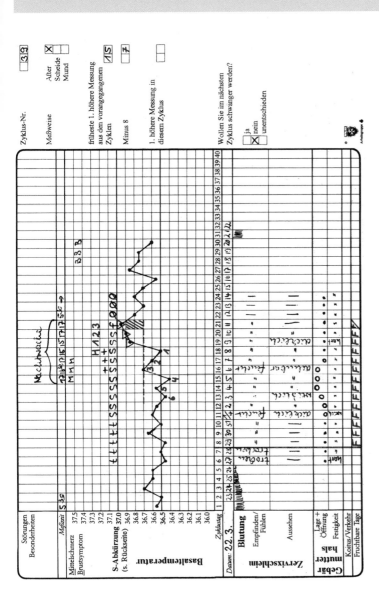

◘ Abb. 6.3 Fortsetzung

Zyklus-Nr. [39]

Meßweise   After [X]   Scheide [ ]   Mund [ ]

früheste 1. höhere Messung aus den vorangegangenen Zyklen [15]

Minus 8 [7]

1. höhere Messung in diesem Zyklus [ ]

Wollen Sie im nächsten Zyklus schwanger werden?
ja [ ] nein [X] unentschieden

Kommentar

Will die Frau ganz sicher gehen und hat noch wenig Erfahrung mit der Reaktionsweise ihres Temperaturverlaufs, so wird sie die gesamte Phase der Nachtwache als Störung ausklammern und unter Inkaufnahme einer Verlängerung der fruchtbaren Phase die Kurve wie in ◨ Abb. 6.3c/β dargestellt auswerten.

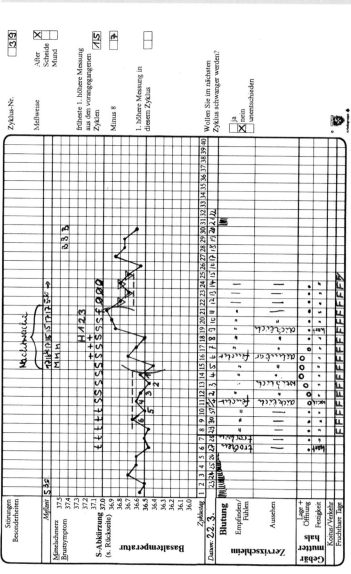

◨ Abb. 6.3   Fortsetzung

sensi*PLAN* ©

Zyklus-Nr:

Messweise
After
Scheide
Mund

Früheste 1. höhere
Messung aus den
vorangegangenen
Zyklen

minus 8

1. höhere Messung
in diesem Zyklus

Wollen Sie im
nächsten Zyklus
schwanger werden?

ja

nein

unentschieden

✳ **Malteser**
...weil Nähe zählt.

Besonderheiten																																								
Störungen																																								
Messzeit																																								
Mittelschmerz 37,5																																								
Brustsymptom 37,4																																								
37,3																																								
37,2																																								
37,1																																								
S-Abkürzung 37,0																																								
36,9																																								
36,8																																								
36,7																																								
36,6																																								
36,5																																								
36,4																																								
36,3																																								
36,2																																								
36,1																																								
Basaltemperatur 36,0																																								
Zyklustag	1	2	3	4	5	6	7	8	9	10	11	12	13	14	15	16	17	18	19	20	21	22	23	24	25	26	27	28	29	30	31	32	33	34	35	36	37	38	39	40
Datum:																																								
Blutung																																								
Empfinden/ Fühlen																																								
Aussehen																																								
Lage + Öffnung																																								
Festigkeit																																								
Verkehr																																								
Fruchtbare Tage																																								

Zervixschleim

Gebärmutter-hals

Arbeitsgruppe NFP ©

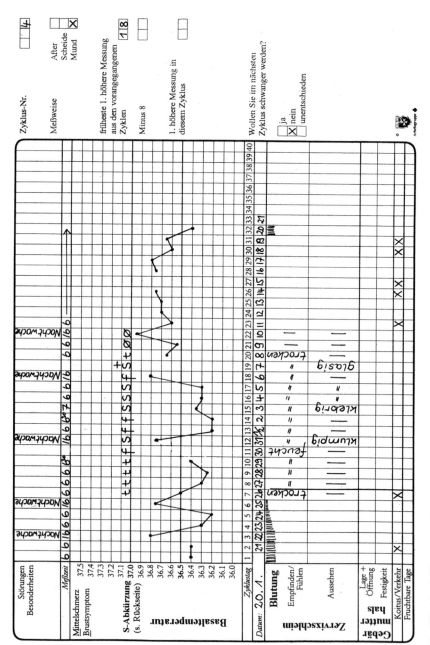

Abb. 6.4 Zyklus mit einzelnen Nachtdiensten einer 30-jährigen Hebamme, 1 Kind, kein Kinderwunsch, unbeabsichtigte Schwangerschaft mit Spirale

Kommentar

Da ein Menstruationskalender vorliegt, kann die NFP-Anfängerin (4. Zyklus) in ▣ Abb. 6.4 am Zyklusanfang – über die ersten 5 Tage hinaus – weitere unfruchtbare Tage annehmen. Nach der Minus-20-Regel sind bei ihr die ersten 7 Tage unfruchtbar, vorausgesetzt, es tritt vorher kein Zervixschleim auf. Die Hebamme hat einzelne Nachtdienste und misst in diesem Fall am Nachmittag, was zu einer Temperaturzacke führt. Wenn diese Störungen ausgeklammert werden, ist die Temperatur eindeutig auswertbar. Das Schleimsymptom wird durch den Nachtdienst nicht gestört. Die postovulatorisch unfruchtbare Phase beginnt am Abend des 23. Zyklustages.

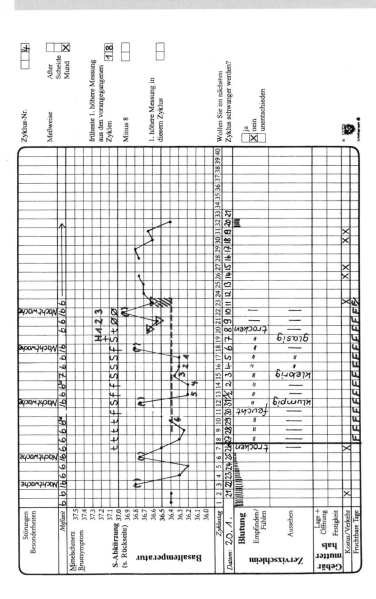

▣ **Abb. 6.4** Fortsetzung

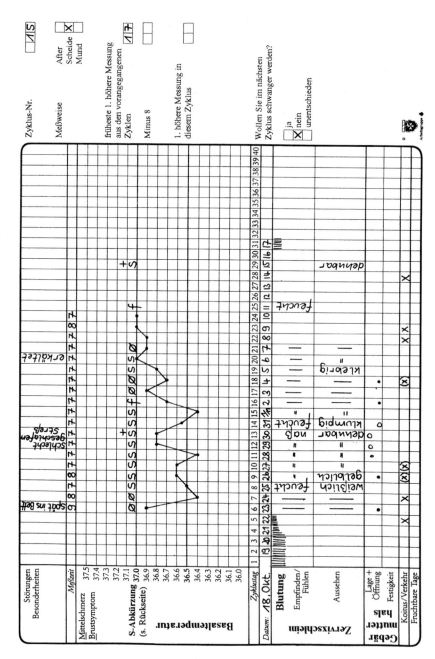

○ **Abb. 6.5**   Verkürzung der unfruchtbaren Phase am Zyklusanfang einer 26-jährigen, berufstätigen Frau, keine Kinder, kein Kinderwunsch

Kommentar

In ■ Abb. 6.5 wären nach der Minus-8-Regel die ersten 9 Zyklustage unfruchtbar, das Zervixschleimsymptom beginnt jedoch bereits am 8. Zyklustag, sodass von da an Fruchtbarkeit angenommen werden muss. Die erhöhten Temperaturwerte am 6., 12. und 13. Zyklustag sind auf Störungen zurückzuführen (späte Messzeit, spätes Zubettgehen, schlecht geschlafen, Stress) und werden ausgeklammert. Die unfruchtbare Phase endet am Abend des 19. Zyklustages (1. Temperaturausnahmeregel: Temperaturauswertung später als Schleimauswertung).

In diesem Zyklus kommt es erstmals zu einer Vorverlagerung der ersten höheren Messung vom 17. auf den 16. Zyklustag, d. h. ab dem nächsten Zyklus können nach der Minus-8-Regel nur noch 8 unfruchtbare Tage am Zyklusanfang angenommen werden. Die Zervixbeobachtung der Frau korreliert gut mit dem Zervixschleimmuster. In der fruchtbaren Phase hat mehrmals geschützter Verkehr (x) stattgefunden, die hochfruchtbare Phase wurde jedoch ausgespart.

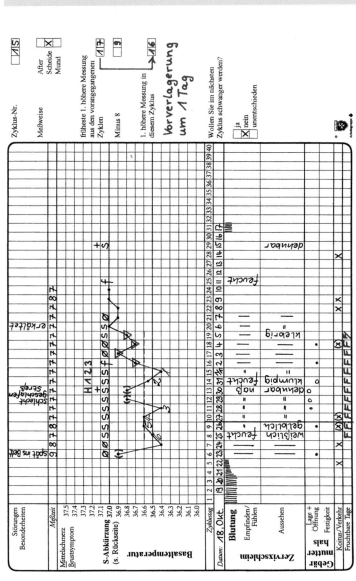

■ Abb. 6.5 Fortsetzung

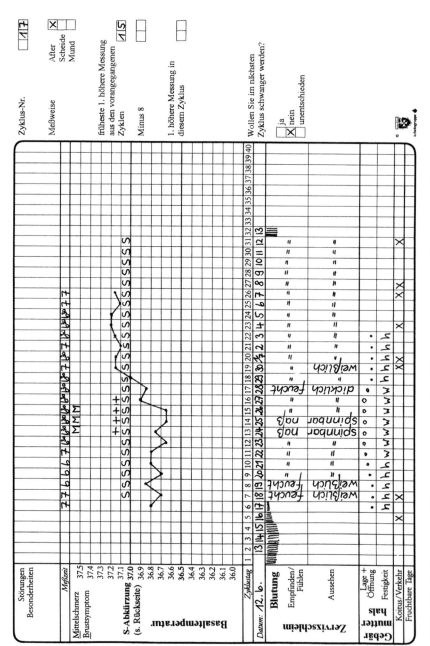

Zyklus-Nr. □□□7

Meßweise   After □
           Scheide ⊠
           Mund   □□

früheste 1. höhere Messung
aus den vorangegangenen
Zyklen   □15

Minus 8

1. höhere Messung in
diesem Zyklus

Wollen Sie im nächsten
Zyklus schwanger werden?
ja □
nein ⊠
unentschieden □

Abb. 6.6 Gestörte Zervixschleimbeobachtung durch chronischen Ausfluss bei einer 26-jährigen Angestellten, verheiratet, keine Kinder, kein Kinderwunsch

Kommentar

Die in ◘ Abb. 6.6 dargestellte Frau hat ständig Ausfluss. Es ist ihr nicht möglich, »trocken« zu empfinden, da der Ausfluss unmittelbar nach der Blutung beginnt und auch in der postovulatorischen Phase bis zur nächsten Menstruation andauert. Sie bestimmt die unfruchtbare Zeit am Zyklusanfang in doppelter Kontrolle von Minus-8-Regel (Fruchtbarkeitsbeginn am 8. Tag) und Zervixautopalpation (am 9. Tag). Trotz Ausfluss ist es ihr möglich, spinnbaren Schleim (S+) zu unterscheiden und einen Höhepunkt zu bestimmen, sodass sie den Beginn der postovulatorisch unfruchtbaren Phase in doppelter Kontrolle von Basaltemperatur und Zervixschleim bestimmen kann (Abend des 19. Zyklustages).

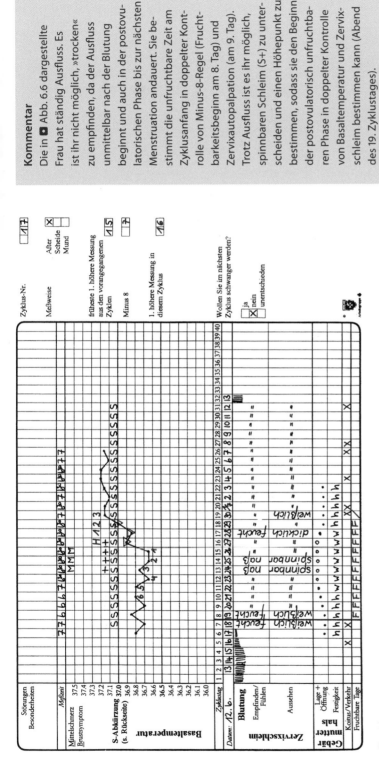

◘ Abb. 6.6   Fortsetzung

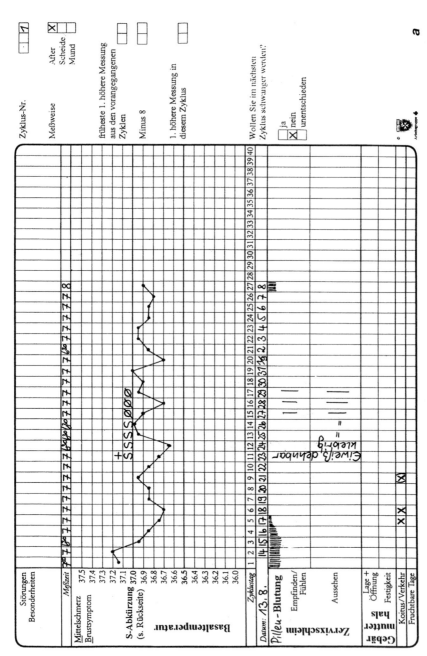

☐ Abb. 6.7   a. Zyklus einer 33-jährigen Frau (2 Kinder, kein Kinderwunsch), die nach 5-jähriger Einnahme die Pille absetzt und NFP erlernt.

Kommentar

Nach Absetzen der Pille gelten in
▯ Abb. 6.7a die ersten 5 Zyklustage als unfruchtbar. Danach muss bis zur postovulatorischen Auswertung in doppelter Kontrolle Fruchtbarkeit angenommen werden. Nach monophasischem Temperaturverlauf und kurzer Schleimphase folgt am 27. Zyklustag eine periodenstarke Blutung.

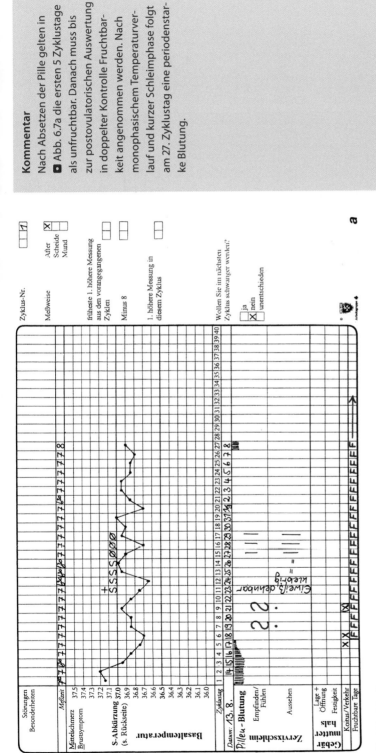

a

▯ **Abb. 6.7** Fortsetzung

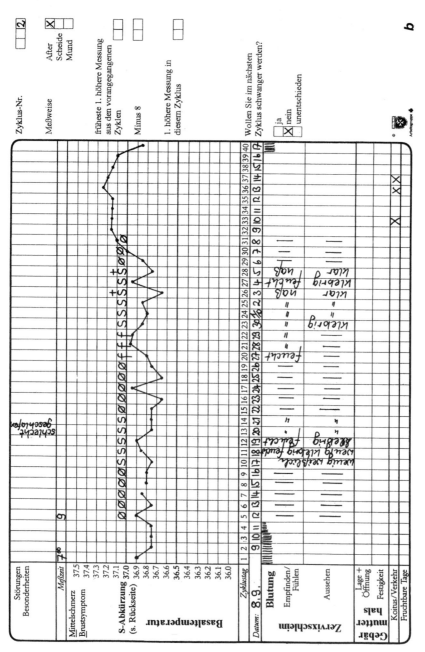

● **Abb. 6.7** b. Zyklus einer 33-jährigen Frau (2 Kinder, kein Kinderwunsch), die nach 5-jähriger Einnahme die Pille absetzt und NFP erlernt.

Kommentar

Im Folgezyklus in ◘ Abb. 6.7b setzt sich die Follikelreifungsstörung fort. Die erste Ovulation findet wahrscheinlich um den 29. Zyklustag statt. Die erste Hochlage ist mit 10 Tagen grenzwertig normal. Nach einem unregelmäßigen Zervixschleimmuster (mehrere Höhepunkte) tritt periovulatorisch Schleim von guter Qualität (S+) auf. Die postovulatorisch unfruchtbare Zeit beginnt am Abend des 33. Zyklustages, da bei der ersten Temperaturauswertung nach Absetzen der Pille aus Sicherheitsgründen noch eine zusätzliche höhere Temperaturmessung abgewartet werden muss.

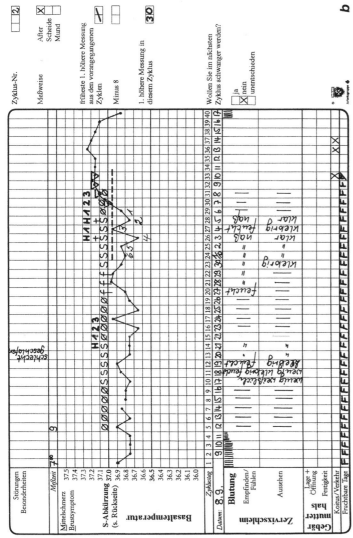

◘ Abb. 6.7   Fortsetzung

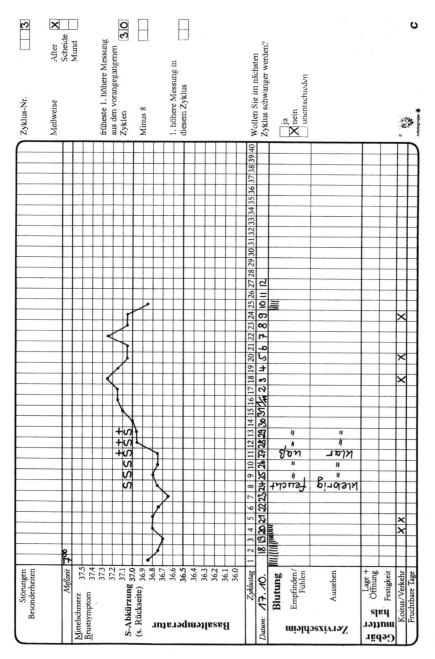

● **Abb. 6.7**   c. Zyklus einer 33-jährigen Frau (2 Kinder, kein Kinderwunsch), die nach 5-jähriger Einnahme die Pille absetzt und NFP erlernt.

Kommentar

Im 3. Zyklus nach Absetzen der Pille hat sich die Zyklussituation normalisiert (■ Abb. 6.7c). Auf eine relativ kurze präovulatorische Phase von 11 Tagen folgt eine »normale« Lutealphase von 13 Tagen. Nach der 5-Tage-Regel sind die ersten 5 Tage unfruchtbar. In doppelter Kontrolle mit dem Schleimsymptom beginnt die postovulatorisch unfruchtbare Phase am Abend des 16. Zyklustages. Die früheste erste höhere Messung ist in diesem Zyklus am 12. Zyklustag. Hier »sticht« die Minus-8-Regel die ersten 5 Tage und wird ab sofort angewandt, auch wenn noch keine 12 Zyklen vorliegen (12−8=4). Mit Beginn des nächsten Zyklus sind nur noch die ersten 4 Tage unfruchtbar.

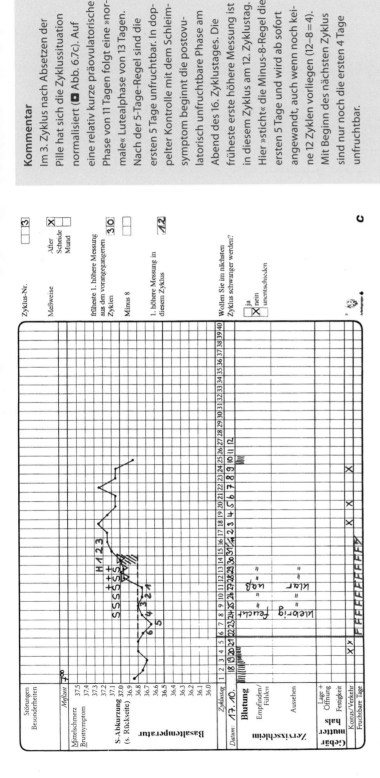

■ Abb. 6.7 Fortsetzung

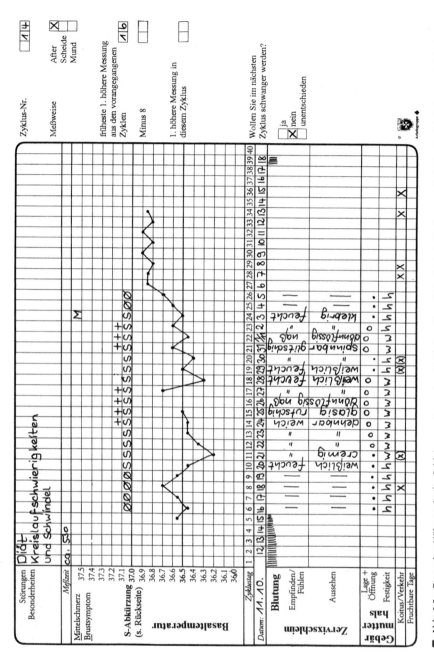

Abb. 6.8 Doppelter Höhepunkt des Schleimsymptoms einer 31-jährigen Frau (3 Kinder, kein Kinderwunsch, NFP seit 1 Jahr), die eine Schlankheitskur macht

Kommentar

In ◘ Abb. 6.8 sind in doppelter Kontrolle von Schleimsymptom und Minus-8-Regel die ersten 8 Zyklustage unfruchtbar. Anschließend folgt ein längeres Zervixschleimmuster mit einem 1. Höhepunkt am 17. Zyklustag und einem 2. Höhepunkt am 23. Zyklustag, auf den dann der Temperaturanstieg folgt. Es handelt sich um eine Follikelreifungsstörung mit verlängerter präovulatorischer Phase und einem doppelten Höhepunkt des Schleimsymptoms, möglicherweise verursacht durch die Stresssituation der Schlankheitskur. Auch die Zervix reagiert hier auf die Östrogenschwankungen. Nach der alleinigen Zervixschleimauswertung wäre die fruchtbare Zeit mit dem 20. Zyklustag beendet. Durch die zusätzliche Kontrolle mit der Basaltemperatur wird diese Fehlinterpretation verhindert. Die postovulatorisch unfruchtbare Phase beginnt am Abend des 28. Zyklustages.

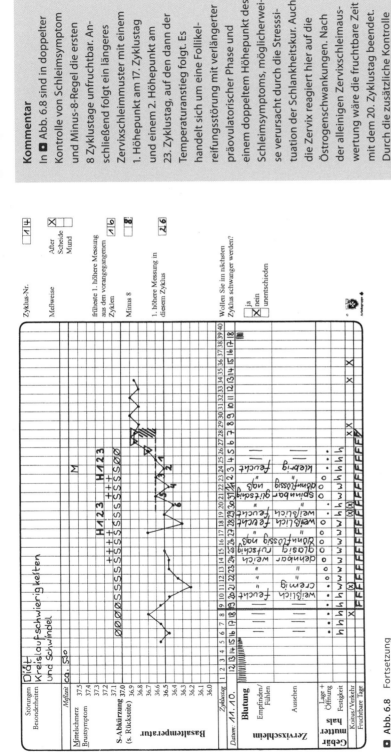

◘ **Abb. 6.8** Fortsetzung

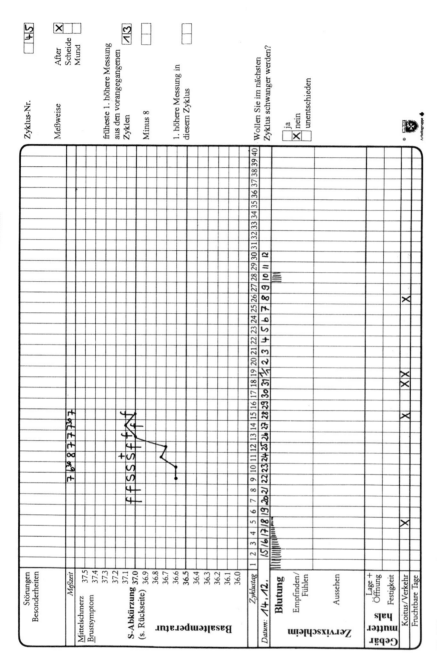

□ **Abb. 6.9** Vereinfachte Zyklusaufzeichnung einer 28-jährigen Frau mit NFP-Erfahrung seit 45 Zyklen (1 Kind, derzeit kein Kinderwunsch)

Kommentar

In ◘ Abb. 6.9 beginnt die Frau zu messen, wenn sie erstmals Zervixschleim sieht. Da sie »ihr Temperaturniveau« kennt, verzichtet sie auf die periovulatorisch vollständige Temperaturmessung. Das Schleimsymptom wird nur noch mit den Abkürzungen eingetragen. In doppelter Kontrolle von Schleimsymptom und Temperatur wird das Ende der fruchtbaren Zeit sicher bestimmt. Die unfruchtbare Zeit beginnt am Abend des 15. Zyklustags. Nach der Minus-8-Regel (früheste erste höhere Messung am 13. Zyklustag) sind die ersten 5 Zyklustage unfruchtbar. Zervixschleim wird erst ab dem 7. Zyklustag beobachtet.

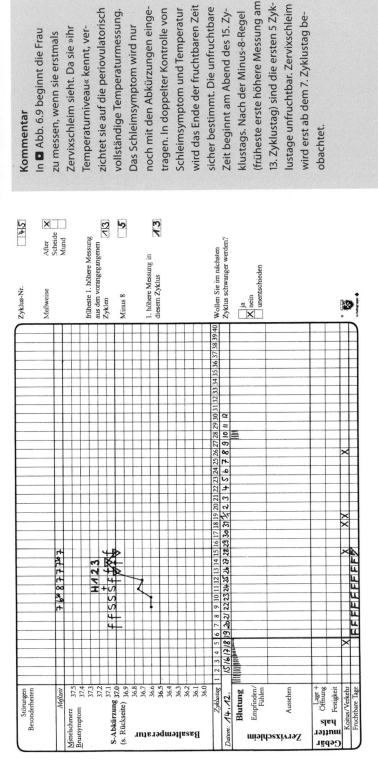

◘ Abb. 6.9 Fortsetzung

6

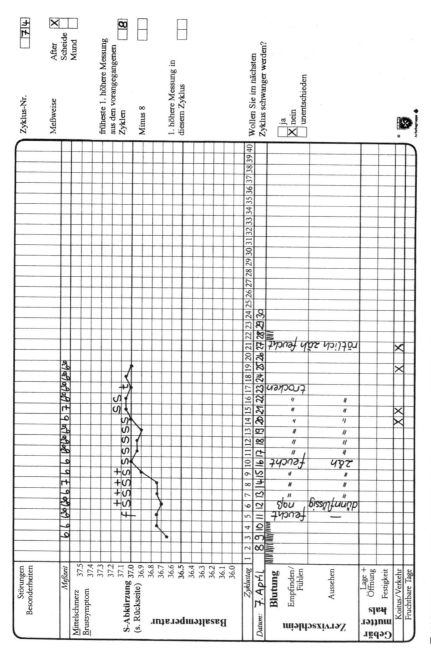

◘ Abb. 6.10   Kurzer Zyklus mit früher Ovulation bei einer 43-jährigen Frau mit NFP-Erfahrung seit 6 Jahren (2 Kinder, abgeschlossene Familienplanung)

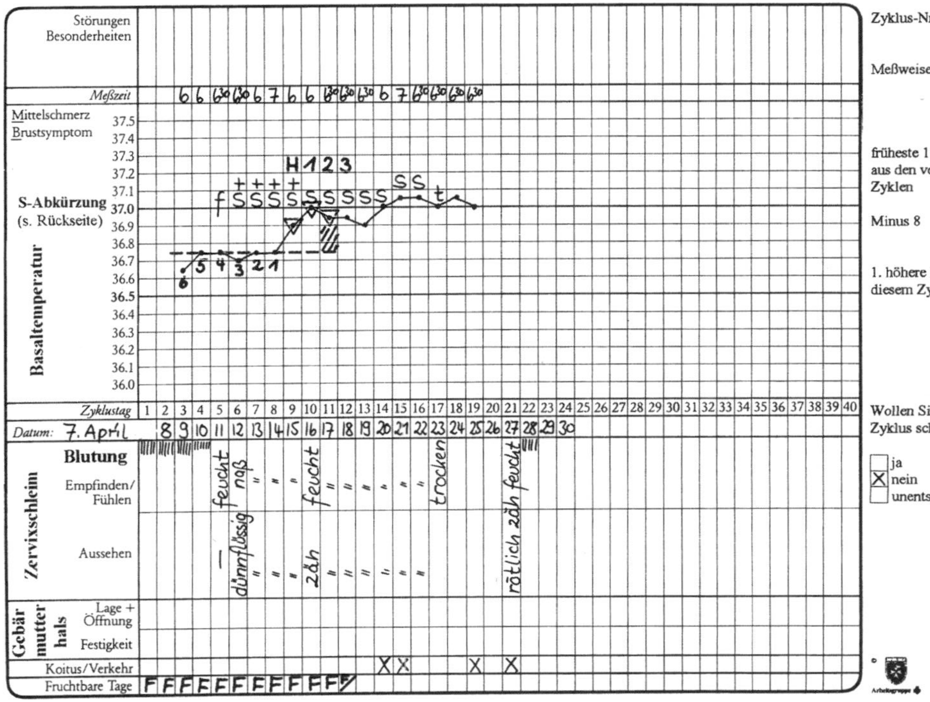

Kommentar

In ■ Abb. 6.10 kommt es nur während der sicher unfruchtbaren Phase nach der Ovulation zu Verkehr, da diese NFP-Anwenderin zu den Frauen mit altersbedingter Verkürzung der Follikelphase gehört. Sie hat bereits häufiger Temperaturanstiege zwischen dem 8. und 11. Zyklustag erlebt. Die postovulatorisch unfruchtbare Zeit beginnt am Abend des 12. Zyklustages. In diesem Fall ist das Schleimsymptom später ausgewertet als die Temperatur. Obwohl der Zyklus nur 21 Tage dauert, ist die Lutealphase mit 13 Tagen ausreichend lang.

■ Abb. 6.10 Fortsetzung

Wie korrelieren die Zeichen der Fruchtbarkeit zur Ovulation und untereinander?

Durch Ultraschalltechnik und Hormondiagnostik ist in der ärztlichen Praxis ein Zyklusmonitoring möglich geworden, das detaillierte, präzise, kurzfristige und objektive Informationen über die hormonellen Veränderungen im Zyklus und die Ovulationsvorgänge liefert. Demgegenüber steht die NFP-Methode mit einer subjektiven und geradezu primitiv anmutenden Selbstbeobachtung durch die Frau. Sie nimmt für sich in Anspruch, die hochfruchtbare Zeit ebenfalls, aber auf viel einfachere und kostengünstige Art und Weise ausreichend präzise zu erfassen. Aus wissenschaftlicher Sicht sind Vorbehalte und Bedenken gegen diese Vorgehensweise durchaus verständlich. Nur wenn eine enge zeitliche Korrelation zwischen den subjektiv beobachteten Symptomen und der objektiven Ovulation besteht, kann diese Methode sowohl bei Kinderwunsch als auch zur Vermeidung einer Empfängnis eingesetzt werden. Der wissenschaftlichen Überprüfung dieses Zusammenhangs wurde deshalb in den letzten 25 Jahren großes Interesse entgegengebracht.

7.1 Höhepunkt des Schleimsymptoms und Ovulation

Stimmt die Selbstbeobachtung des Zervixschleims mit den physiologischen Messwerten überein? Dieser Frage wurde in einer Reihe von internationalen Studien nachgegangen, in denen die zeitliche Korrelation zwischen dem von der Frau beobachteten Höhepunkt des Schleimsymptoms (peak day) und der Ovulation untersucht wurde. Um die Ergebnisse vergleichen zu können, müssen die international unterschiedlichen Definitionen des Ovulationstages berücksichtigt werden. Einige Untersuchungsergebnisse sind in ◘ Abb. 7.1 zusammengestellt [1–5, 9, 11, 13, 15, 19] In der deutschen Korrelationsstudie von Gnoth et al. mit 62 Zyklen von 49 Frauen lag die Ovulation in 82 % der Fälle im Zeitraum von ±1 Tag um den Höhepunkt des Schleimsymptoms, im Mittel 0,11 Tage nach dem Höhepunkt [15].

Bei den 70 Zyklen einer italienischen Untersuchung von Barbato und Pravettoni wurde der Höhepunkt des Schleimsymptoms von den Frauen in fast der Hälfte der Fälle am Ovulationstag ins Zyklusblatt eingetragen. Bei den übrigen reichte die Streubreite der Ovulation von 3 Tagen vor dem Höhepunkt bis 2 Tage danach [2]. Eine jüngere 8-Center-Studie von Ecochard et al. bestätigt die gute Übereinstimmung: Der Höhepunkt des Schleimsymptoms lag in 3 von 4 Zyklen ±1 Tag zum ultrasonographischen Ovulationstag (n=215) [9].

Auch bei Alliende et al. lag der Höhepunkt des Schleimsymptoms in 75 % der Zyklen ±1 Tag um den Ovulationstag, in einem Drittel der Fälle stimmte er genau mit dem Ovulationstag überein (n=29) [1]. Bei Cortesi et al. war die Übereinstimmung noch größer: In 31 von 32 Zyklen lag der Höhepunkt des Schleimsymptoms ±1 Tag zum hormonell bestimmten Ovulationstag [8, 10, 18]. In einer Untersuchung der Weltgesundheitsorganisation (WHO) mit 58 Zyklen lag der von der Frau festgestellte Höhepunkt des Schleimsymptoms durchschnittlich 0,3 Tage nach dem LH-Höhepunkt (Standardabweichung 2,2 Tage) [28].

Zusammenfassung

Die Ergebnisse sprechen für die erstaunlich gute Selbstbeobachtung der Frau und machen deutlich, dass der Höhepunkt des Schleimsymptoms ein hervorragender und faszinierend einfacher Indikator für das Fertilitätsoptimum ist. Die Frau selbst ist in der Lage, bei Kinderwunsch ihre hochfruchtbare Zeit prospektiv einzugrenzen.

Was die Empfängnisverhütung angeht, so zeigen die Ergebnisse für die Bestimmung des Endes der fruchtbaren Zeit ebenfalls eine meist ausreichende Korrelation. Um jedoch dem bei uns geforderten hohen Sicherheitsstandard gerecht zu werden, wird bei der Sensiplan-Methode die Zervixschleimbeobachtung nie allein zur Bestimmung der postovulatorisch unfruchtbaren Zeit herangezogen, sondern immer zusätzlich mit der Basaltemperatur in einer sog. doppelten Kontrolle abgesichert.

7.2 Basaltemperaturanstieg und Ovulation

Zur Beurteilung einer Temperaturkurve wird ärztlicherseits leider noch häufig nach einem Tiefpunkt unmittelbar vor dem Temperaturanstieg als Indiz

Untersuchung	Ovulationstag (Definition)	Abstand der Ovulation vom Höhepunkt des Schleimsymptoms	Mittelwert
Billings et al. (1972) 22 Zyklen, Australien [3]	Tag nach dem LH-Gipfel		+0,9
Hilgers et al. (1978) 64 Zyklen, USA [19]	ETO (estimated time of ovulation = Mittelwert der Zeitpunkte, an denen die Progesteronkonzentration von 1 ng/ml auf 2,3 ng/ml angestiegen ist)		−0,3
Brown et al. (1981) 19 Zyklen, Australien [4]	Tag des LH-Gipfels		−0,6
Flynn u. Lynch (1976) 29 Zyklen, England [11]	Tag des LH-Gipfels		+0,5
Freundl et al. (1984) 19 Zyklen, Deutschland [13]	Ultrasonographisch der Tag des größten Follikeldurchmessers		+0,6
Gnoth et al. (1996) 62 Zyklen, Deutschland [15]	Tag nach LH-Gipfel u. 12 h nach größtem Follikeldurchmesser		+0,11
Barbato u. Pravettoni (1988) 70 Zyklen, Italien [2]	12 h nach größtem Follikeldurchmesser		

☐ **Abb. 7.1** Wie korreliert die Ovulation zum selbstbeobachteten Höhepunkt des Schleimsymptoms (H)?

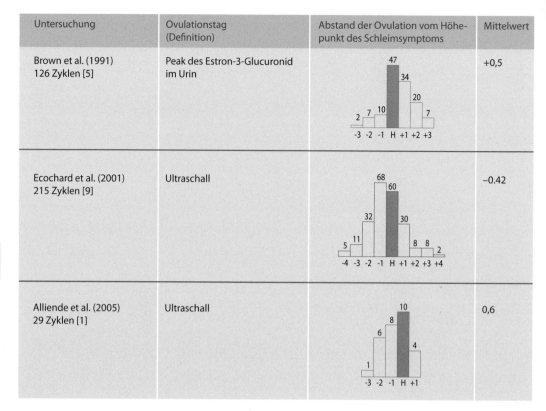

Untersuchung	Ovulationstag (Definition)	Abstand der Ovulation vom Höhepunkt des Schleimsymptoms	Mittelwert
Brown et al. (1991) 126 Zyklen [5]	Peak des Estron-3-Glucuronid im Urin		+0,5
Ecochard et al. (2001) 215 Zyklen [9]	Ultraschall		−0.42
Alliende et al. (2005) 29 Zyklen [1]	Ultraschall		0,6

◘ **Abb. 7.1** Fortsetzung

für den Ovulationszeitpunkt gesucht. Dabei sind zufällige Zacken nach unten – auch als Dip oder Nadir bezeichnet – nicht per se identisch mit dem Ovulationstag und weisen, falls überhaupt vorhanden, eine weite Streuung auf [16]. Die präovulatorisch durchaus häufiger zu beobachtenden tieferen Werte kommen vermutlich lediglich durch einen leicht temperaturdepressiven Effekt der periovulatorisch hohen Östrogenspiegel zustande.

Es ist nicht möglich, den Eisprung anhand der Temperaturkurve auf einen bestimmten Tag festzulegen, da der Wechsel vom tieferen zum höheren Niveau mitunter einige Tage dauert und der Eisprung selbst eine gewisse Schwankungsbreite rund um den Temperaturanstieg aufweist.

■ **Ovulationszeitpunkt und Temperaturkurve**
In der Untersuchung von Gnoth et al. fand der Eisprung in 53 % der Fälle 1 oder 2 Tage vor dem Temperaturanstieg statt, in weiteren 27 % am Tag der ersten höheren Messung selbst (◘ Abb. 7.2)

[15]. Barbato und Pravettoni bestätigten diese Schwankungsbreite mit 84 % der Ovulationen in diesem Zeitraum. In beiden Untersuchungen fanden sich auch noch einige Ovulationen am Tag der 2. höheren Temperaturmessung [14, 21–23].

Da uns die Definitionen des Temperaturanstiegs ungeeignet erscheinen, haben wir 2 jüngere Arbeiten nicht mit einbezogen [9, 17]. Bei Guida lassen – trotz hervorragender Ergebnisse zur Zervixschleimkorrelation – auch weitere Mängel, wie z. B. die Fehlberechnung des Pearl-Index, an der Aussagekraft seiner Studie zweifeln.

Zusammenfassung

In den meisten Fällen liegt der Eisprung 1–2 Tage vor dem Temperaturanstieg oder am Tag des Temperaturanstiegs selbst, in seltenen Fällen bereits 3–4 Tage vorher oder am Tag der 2. höheren Messung. Die Gültigkeit der Temperaturauswertungsregel, wonach – unter Berücksichtigung der Lebenszeit der Eizelle – 3 höhere Messungen bis zum

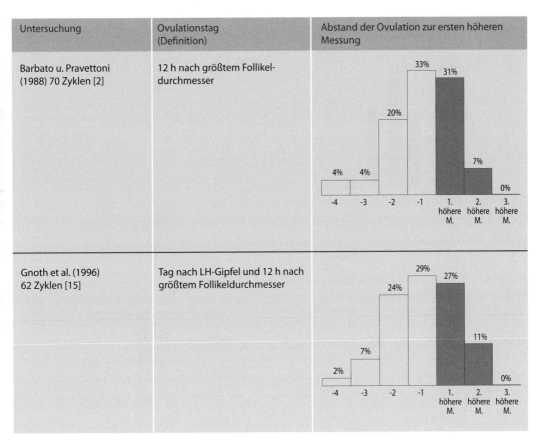

Abb. 7.2 Wo liegt die Ovulation auf der Basaltemperaturkurve?

Beginn der postovulatorisch unfruchtbaren Zeit abzuwarten sind, wird durch diese Korrelationsstudien voll bestätigt.

7.3 Ovulationstag durch Selbstbeobachtung im Vergleich zur objektiven Ovulation

Aus der Zusammenschau von Zervixschleimhöhepunkt und Temperaturanstieg kann ein »**Ovulationstag durch Selbstbeobachtung**« festgelegt werden, der noch enger als die Einzelparameter mit der objektiven Ovulation korreliert. Dabei wird folgendermaßen vorgegangen: Wenn der Schleimhöhepunkt 1 oder 2 Tage vor der ersten höheren Messung liegt, wird als »Ovulationstag durch Selbstbeobachtung« der Tag vor der ersten höheren Messung angenommen. Bei einem lang-

samen Temperaturanstieg wird zum Schleimhöhepunkt hin korrigiert bzw. umgekehrt, bei späterem Schleimhöhepunkt zur ersten höheren Messung hin.

In der Untersuchung von Gnoth et al. stimmte in 89 % der Zyklen der »Ovulationstag durch Selbstbeobachtung« auf ±1 Tag genau mit der objektiven Ovulation überein (▪ Abb. 7.3). Dies spricht für die Validität der Selbstbeobachtung und die Auswertregeln der Sensiplan-Methode.

Besonders hervorzuheben ist die Tatsache, dass es keinen Fall gab, in dem die »objektive Ovulation« nicht auch durch die selbstbeobachteten Parameter angezeigt worden wäre. Ebenso gab es umgekehrt keinen Zyklus, in dem ein durch Selbstbeobachtung festgestellter Eisprung nicht auch objektiviert werden konnte. Dies trifft auf alle bisher durchgeführten Korrelationsstudien zu.

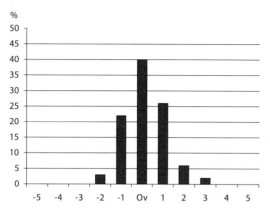

◘ Abb. 7.3 Lage der selbstbeobachteten zur objektiven Ovulation (*Ov*) in Tagen [15]

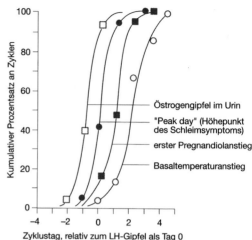

◘ Abb. 7.4 Korrelation von Östrogengipfel, Zervixschleimhöhepunkt, erstem Pregnandiolanstieg und Basaltemperaturanstieg in 23 Zyklen. Kumulativer Prozentsatz an Zyklen, in denen diese Ereignisse aufgetreten sind, relativ zum Tag des LH-Gipfels als Tag 0 [4]

In einer amerikanischen Korrelationsstudie von Sievert et. al. gelang es Frauen mit NFP-Erfahrung sogar, den Tag des LH-Peaks in der Hälfte aller Zyklen mit Hilfe ihrer Selbstbeobachtung festzustellen. Dies ist ein hervorragendes Ergebnis und legt die Vermutung nahe, dass bei Erweiterung des Fensters um ± einen Tag ein ähnlich gutes Ergebnis wie bei Gnoth et al. erzielt worden wäre. Bedauerlicherweise werden in den amerikanischen Leitlinien, herausgegeben von der American Society for Reproductive Medicine diese Resultate dahingehend fehlinterpretiert, dass Frauen durch Selbstbeobachtung nicht in der Lage wären, ihr Fertilitätsoptimum zuverlässig zu erkennen (vgl. Kap. 11) [26].

> **Tipp**
>
> **Anwendung in der gynäkologischen Praxis:**
> Eine optisch biphasische Temperaturkurve ist ein Beweis für eine stattgefundene Ovulation (seltene Ausnahme: LUV-Syndrom).

- **Bedeutender Beitrag der NFP zur gynäkologischen Endokrinologie**

Ebenso wie die oben aufgeführten Studien zu den Einzelparametern machen auch diese Ergebnisse noch einmal deutlich, dass die Selbstbeobachtung zu Unrecht als unsicher und für die Ovulationsbestimmung ungeeignet angesehen wird. Den Eisprung klinisch mit einer solch eindrucksvollen Genauigkeit zu bestimmen, halten wir für einen bedeutenden Beitrag der Natürlichen Familienpla-

nung zur gynäkologischen Endokrinologie. Diese Erkenntnis eröffnet weit reichende Perspektiven für die Zyklusforschung: Mit den über 60.000 Zyklusaufzeichnungen aus 4 europäischen Datenbanken steht ein großer Datenschatz zur Verfügung, mit dem die verschiedensten Fragestellungen untersucht werden können, wie z. B. Länge der einzelnen Zyklusphasen, Lage des fertilen Fensters, interzyklische Schwankungen der Zyklusparameter, Zyklusformen in verschiedenen reproduktiven Lebenssituationen sowie Zyklusstörungen und deren Häufigkeit. Darüber hinaus sind Langzeitbeobachtungen möglich.

7.4 Höhepunkt des Schleimsymptoms und Basaltemperaturanstieg

Während die beste Zervixschleimqualität klassischerweise kurz vor oder mit der Ovulation auftritt, hinkt der Basaltemperaturanstieg als progesteronabhängiges Zeichen dem Schleimhöhepunkt zeitlich etwas hinterher [6, 26]. Die enge zeitliche Beziehung der verschiedenen Parameter in der periovulatorischen Phase zeigt ◘ Abb. 7.4 [4].

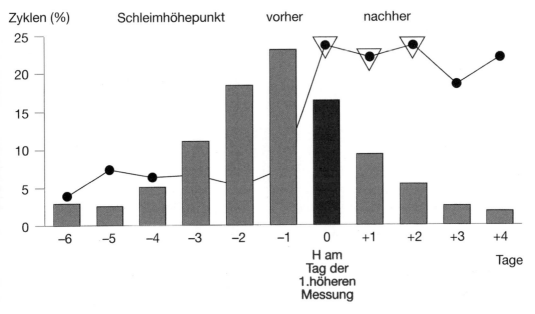

Abb. 7.5   Beziehung von Höhepunkt des Schleimsymptoms (*H*) und erster höherer Messung (n = 8.736) [12]

Untersuchungen des Forschungsprojektes NFP an 8.756 Zyklen bestätigen diese Korrelation (◘ Abb. 7.5): Erwartungsgemäß lag der Schleimhöhepunkt am häufigsten am Tag vor dem Temperaturanstieg (23 %). In dem Zeitraum von 3 Tagen vor bis 1 Tag nach der ersten höheren Messung fand sich der Schleimhöhepunkt in 78 % der Fälle [12, 25].

In der Europäischen Datenbank »FERTILI« lagen in 62 % der Zyklen Zervixschleimhöhepunkt und Temperaturanstieg maximal 1 Tag auseinander, lediglich in 17 % der Fälle war die zeitliche Differenz größer als 2 Tage [7].

7.5   Maximale Zervixveränderung und Ovulation

Eine maximal weite, weiche und hoch stehende Zervix ist Ausdruck einer hohen östrogenen Stimulation in der periovulatorischen Phase. Wie gut korrelieren diese, durch Selbstuntersuchung festgestellten, maximalen Veränderungen der Zervix mit der Ovulation?

Von 1.544 Zyklen der bereits genannten Studie des Forschungsprojektes NFP traten in zwei Drittel der Fälle die maximalen Zervixveränderungen am »Ovulationstag durch Selbstbeobachtung« ±1 Tag auf (◘ Abb. 7.6) [20]. In 20 Zyklen, in denen die Ovulation mit Ultraschall und LH-Messung bestimmt wurde, konnte diese enge Korrelation bestätigt werden: In allen Fällen waren die maximalen Zervixveränderungen in einem Zeitraum von 2 Tagen vor bis zu einem Tag nach der Ovulation beobachtbar [15].

7.6   Maximale Zervixveränderung und Höhepunkt des Schleimsymptoms

Setzt man die beiden östrogenabhängigen Zeichen (maximale Zervixveränderung, Höhepunkt des Schleimsymptoms) miteinander in Beziehung, ergibt sich erwartungsgemäß eine große Übereinstimmung: In 73 % traten Schleimhöhepunkt und maximale Zervixveränderung gleichzeitig (±1 Tag) auf [20]. In einer Untersuchung von Parenteau-Carreau, in der 215 Zyklen ausgewertet wurden, zeigten sogar 85 % diese enge Korrelation [24].

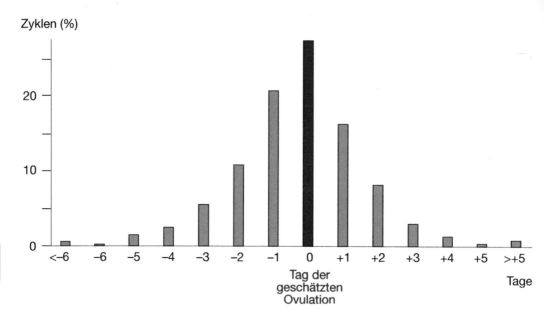

7

◻ **Abb. 7.6**   Beziehung zwischen maximaler Zervixveränderung und dem Referenztag (Ovulation bestimmt durch Schleim-höhepunkt und Temperaturanstieg) (n=1.544) [20]

7.7   Beispielzyklen mit objektiv bestimmtem Ovulationstag

Die ◘ Abb. 7.7 bis ◘ Abb. 7.10 zeigen Beispiele von Zyklen, in denen der Ovulationstag durch tägliche Ultraschall- und LH-Messung bestimmt und damit die Selbstbeobachtung und Zyklusauswertung objektiviert wurde [12].

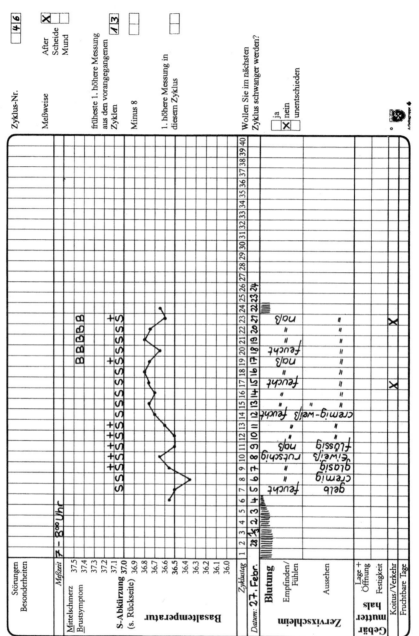

☐ Abb. 7.7 Zyklusbeispiel einer 32-jährigen Frau mit NFP-Erfahrung seit 46 Zyklen, 3 Kinder, kein Kinderwunsch

Kommentar

Die Ovulation fand in diesem Zyklus am 13. Zyklustag statt (■ Abb. 7.7). Zur Auswertung müssen 4 Temperaturwerte abgewartet werden, da der 3. nicht 0,2 °C höher liegt (1. Ausnahmeregel).

Auffällig an diesem Temperaturverlauf ist der geringe, aber von den Auswertregeln deutlich erfasste Niveauunterschied zwischen Tief- und Hochlage. Die Hochlage ist mit 10 Tagen grenzwertig normal. Die farbig unterlegte Spalte: Tag der Ovulation bestimmt durch Ultraschall und LH-Messung.

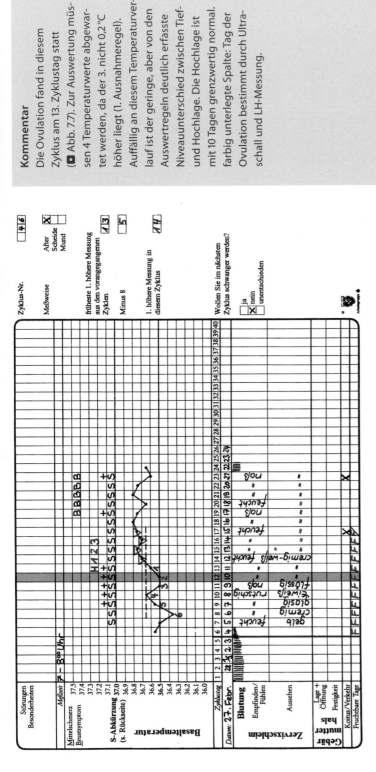

■ Abb. 7.7   Fortsetzung

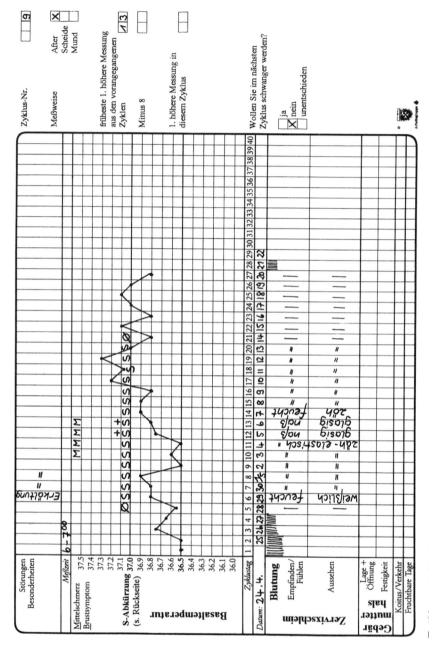

□ Abb. 7.8   Zyklusbeispiel einer 25-jährigen Frau mit NFP-Erfahrung seit 9 Zyklen, 1 Kind, kein Kinderwunsch

Kommentar

Das Zyklusbeispiel in ◘ Abb. 7.8 zeigt einen der seltenen Fälle, in denen die Ovulation noch am Tag der 2. höheren Temperaturmessung stattfindet. Typischerweise handelt es sich hier um einen etwas langsameren Temperaturanstieg, bei dem ein 4. Wert abgewartet werden muss. Diese Methodenregel und die doppelte Kontrolle mit dem Schleimsymptom führen auch hier zu einer sicheren Auswertung. Der Mittelschmerz endet bereits 1 Tag vor der Ovulation, woraus deutlich wird, wie riskant die übliche Gleichsetzung von Ovulation und Mittelschmerz sein kann. Farbig unterlegte Spalte: Tag der Ovulation bestimmt durch Ultraschall und LH-Messung.

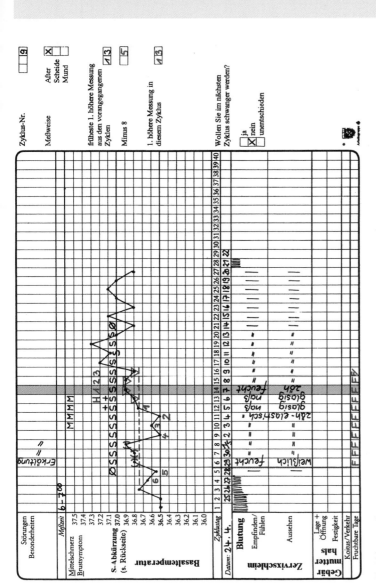

◘ Abb. 7.8 Fortsetzung

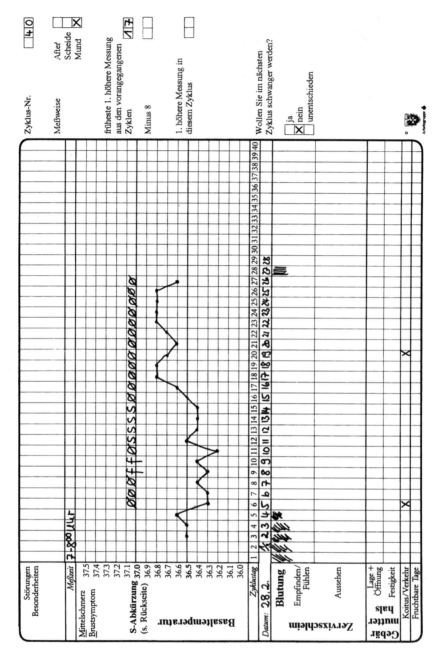

Kommentar

In diesem Zyklus fand die Ovulation am 16. Tag statt (■ Abb. 7.9). Aufgrund ihrer langen NFP-Erfahrung verzichtet die Frau auf die ausführliche Beschreibung ihres Zervixschleimmusters und trägt nur noch die Abkürzungen ein.

Auch wenn sie in diesem Zyklus lediglich Schleim von minderer Qualität beobachten konnte, bestätigt die enge Korrelation zur Ovulation die Gültigkeit ihrer Beobachtung. Die postovulatorisch unfruchtbare Zeit beginnt am Abend des 19. Zyklustages. Nach der Minus-8-Regel beginnt die fruchtbare Zeit am 10. Zyklustag. Da jedoch Zervixschleim bereits am Tag vorher auftritt, beginnt die fruchtbare Phase ab diesem Zeitpunkt.

Farbig unterlegte Spalte: Tag der Ovulation bestimmt durch Ultraschall und LH-Messung.

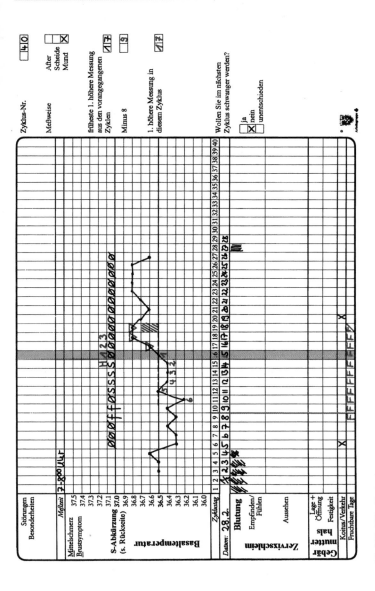

■ Abb. 7.9   Fortsetzung

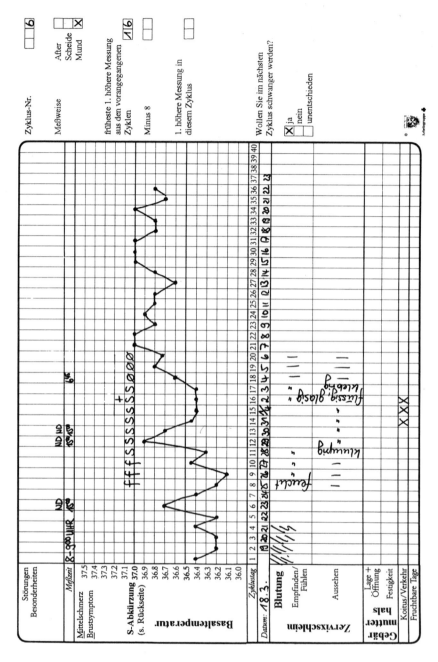

■ **Abb. 7.10** Zyklusbeispiel einer 27-jährigen Frau mit NFP-Erfahrung seit 6 Zyklen, 1 Kind, Kinderwunsch seit 3 Zyklen

Kommentar

Ein klassischer Konzeptionszyklus: Der vermutlich zur Schwangerschaft führende Verkehr findet einen Tag vor der Ovulation (17. Zyklustag), am Tag des Schleimhöhepunktes, statt (■ Abb. 7.10). Die Temperaturzacken sind auf späte Messzeiten im Zusammenhang mit Nachtdiensten (ND) zurückzuführen. Sie wurden als Störung erkannt und ausgeklammert. Nach den NFP-Regeln beginnt die fruchtbare Zeit am 6. Zyklustag und endet am Abend des 20. Zyklustages. Farbig unterlegte Spalte: Tag der Ovulation bestimmt durch Ultraschall und LH-Messung.

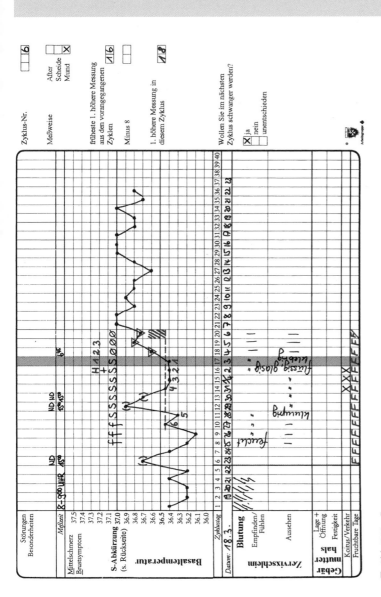

■ Abb. 7.10   Fortsetzung

Literatur

1. Alliende ME, Cabezon C, Figueroa H, Kottmann C (2005) Cervicovaginal fluid changes to detect ovulation accurately. Am J Obstet Gynecol 193: 71-5
2. Barbato M, Pravettoni G (1988) Analysis of 70 cycles of simultaneous record of mucus, BBT, ultrasound and hormones. 4th European Congress of IFFLP. Institut für Ehe und Familie, Wien
3. Billings EL, Brown JB, Billings JJ, Burger HG (1972) Symptoms and hormonal changes accompanying ovulation. Lancet 1: 282-4
4. Brown JB, Harrisson P, Smith MA, Burger HG (1981) Correlations between the mucus symptoms and the hormonal markers of fertility throughout reproductive life. The Ovulation Method Research and Reference Centre of Australia, Melbourne
5. Brown JB, Holmes J, Barker G (1991) Use of the Home Ovarian Monitor in pregnancy avoidance. Am J Obstet Gynecol 165: 2008-11
6. Cohen M, Stein I, Kaye B (1952) Spinnbarkeit: A characteristic of cervical mucus. Significance at ovulation time. Fertil Steril 3: 201-9
7. Colombo B, Masarotto G (2000) Daily fecundability: First results from a new data base. Demographic Research 3/5: Internet edition
8. Cortesi S, Rigoni G, Zen F, Sposetti R (1981) Correlation of plasma gonadotrophins and ovarian steroids pattern with symptomatic changes in cervical mucus during the menstrual cycle in normal cycling women. Contraception 23: 629-41
9. Ecochard R, Boehringer H, Rabilloud M, Marret H (2001) Chronological aspects of ultrasonic, hormonal, and other indirect indices of ovulation. BJOG 108: 822-9
10. Fehring RJ (2002) Accuracy of the peak day of cervical mucus as a biological marker of fertility. Contraception 66: 231-5
11. Flynn AM, Lynch SS (1976) Cervical mucus and identification of the fertile phase of the menstrual cycle. Br J Obstet Gynaecol 83: 656-9
12. Freundl G, Baur S, Döring G (1991) Natürliche Familienplanung: Neue Technologien und Studien zur Methode. BMJFG
13. Freundl G, Suberg D, Flynn AM, Diemer HP (1984) Natürliche Familienplanung (Symptothermale Methode) und objektive Ovulationsparameter – eine Pilotstudie. Geburtshilfe Frauenheilkd 44: 368-74
14. Gitsch E, Spona J (1973) Radioimmunologische LH-Bestimmung im Serum als Hilfe zur Terminisierung der Ovulation. Geburtshilfe Frauenheilkd 33: 297-302
15. Gnoth C, Frank-Herrmann P, Bremme M, Freundl G, Godehardt E (1996) Wie korrelieren selbstbeobachtete Zyklussymptome mit der Ovulation? Zentralbl Gynäkol 118: 650-4
16. Guermandi E, Vegetti W, Bianchi MM, Uglietti A, Ragni G, Crosignani P (2001) Reliability of ovulation tests in infertile women. Obstet Gynecol 97: 92-6
17. Guida M, Tommaselli GA, Palomba S, Pellicano M, Moccia G, Di Carlo C et al. (1999) Efficacy of methods for determining ovulation in a natural family planning program. Fertil Steril 72: 900-4
18. Hilgers TW (2001) Creighton Model Fertility Care System. Pope Paul VI Insititute Press, Omaha
19. Hilgers TW, Abraham GE, Cavanagh D (1978) Natural family planning. I. The peak symptom and estimated time of ovulation. Obstet Gynecol 52: 575-82
20. Klose A (1992) Die Wertigkeit der Zervixveränderungen im Rahmen der Natürlichen Familienplanung. Med Dissertation, Universität Düsseldorf
21. Lundy LE, Lee SG, Levy W, Woodruff JD, Wu CH, Abdalla M (1974) The ovulatory cycle. A histologic, thermal, steroid and gonadotropin correlation. Obstet Gynecol 44:14-25
22. Matthews CD, Broom TJ, Black T, Tansing J (1980) Optimal features of basal body temperature recordings associated with conceptional cycles. Int J Fertil 25: 318-20
23. Morris N, Underwood L, Easterling W (1976) Temporal relationship between basal body temperature nadir and luteinizing hormone surge in normal women. Fertil Steril 27: 780-3
24. Parenteau-Carreau S, Infante-Rivard C (1988) Self-palpation to assess cervical changes in relation to mucus and temperature. Int J Fertil 33: 10-16
25. Rosmus T (1992) Die Selbstbeobachtung der Frau durch die symptothermale Methode der natürlichen Familienplanung (NFP) unter besonderer Berücksichtigung von Zyklusphänomenen, Störfaktoren und Praktikabilität der Methode. Med Dissertation, Universität Düsseldorf
26. Sievert LL, Dubois CA (2005) Validating signals of ovulation: do women who think they know, really know? am j hum biol 17:310-20
27. Viergiver E (1944) Measurement of the cyclic variations in the quantity of cervical mucus and its correlation with basal tempeature. Am J Obstet Gynecol 48: 321-8
28. World Health Organization (1983) Temporal relationship between indices of the fertile period. Fertil Steril 39: 647-55

Methoden der Natürlichen Familienplanung im Vergleich

Im folgenden Kapitel werden andere bekannte Methoden der Natürlichen Familienplanung vorgestellt, diskutiert und mit der symptothermalen Methode Sensiplan verglichen.

8.1   Billings-Ovulationsmethode

Bei der Billings-Ovulationsmethode wird die fruchtbare Zeit ausschließlich durch Beobachtung der zyklischen Veränderungen des Zervixschleims am Scheideneingang bestimmt [3].

Da ohne Temperaturkurve die Menstruationsblutung zunächst nicht von einer Ovulationsblutung zu unterscheiden ist, muss nach den Billings-Regeln während **jeder Blutung Fruchtbarkeit** angenommen werden.

Wenn nach der Menstruation trockene Tage vorhanden sind, darf nur am Abend jedes 2. Tages Verkehr stattfinden, der Tag danach muss als möglicherweise fruchtbar angenommen werden, da die Samenflüssigkeit keine Beurteilung von Trockenheit im Scheidenbereich zulässt. Außer diesen »trockenen Tagen« gibt es bei Billings noch ein »basic infertile pattern« (Grundmuster der Unfruchtbarkeit): Als Ausdruck von Unfruchtbarkeit gilt auch ein Tag für Tag gleich bleibendes, sich nicht veränderndes Scheidensekret. Dies ist »ein Zeichen dafür, dass die Ovulation noch viel zu weit weg ist, als dass ein Geschlechtsverkehr zu einer Schwangerschaft führen könnte« [3]. Die fruchtbare Zeit beginnt also, wenn zum ersten Mal Schleim auftritt (sichtbar oder spürbar) oder bei der ersten Veränderung des »basic infertile pattern«.

Innerhalb der fruchtbaren Phase unterscheidet Billings einen »**unfruchtbaren**« und einen »**fruchtbaren**« **Schleim** (»infertile type mucus« und »fertile type mucus«), was dem S-Schleim bzw. S+-Schleim entspricht.

Die fruchtbare Zeit endet am Morgen des 4. Tages nach dem Schleimhöhepunkt.

Die Beobachtung wird dokumentiert, indem bunte Marken für die verschiedenen Zervixschleimqualitäten auf ein Zyklusblatt geklebt werden (❑ Abb. 8.1).

8.1.1   Diskussion zur Billings-Ovulationsmethode

Die Blutung als »fruchtbar« zu erklären und den Verkehr an den trockenen Tagen danach auf »jeden 2. Tag« einzuschränken, bedeutet in der Praxis, dass am Zyklusanfang nicht viele unfruchtbare Tage übrig bleiben. Außerdem führt es dazu, dass der Verkehr auf die Tage nach der Blutung konzentriert wird, die bereits relativ spät in der Follikelreifungsphase liegen und mit einem höheren Konzeptionsrisiko verbunden sind als beispielsweise die ersten 5 Tage.

Auf die Problematik der »trockenen Tage« und die Schwierigkeiten, allein mit der Schleimbeobachtung den Beginn der fruchtbaren Phase zu ermitteln, wurde in ▶ Kap. 4.3.2 bereits eingegangen.

▪   **»Infertile type mucus«**
Bedenklich ist das Vokabular der Billings-Methode, in dem immer wieder von »unfruchtbarem« Schleim die Rede ist. Die Bezeichnung »infertile type mucus« ist problematisch, weil sie dazu verleitet, »unfruchtbaren« Schleim mit »Unfruchtbarkeit« gleichzusetzen. Bei Einführung der reinen Zervixschleimmethode Anfang der 1970er Jahre war man hinsichtlich der Unfruchtbarkeit dieses »infertile type mucus« noch sehr optimistisch [2]. Inzwischen wird auch von der Billings-Schule die Konzeptionsmöglichkeit bei Auftreten dieses Schleimtyps nicht mehr bestritten. Die irreführende Bezeichnung »unfruchtbarer Schleim« und die Möglichkeit, ein unmittelbar nach der Blutung auftretendes, immer gleich bleibendes Schleimsymptom (»basic infertile pattern«) als unfruchtbar zu bezeichnen, stifteten große Verwirrung und führten zu nicht wenigen unbeabsichtigten Schwangerschaften bei Verkehr an Tagen mit dicklichem, klumpigem Zervixschleim. Dies hat zweifellos zum Misskredit der Billings-Ovulationsmethode beigetragen [1].

Den tatsächlichen Gegebenheiten besser entsprechend wurde die Bezeichnung »less-fertile type mucus« (weniger fruchtbarer Schleim) vorgeschlagen. Jedoch gilt auch hier: Die Tatsache, dass dieser Schleimtyp ein Hinweis auf eine noch herabgesetzte Fruchtbarkeit ist und die Tage seines Auftretens mit einer geringeren Konzeptionschance

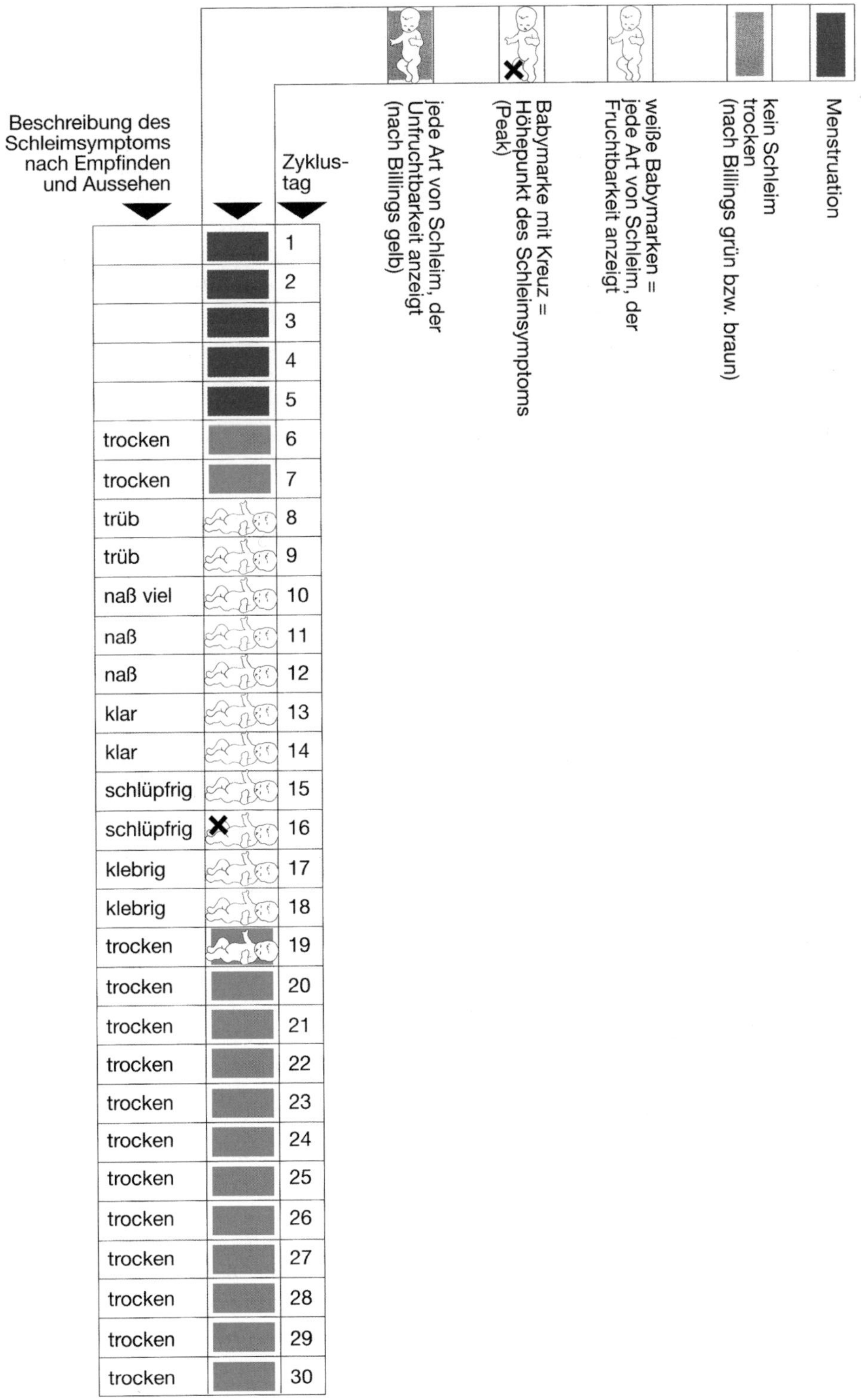

Beschreibung des Schleimsymptoms nach Empfinden und Aussehen ▼	▼	Zyklus-tag ▼	jede Art von Schleim, der Unfruchtbarkeit anzeigt (nach Billings gelb)	Babymarke mit Kreuz = Höhepunkt des Schleimsymptoms (Peak)	weiße Babymarken = jede Art von Schleim, der Fruchtbarkeit anzeigt	kein Schleim trocken (nach Billings grün bzw. braun)	Menstruation
	■	1					■
	■	2					■
	■	3					■
	■	4					■
	■	5					■
trocken	■	6				■	
trocken	■	7				■	
trüb	👶	8			👶		
trüb	👶	9			👶		
naß viel	👶	10			👶		
naß	👶	11			👶		
naß	👶	12			👶		
klar	👶	13			👶		
klar	👶	14			👶		
schlüpfrig	👶	15			👶		
schlüpfrig	✖👶	16		✖	👶		
klebrig	👶	17			👶		
klebrig	👶	18			👶		
trocken	👶	19			👶		
trocken	■	20	■				
trocken	■	21	■				
trocken	■	22	■				
trocken	■	23	■				
trocken	■	24	■				
trocken	■	25	■				
trocken	■	26	■				
trocken	■	27	■				
trocken	■	28	■				
trocken	■	29	■				
trocken	■	30	■				

▣ **Abb. 8.1** Beispiel einer Zyklusaufzeichnung nach der Billings-Methode [3]

verbunden sind, sollte für eine sichere Verhütungsmethode ohne Konsequenzen sein. Denn es gibt nur 2 Arten von Zervixschleim: überhaupt keinen und fruchtbaren [12]!

■ **Doppelter Schleimhöhepunkt**

Wie in ► Kap. 7 dargestellt, besteht eine enge Korrelation von Schleimhöhepunkt und Ovulation, sodass die Billings-Regel zur Bestimmung der postovulatorisch unfruchtbaren Zeit mit »peak + 4« ausreichend sicher ist, vorausgesetzt, die Ovulation findet auch wirklich statt. Hier liegt ein weiterer Schwachpunkt der Methode. Der Schleimhöhepunkt als Korrelat der maximalen östrogenen Stimulation ist per se noch kein Beweis für eine stattgefundene Ovulation. Problematisch wird es dann, wenn es zu einem sog. doppeltem Schleimhöhepunkt (double peak) kommt. Diese Situation kann auftreten, wenn die Follikelreifung durch ein Ereignis (z. B. psychischer oder physischer Stress) gestört wird und die Östrogenkonzentration wieder abfällt (► Kap. 6; ► Abb. 6.8). Für die betreffende Frau äußert sich diese Situation so, dass die Zervixschleimqualität abnimmt oder das Schleimsymptom ganz verschwindet. Sie kann einen Höhepunkt bestimmen und das Ende der fruchtbaren Zeit festlegen. Allein die Temperaturkurve, die in einem solchen Fall weiterhin in der Tieflage verbliebe und einen Anstieg vermissen ließe, könnte vor der falschen Annahme der postovulatorisch unfruchtbaren Phase schützen. Wenn zu einem späteren Zeitpunkt Follikelreifung und Östrogenproduktion wieder in Gang kommen, wird bei dem erneut auftretenden Schleimsymptom der Höhepunkt neu bestimmt. Bei den reinen Zervixschleimmethoden wird dies leicht übersehen bzw. falsch interpretiert.

Wie häufig ein doppelter oder mehrfacher Schleimhöhepunkt in der Praxis vorkommt, wurde mehrfach untersucht. Von den 9.411 Zyklen im NFP-Forschungsprojekt traten in 255 Zyklen (2,7 %) 2 Schleimphasen auf (Mindestabstand von 3 trockenen Tagen). Insgesamt in 716 Zyklen (7,6 %) fanden sich 2 Schleimhöhepunkte (Mindestabstand von 3 Tagen mit minderwertigem Schleim oder Trockenheit) [13]. Doppelte oder mehrmalige Schleimhöhepunkte kommen nach Hilgers in der Normalsituation bei 6 % aller Frauen vor, nach Absetzen der Pille bei 18 %, vor der Menopause bei

14 % und beim Stillen bei 10 % [7]. Allein der Anstieg der Basaltemperatur beweist letztlich, dass die Ovulation stattgefunden hat. Daraus folgt, dass die Messung der Basaltemperatur unabdingbarer Bestandteil einer sicheren Methode der Natürlichen Familienplanung sein sollte. Vor diesem Hintergrund ist der Anspruch der Billings-Methode, »die beste und einzige Methode der NFP« zu sein, bedenklich. Der NFP-Pionier und Gynäkologe Keefe wendet sich mit folgender Bemerkung an die Vertreter der Billings-Methode: »Wenn ein Paar, das die Temperaturmessung und andere Vorgehensweisen gelernt hat, schließlich dazu gelangt, nur noch die Zervixschleimbeobachtung durchzuführen, oder sogar soweit, gerade noch einen Blick auf den Kalender zu werfen, so ist das sein gutes Recht. Vielleicht wollen sie die nächste Schwangerschaft gar nicht ernsthaft aufschieben. Einem Paar aber, das einen ernsten Grund zur Schwangerschaftsverhütung hat, von vornherein die Vermittlung der Temperaturmethode und der Portiozeichen zu verweigern, hieße, ihnen größere Sicherheit und gleichzeitig geringere Abstinenz vorzuenthalten« [8, 11]. Die Studienergebnisse zur Sicherheit der Billings-Methode sind in ► Kap. 16; ► Tab. 16.1 zusammengefasst.

Vereinfachte Varianten der Billings-Methode wurden für Entwicklungsländer entwickelt und sind ebenfalls in ► Kap. 16 dargestellt.

8.2   Creighton Model Fertility Care System

In den USA entwickelte Hilgers in den 1980er Jahren das sog. Creighton Model Fertility Care System. Dahinter verbirgt sich eine Abwandlung der Billings-Methode, also eine reine Zervixschleimmethode. Dabei wurde angestrebt, eine größtmögliche Standarisierung und Vergleichbarkeit der subjektiv beobachteten Zervixschleimeigenschaften durch ihre Katalogisierung mit Zahlen und Buchstaben zu erreichen. So wird beispielsweise dehnbarer, klarer, schlüpfriger Zervixschleim, der den ganzen Tag über beobachtet werden kann, mit 10 KL AD bezeichnet (10 = stretchy one inch or more; K = clear; L = lubricative; AD = seen all day). Darüber hinaus gibt es z. B. 8 GY X2-Schleim oder

6 PC X3-Schleim, was zeigt, dass dieses Modell nur mit großem Aufwand erlernt werden kann. Für Studienzwecke mag diese Katalogisierung nützlich sein, für die Anwenderin persönlich erscheint dieser Aufwand unverhältnismäßig und auch hinsichtlich der Methodensicherheit nicht gerechtfertigt (▶ Kap. 12) [6].

8.3   Temperaturmethode

Die Auswertregel der klassischen Temperaturmethode von Döring lautet: »Den richtigen Temperaturanstieg erkennt man daran, dass er innerhalb von 48 h oder weniger erfolgt und dass die Temperatur an 3 aufeinander folgenden Tagen um mindestens 0,2 °C höher liegt als an den vorangegangenen 6 Tagen« [4].

Die Temperaturmethode ist eine **Einzelsymptommethode**. Bis heute liegt ihre Zuverlässigkeit bei richtiger Anwendung »nur wenig nach der Pille an der Spitze aller bis heute bekannten Methoden der Empfängnisregelung« [5]. In ▶ Tab. 12.3 sind die Studienergebnisse zur Sicherheit der Temperaturmethode zusammengefasst.

Dennoch wird die klassische Temperaturmethode heute kaum noch angewendet, weil die Methodenregeln und Anwendungsbedingungen zu starr und streng sind, ein Umstand, der aber bei einer Einzelsymptommethode unvermeidbar ist. Unter diesem Blickwinkel sind die folgenden angeführten Vorteile einer Verknüpfung von »sympto« und »thermal« nicht von der Hand zu weisen.

■ **Fehlinterpretation des Temperaturanstieges**
Allein der Hinweis auf das während der Ovulationszeit auftretende Zervixschleimsymptom würde genügen, um eine kleine Schwachstelle der Temperaturmethode, nämlich eine mögliche Fehlinterpretation eines störungsbedingten Temperaturanstieges (z. B. durch Erkältung), zu vermeiden.

■ **Strengere Methodenregeln als bei symptothermaler Methode**
Die symptothermale Methode ist eine Kombination aus 2 gleichwertigen Hauptsymptomen. Während eine Methode, die nur ein einzelnes Symptom berücksichtigt – in diesem Fall die Temperatur – mit strengen Regeln kompensieren muss, wenn seine

physiologische Aussagekraft am Ende ist, wird bei der symptothermalen Kombination die Aussagekraft beider Parameter genutzt. Deshalb müssen die Auswertregeln der einzelnen Methodenkomponenten – ohne Sicherheitseinbuße – nicht mehr so streng sein. Vielmehr ergibt sich daraus eine größere Präzision in der Bestimmung der postovulatorisch unfruchtbaren Phase und nicht selten auch eine Verkürzung der fruchtbaren Zeit.

■ **Auswertbarkeit der Temperaturkurven je nach Methodenregeln**
In einem Kollektiv von 9.945 Zyklen waren mit den Regeln der symptothermalen Methode Sensiplan 94,5 % auswertbar. Biphasisch waren 91,6 %, d. h. eine postovulatorisch unfruchtbare Phase konnte bestimmt werden. Monophasisch, d. h. anovulatorisch, waren 2,9 %. Nach der klassischen Auswertregel der Temperaturmethode nach Döring wären lediglich etwa 55 % dieser Zyklen auswertbar gewesen [13]. Zu strenge Methodenregeln erzeugen somit häufig artifiziell monophasische bzw. nicht auswertbare Kurven und beeinträchtigen die Akzeptanz der Methode dadurch wesentlich.

Wie sehr die jeweilige Auswertregel der Temperaturmethode die Diagnosehäufigkeit von monophasischen Zyklen beeinflusst, zeigt auch das Ergebnis einer amerikanischen Computeranalyse von 8.496 Basaltemperaturkurven: Bei Auswertung mit Hilfe der besonders in den USA häufig benutzten »Decklinie« (coverline), die über die gesamten Temperaturwerte der Tieflage (mit Ausnahme der Werte der ersten 4 Zyklustage) gezogen wird, wurden 11 % mehr »monophasische« Temperaturkurven diagnostiziert als bei der Auswertung nach dem vor allem in Europa verbreiteten Prinzip »3 höher als die vorangegangenen 6« [10]. Ein Versuch, die Coverline-Methode durch die sog. Gap-Technik zu verbessern, bei der auch der Partner als Referenz für externe Einflüsse allmorgendlich Temperatur messen muss, hat nicht wirklich überzeugt [9].

8.3.1   Praktikabilität

Störfaktoren beeinträchtigen die Auswertbarkeit der symptothermalen Methode nicht so sehr wie die der Temperaturmethode. Ist der Temperatur-

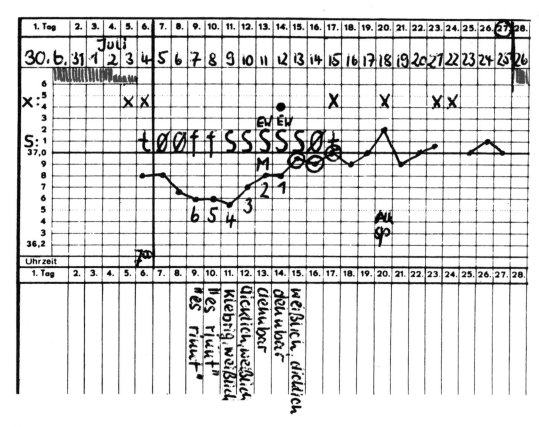

◻ Abb. 8.2 Beispiel einer Zyklusaufzeichnung gemäß der symptothermalen Methode nach Rötzer. Höhepunkt des Schleimsymptoms: »dicker Punkt« über dem letzten »Eiweißschleim« (S-EW); im Vergleich zu Sensiplan unterschiedlicher Kurvenmaßstab [14].

anstieg durch andere Symptome zusätzlich abgesichert, beunruhigen Temperaturzacken davor oder danach nicht mehr in dem Maße, als wenn nur die Temperaturkurve vorliegt. Dies hat einen nicht zu unterschätzenden Einfluss auf Sicherheitsgefühl und Zufriedenheit der Anwenderinnen.

Wenn die Auswertung nicht nur von einer vollständigen Temperaturkurve abhängt, kann u. U. die Anzahl der Messungen während eines Zyklus auf die durch das Schleimsymptom markierte periovulatorische Phase beschränkt werden. Diese Vorgehensweise ist für viele Frauen praktikabler (► Kap. 6, ► Abb. 6.9).

Neue Perspektiven eröffnen sich durch die Möglichkeit einer kontinuierlichen, nächtlichen Temperaturmessung, wodurch sich der progesteronbedingte Temperaturanstieg evtl. störungsfreier darstellen lässt. Dadurch könnte sich die Be-

deutung der Einbeziehung anderer Symptome in Zukunft möglicherweise wieder etwas relativieren (► Kap. 4.2.2, 14.8.3, 14.8.4 und 14.9.3)

8.4   Symptothermale Methode nach Rötzer

Bei der symptothermalen Methode nach Rötzer lautet die Auswertungsregel für die postovulatorisch unfruchtbare Phase: »Nach Versiegen des typischen Fruchtbarkeitsschleims sucht man 3 Messungen hintereinander, die höher sind als die vorausgegangenen 6. Am Abend der 3. höheren Messung liegt dann eine sicher unfruchtbare Zeit vor, wenn diese Messung den höchsten Punkt der 6 Messungen auf der niedrigen Temperaturlage mindestens um 0,2 °C übersteigt« (◻ Abb. 8.2) [14].

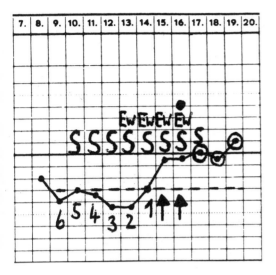

◘ Abb. 8.3 Sonderregel des »vorzeitigen« Temperaturanstieges bei der symptothermalen Methode nach Rötzer.
Die Pfeile deuten die 1. und 2. höhere Messung an. Da nach
Rötzer die höheren Temperaturmessungen immer erst
nach dem Schleimhöhepunkt »umrandet« werden dürfen,
wird hier das Prinzip »3 höher als die vorausgegangenen 6«
verlassen. Höhepunkt des Schleimsymptoms = dicker Punkt
über dem letzten Eiweißschleim (*S-EW*) [14].

8.4.1 Auswertung der Basaltemperatur in Abhängigkeit vom Zervixschleim

Im Gegensatz zur Methode der doppelten Kontrolle wird hier die Basaltemperatur in Abhängigkeit vom Zervixschleim ausgewertet. Dies erfolgt, wenn der Höhepunkt des Zervixschleims vorbei ist. In den meisten Fällen führen beide Vorgehensweisen zum gleichen Ergebnis. Eine relativ komplizierte Sonderregel (◘ Abb. 8.3) ist nach Rötzer jedoch für die Situationen notwendig, in denen die Temperatur »vorzeitig« ansteigt, d. h. der Schleimhöhepunkt erst während oder nach dem Temperaturanstieg beobachtet wird. Dies kann außerdem zu Fehlbestimmungen der für die Minus-8-Regel wichtigen 1. höheren Messung führen. Durch das Prinzip der doppelten Kontrolle der Arbeitsgruppe NFP erübrigt sich diese Sonderregel.

Der Selbstuntersuchung der Zervix wird ein großer Stellenwert eingeräumt. Sie wird u. U. sogar als Einzelsymptommethode empfohlen.

Viele Methodendetails der symptothermalen Methode nach Rötzer wurden von der Arbeitsgruppe NFP übernommen bzw. modifiziert; deutliche didaktische Unterschiede bestehen jedoch in den schriftlichen Methodenanleitungen. Bei Rötzer gibt es außerdem eine Fülle von Methoden-, Ausnahme- und Zusatzregeln, die ab einem bestimmten Punkt unübersichtlich und damit möglicherweise unsicher werden [14].

Literatur

1. Ball M (1976) A prospective field trial of the »ovulation method« of avoiding conception. Eur J Obstet Gynecol Reprod Biol 6: 63-6
2. Billings JJ, Billings EL (1973) Determination of fertile and infertile days by the mucus pattern: Developement of the ovulation method. In: Uricchio WA (ed) Proc Res Conf on Natural Family Planning, Airlie House, Virginia, Human Life Foundation, Washington DC, pp 149-170
3. Billings JJ, Billings EL, Catarinich M (1989) Atlas of the ovulation method. Advocate, Melbourne
4. Döring Gk (1982) Die Temperaturmethode. Thieme, Stuttgart
5. Döring G (1988) Empfängnisverhütung. Thieme, Stuttgart
6. Hilgers TW (2001) Creighton Model Fertility Care System. Pope Paul VI Institute Press, Omaha
7. Hilgers TW (2004) The Medical and Surgical Practice of NaProTechnology. Pope Paul VI Institute, Omaha
8. Keefe E (1979) Book-review: the ovulation method by McCarthy-JJ, Martin-M, Gildenhorn-M. IRNFP 3:180-3
9. Lang DA, Schultz R, Frank E (2005) Interpretation of the BBT chart: using the »Gap« technique compared to the Coverline technique. Contraception 71: 188-92
10. McCarthy-JJ, Rockette HE (1983) A comparison of methods to interpret the basal body temperature graph. Fertil Steril 39: 640-6
11. Meier-Vismara E, Meier-Vismara U (1982) Natürliche Familienplanung: Die Ovulationsmethode nach Billings. Geburtshilfe Frauenheilkd 42:66-9
12. Nofziger M (1978) Natürliche Geburtenkontrolle. Eine kooperative Methode. Irisana, Haldenwang
13. Rosmus T (1992) Die Selbstbeobachtung der Frau durch die symptothermale Methode der natürlichen Familienplanung (NFP) unter besonderer Berücksichtigung von Zyklusphänomenen, Störfaktoren und Praktikabilität der Methode. Med Dissertation, Universität Düsseldorf
14. Rötzer J (2006) Natürliche Empfängnisregelung. Herder, Wien

Zyklusformen im Leben einer Frau

9

9.1   »28 Tage sind nicht die Regel«

Viele Frauen haben heutzutage einen klassischen 28-Tage-Zyklus, aber nicht deshalb, weil ihr Körper wie ein Uhrwerk funktioniert, sondern weil sie die Pille nehmen. So ist der 4-Wochen-Rhythmus der Regelblutung als geforderte Norm für weibliche Gesundheit und Stabilität im gesellschaftlichen Bewusstsein weiterhin fest verankert, und in den Schulbüchern wird dieses Faktum an jede neue Generation weitergegeben.

Die Realität eines natürlichen Zyklus sieht anders aus: Die Auswertung der deutschen Zyklusdatenbank zeigt eine erhebliche Streubreite der Zykluslängen: Von 9.846 Zyklen gesunder Frauen im Alter von 19–45 Jahren fand sich der 28-Tage-Zyklus lediglich bei 13 % (◧ Abb. 9.1). Knapp die Hälfte waren länger, 20 % davon sogar 32 Tage oder mehr. Auch Zyklen unter 25 Tage waren nicht selten (8 %) [9].

9.2   Große natürliche Schwankungsbreite eines normalen Zyklus

Wenn Frauen sagen, sie könnten ihre Uhr nach ihrer Periode stellen, so hält dies einer objektiven Überprüfung meistens nicht stand [20]. Sobald sie einen Zykluskalender führen, merken sie, dass ein absolut regelmäßiger Zyklus eine Rarität ist: Nur 3 % der Frauen hatten in einer Auswertung der deutschen Datenbank (210 gesunde Frauen) eine minimale Schwankung von nur 3 Tagen innerhalb eines Jahres (◧ Abb. 9.2). Grund dafür sind auch die bei regelmäßigen Zyklen gelegentlich vorkommenden »Ausreißer« (außergewöhnlich lange Zyklen). Bei ca. 58 % der Frauen schwankten die Zykluslängen innerhalb eines Jahres um ≥8 Tage. Zu ähnlichen Ergebnissen kam Fehring mit einer Schwankungsbreite von mehr als 7 Tagen bei 43 % der Frauen (141 Frauen, 1.060 Zyklen, Beobachtungsdauer: 3–13 Zyklen) [5, 8].

Große Datenbanken, die noch vor Einführung der Pille angelegt wurden, also hormonell unbeeinflusste Kollektive, bestätigen diese Ergebnisse [3, 23]: Bei Brayer beispielsweise hatten nur 30 % aller Frauen eine individuelle Schwankung von 8 Tagen

oder weniger, bei den übrigen 70 % variierte die Zykluslänge um mehr als 8 Tage, wobei 11 % gelegentlich einen außergewöhnlich langen Zyklus erlebten (30.655 Zyklen von 2.316 Frauen). Vollman fand unter den 600 langjährig beobachteten Frauen (25.000 Zyklen) keine einzige mit regelmäßigen Zyklen. Diese Erfahrung veranlasste den alten Zyklusforscher Fränkel zu bemerken: »Das einzig Regelmäßige an der Regel ist ihre Unregelmäßigkeit«.

Forscher der Universität Georgetown analysierten jüngst eine historische Datenbank, die bereits 1930 von Treloar begonnen wurde. Bei diesen Langzeitverläufen von 628 Frauen fanden sich nur 28 % der Frauen mit einigermaßen stabilen Zyklusverhältnissen [11, 21]. Angesichts dieser Ergebnisse fordern sie einen Paradigmenwechsel bezüglich der Vorstellung vom »normalen« Zyklus.

> ❶ Zykluslängen zwischen 23 und 35 Tagen gelten unter medizinischen Gesichtspunkten als normal.

9.3   Länge der Follikelreifungsphase und Ovulationszeitpunkt

Für die Länge und Schwankungsbreite des Zyklus ist in erster Linie die präovulatorische Phase verantwortlich. Sie bestimmt den Ovulationszeitpunkt. Häufig wird von einem »mittzyklischen« Eisprung um den 14. Tag ausgegangen, was hartnäckig in Schulbüchern und bisweilen selbst in medizinischen Lehrbüchern verbreitet wird. Dies stellt eine grobe und unzulässige Vereinfachung dar: Die Phase der Eireifung kann von einer bis zu vielen Wochen dauern [13, 18]. In 5 % der Zyklen findet der Eisprung bereits vor dem 12. Zyklustag statt. In jedem 2. Zyklus findet er nach dem 14. Zyklustag, in jedem 5. Zyklus nach dem 19. Tag statt (◧ Abb. 9.3). Bei längeren Zyklen mit Ovulationen jenseits des 22. Zyklustages steigt zwar der Anteil an verkürzten Lutealphasen auf etwa 30 %, dies bedeutet umgekehrt aber, dass ca. 70 % aller späten Ovulationen potenziell fertil sind (◧ Abb. 9.4) [1].

> ❶ In jedem 2. Zyklus findet der Eisprung erst nach dem 14. Zyklustag statt.
> Bei 5 % der Zyklen findet der Eisprung vor dem 12. Zyklustag statt.

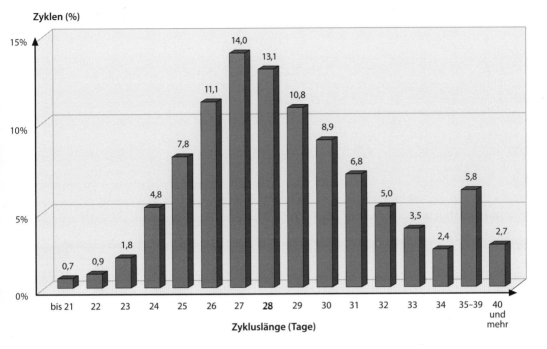

Abb. 9.1   Häufigkeit der Zykluslängen (n = 9.846) [9]

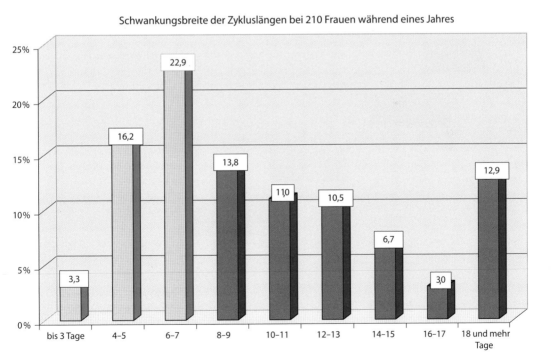

Abb. 9.2   Schwankungsbreite der Zykluslängen von 210 Frauen während eines Jahres [9]

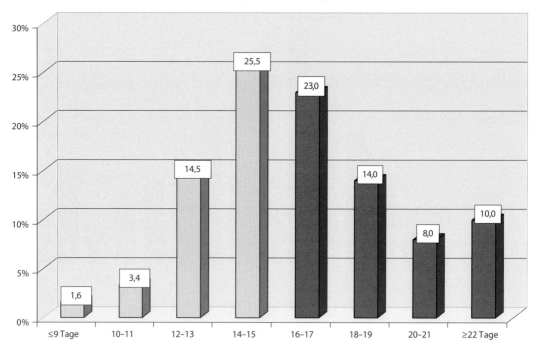

Abb. 9.3   Länge der Follikelphase (n = 9.075 Zyklen) [8]

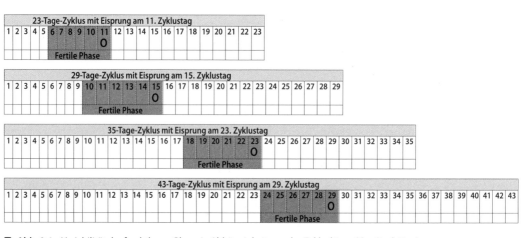

Abb. 9.4   Variabilität der fruchtbaren Phase in Abhängigkeit von der Zykluslänge (O = Ovulation)

9.3.1   Altersabhängigkeit

Die Zyklusvariabilität weist eine deutliche Altersabhängigkeit auf. In den 3–4 Jahren nach der Menarche und in der Prämenopause gelten größere Schwankungen als normal. Dass die Einregulierung des Zyklusgeschehens deutlich länger dauern kann, ist weitgehend unbekannt. Vollman fand in seiner umfangreichen Datenbank 5 Jahre nach der Menarche in knapp 40 % der Zyklen verlängerte Follikelphasen von ≥20 Tagen und auch 10 Jahre nach der ersten Blutung war dies noch in jedem 3. Zyklus der Fall [23].

Mit zunehmendem Alter wird die Follikelphase stetig kürzer. Sie reicht von durchschnittlich 17,7 Tagen bei den 20- bis 24-Jährigen bis zu 14,3 Tagen bei den 40- bis 44-Jährigen, um danach wieder länger und unregelmäßiger zu werden [10, 23]. Diese altersabhängige Verkürzung der Eireifungsdauer und damit die Vorverlagerung der Ovulation reflektiert nach van Zonneveld die Akzeleration der Follikelselektion bei stetig abnehmender Größe der Follikelkohorte (abnehmende ovarielle Reserve) [20].

Auch altersunabhängig ist ein Kürzer werden der Follikelphase nach neueren Untersuchungen von Brodin et al. ein einfach zu bestimmender, hoch signifikanter klinischer Marker für abnehmende Fruchtbarkeit bei der einzelnen Frau [4, 19].

9.3.2 Variabilität der fruchtbaren Phase

Die Unregelmäßigkeit des Zyklus ist allgemein bekannt. Sie bezieht sich aber für die meisten Frauen lediglich auf das verspätete oder verfrühte Auftreten ihrer nächsten Menstruation. Der viel wichtigere Zusammenhang mit der Verschiebung der fruchtbaren Phase ist den meisten Frauen nicht bewusst. Auch bei unregelmäßigen Menstruationen überwiegt die Vorstellung, dass der Eisprung um den 14. Tag stattfindet und die fruchtbare Zeit etwa vom 11.–16. Zyklustag dauert. Eine Studie von Wilcox et al. erfuhr vor einigen Jahren mit angeblich neuen Erkenntnissen zur großen Variabilität des Ovulationszeitpunktes große Beachtung in der Öffentlichkeit [24]. Dass Frauen oft nicht in der »Zyklusmitte«, sondern an den unterschiedlichsten Zyklustagen ihren Eisprung haben und damit – auch unbeabsichtigt – schwanger werden können, ist jedoch altbekannt und sollte endlich Eingang in die Biologiebücher finden.

In Fehrings Untersuchung lagen lediglich bei 25 % der Frauen alle fruchtbaren Tage zwischen dem 10.–17. Zyklustag (6-tägiges fertiles Fenster) [8]! Wilcox fand ebenfalls nur bei knapp 50 % der Frauen die gesamten fruchtbaren Tage innerhalb dieses Fensters. Wie in ◘ Abb. 9.4 dargestellt, sind in einem 23-Tage-Zyklus die Tage 6–11 potenziell fruchtbar, in einem 43-Tage-Zyklus die Tage 24–29.

Konsequenzen in der Praxis

- Der Zyklustag allein lässt keine zuverlässige Aussage über den Fruchtbarkeitsstatus zu.
- Das Ausrechnen der fruchtbaren Tage ist zu riskant, um eine Schwangerschaft zu vermeiden, und für den Kinderwunsch nicht hilfreich, da der Verkehr evtl. zur falschen Zeit stattfindet.
- Viele Frauen glauben, sie könnten zu Beginn des Zyklus nicht schwanger werden. Bei kürzeren Zyklen können jedoch bereits die Tage 6–8 (evtl. noch während der ausklingenden Periode) fruchtbar sein (◘ Abb. 9.4, Beispiel 1).
- Manche Frauen geben an, sie seien »kurz vor ihrer Periode« schwanger geworden und glauben an einen doppelten Eisprung. Dabei hat sich im Empfängniszyklus lediglich die Phase der Eireifung verlängert und der »einzige« Eisprung erst spät stattgefunden.
- Tritt ihre Periode nicht zum üblicherweise erwarteten Zeitpunkt ein, investieren viele Frauen aus Angst, schwanger zu sein, in den nächsten Schwangerschaftstest. Diese Angst ist häufig unbegründet, da es sich nur um einen verlängerten Zyklus mit später Ovulation handelt. Für Frauen, die aufgrund der Selbstbeobachtung wissen, in welcher Zyklusphase sie sich befinden, sind diese Ausgaben überflüssig und solche Situationen kein Grund zur Beunruhigung.
- Viele Untersuchungen, die die Variabilität des natürlichen Zyklus offenbaren, ziehen daraus den Schluss, dass eine natürliche Familienplanung nicht verlässlich möglich ist [2, 25]. Dabei wird meist davon ausgegangen, dass die fruchtbaren und unfruchtbaren Tage errechnet und an bestimmten Zyklustagen festgemacht werden. Mit der modernen NFP hat dies jedoch nichts zu tun. Bei der symptothermalen Methode wird die potenziell fruchtbare Zeit durch die Selbstbeobachtung der Körperzeichen im jeweils aktuellen Zyklus bestimmt.

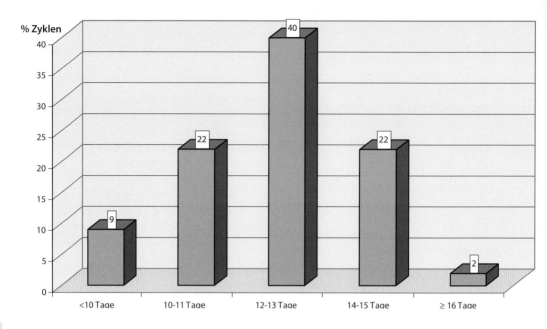

% Zyklen

⊡ **Abb. 9.5**   Prozentuale Verteilung der Länge der Lutealphase (n = 8.933 Zyklen) [9]

9.4   Lutealphase

Im Gegensatz zur Follikelphase ist die Lutealphase relativ konstant. Ihre Länge wird mit 10–16 Tagen angegeben, wobei die Art und Weise der Phasenbestimmung (z. B. Operationsbefunde, Hormonmarker, Basaltemperaturanstieg) berücksichtigt werden muss. Auf der Temperaturkurve markiert der 1. Tag der Temperaturhochlage den Beginn der Lutealphase. Wie in ⊡ Abb. 9.5 dargestellt, sind 12- bis 13-tägige Hochlagen mit einem Anteil von fast 40 % am häufigsten [18]. Hochlagen von 10–11 Tagen sind etwa genauso häufig wie diejenigen mit 14–15 Tagen (ca. 22 %). Eine Hochlagendauer von ≥16 Tagen haben nur 2,1 % der Zyklen. Eine Online-Umfrage (NFP-Forum 2007; ▶ Anhang) ergab bei 153 NFP-Anwenderinnen fast identische Ergebnisse. Dauert die Hochlage mehr als 18 Tage, kann man mit größter Wahrscheinlichkeit von einer Schwangerschaft ausgehen [14].

9.4.1   Lutealinsuffizienz

Es gibt zahlreiche Untersuchungen zum Thema Lutealinsuffizienz. Nach wie vor besteht Uneinigkeit darüber, wie sie definiert ist, wie häufig sie auftritt, woran man sie erkennen kann und sogar, ob sie überhaupt existiert. Eine Verkürzung der Temperaturhochlage auf weniger als 10 Tage gilt seit den 1960er Jahren als pathologisch im Sinne einer Lutealinsuffizienz (⊡ Abb. 9.6) [6, 7, 16]. Der betreffende Zyklus gilt als infertil. In einer Untersuchung des NFP-Forschungsprojektes (8.933 Zyklen) waren 9 % der Hochlagen kürzer als 10 Tage [10].

■ **Basaltemperatur als diagnostisches Mittel**
An der Universität Heidelberg wurde in einem Kinderwunschkollektiv, in dem eine Häufung von Lutealinsuffizienzen zu erwarten war, die Länge der Temperaturhochlage mit der »mittlutealen« Progesteronkonzentration verglichen. Die Zwischenergebnisse (n=80) sprechen für die Legitimation der Basaltemperaturkurve als Diagnostikum einer Lutealinsuffizienz [14]. Fast immer (eine Ausnahme) wenn der Progesteronspiegel suffizient war (≥10 ng/ml), betrug auch die Temperaturhochlage

Kommentar

Zyklusauswertung zur Empfängnisverhütung (◘ Abb. 9.6): Die fruchtbare Zeit beginnt in diesem Zyklus am 6. Zyklustag und endet in doppelter Kontrolle am Abend des 19. Zyklustages.

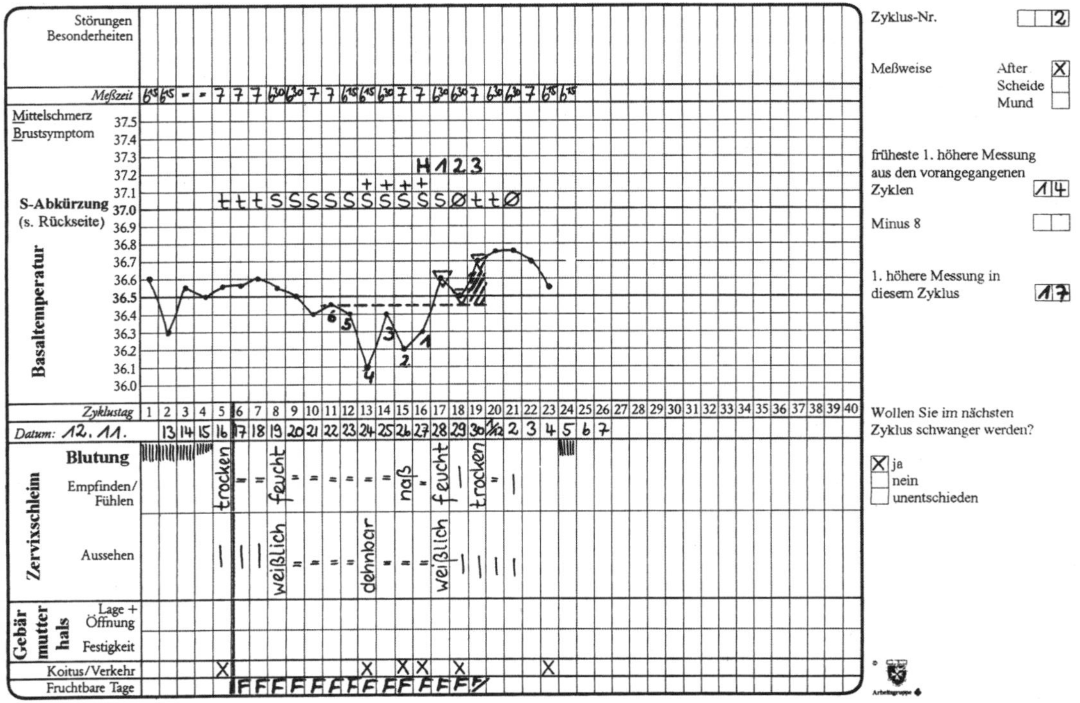

◘ **Abb. 9.6** Zyklusbeispiel einer Corpus-luteum-Insuffizienz: Temperaturhochlage von 7 Tagen bei einer 24-jährigen Frau mit Kinderwunsch

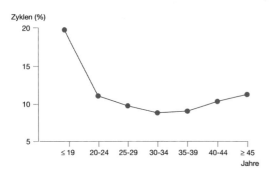

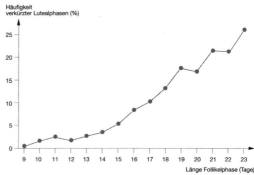

Abb. 9.7 Häufigkeit verkürzter Temperaturhochlagen (<10 Tage) in Abhängigkeit vom Alter der Frau (n = 8.933) [18]

Abb. 9.8 Häufigkeit verkürzter Lutealphasen in Abhängigkeit von der Länge der Follikelphase (n = 9.075) [10]

mindestens 10 Tage. Umgekehrt wurden Temperaturhochlagen von weniger als 10 Tagen immer auch von insuffizienten Progesteronspiegeln begleitet. Die verkürzte Temperaturhochlage ist somit ein verlässlicher Hinweis auf eine Lutealinsuffizienz und macht den Marker Basaltemperatur insbesondere für eine Verlaufsbeobachtung hilfreich.

Als weitere Indizien für eine Lutealinsuffizienz gelten allgemein auch ein langsamer Temperaturanstieg sowie eine geringe Differenz zwischen Tief- und Hochlage. Dies wird unseres Erachtens überbewertet, da sowohl bei langsamen Anstiegen als auch bei geringen Niveauunterschieden Konzeptionen dokumentiert sind [10].

■ **Frauen im Alter zwischen 30 und 40 Jahren am stabilsten**

In der Untersuchung des NFP-Forschungsprojektes liegt der prozentuale Anteil insuffizienter Lutealphasen bei den bis 19-Jährigen bei 16,7 %, sinkt dann bei den 30- bis 39-Jährigen auf ein Minimum von 7,9 % und steigt in der Gruppe der 40- bis 45-Jährigen wieder etwas an (9,6 %) (■ Abb. 9.7) [18]. Vollman et al. bestätigen diese Altersabhängigkeit [15, 23].

Konsequenzen für die NFP-Anwendung
Häufige Zyklen mit Lutealinsuffizienz können die Akzeptanz der NFP beeinträchtigen. Obwohl sich der Zyklus im Nachhinein als infertil herausstellt, müssen die NFP-Regeln wie üblich angewandt und eine fruchtbare Phase eingehalten werden. Die unfruchtbare Zeit ist durch die verkürzte Hochlage sogar noch weiter reduziert.

9.4.2 Abhängigkeit der Lutealphase von der Länge der Follikelphase

Die deutsche Zyklusdatenbank hat interessante Ergebnisse zur Abhängigkeit der Lutealphase von der Länge der Follikelphase geliefert [10]. Diese zeigen, dass bei Zyklen mit ausgesprochen frühen Ovulationen (mit Follikelphasen von ≤10 Tagen; 1,4 % der Zyklen), die Corpus-luteum-Phase jeweils ausreichend lang (suffizient) ist. Somit muss z. B. ein 22-Tage-Zyklus mit einer 9-tägigen Follikelreifungsphase und einer 13-tägigen Lutealphase als hochfertiler Zyklus angesehen werden. Wie aus ■ Abb. 9.8 zu ersehen, liegt bei Follikelphasen von bis zu 14 Tagen der Anteil verkürzter Lutealphasen unter 5 %. Er steigt jedoch mit zunehmender Länge der Follikelphase ständig an. Bei einer Follikelphase von 3 Wochen beträgt der Anteil an insuffizienten Gelbkörperphasen bereits 20 %. Diese Ergebnisse sind zwar die Bestätigung dafür, dass eine Störung in der Follikelreifung auch eine gestörte Gelbkörperfunktion nach sich ziehen kann, gleichzeitig ist es bemerkenswert, dass in der Mehrheit der Fälle die Lutealphase suffizient bleibt.

Fehring et al. haben sogar nur geringfügig häufiger verkürzte Lutealphasen nach langen Follikelphasen feststellen können (141 Frauen, 1.060 Zyklen, Bestimmung des Ovulationszeitpunktes durch LH-Kit im Urin) [8].

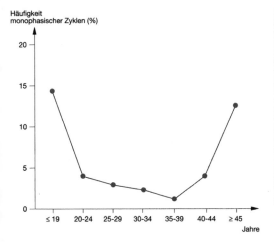

Häufigkeit
monophasischer Zyklen (%)

Abb. 9.9 Häufigkeit monophasischer Zyklen in Abhängigkeit vom Alter der Frau (n = 9.401) [10]

9.5 Anovulatorischer Zyklus und Amenorrhoe

Zeigt ein Basaltemperaturverlauf keine Hochlage, wird die Kurve als »monophasisch« beschrieben. Der Zyklus gilt als anovulatorisch (► Kap. 6, ► Abb. 6.7a). Bei anhaltend monophasischem Temperaturverlauf mit Ausbleiben der Blutung über mehr als 90 Tage spricht man definitionsgemäß von einer Amenorrhoe.

Während Untersuchungen in Sterilitätskliniken erwartungsgemäß einen höheren Anteil an monophasischen Temperaturkurven ergaben, waren es bei erwiesenermaßen fruchtbaren Frauen je nach Untersuchung 1,7 bis maximal 7 % [6, 10, 12, 17, 23].

Auch der monophasische Temperaturverlauf ist deutlich **altersabhängig**. Unter den ca. 10.000 unselektierten Temperaturkurven des NFP-Forschungsprojektes waren insgesamt 2,9 % monophasisch. Aufgeschlüsselt nach Alter ergab sich folgendes Bild: In der Gruppe der bis 19-Jährigen werden noch 14,3 % monophasische Zyklen beobachtet. Ihr Anteil reduziert sich bei den 35- bis 39-Jährigen auf 1 % und nimmt vom 40. Lebensjahr an wieder zu (Abb. 9.9) [10].

Konsequenzen für die NFP-Anwendung

Die Auswirkungen eines monophasischen Temperaturverlaufs für die NFP sind offensichtlich:

Da keine postovulatorisch infertile Phase abgegrenzt werden kann, folgt nach der unfruchtbaren Phase am Zyklusanfang »Fruchtbarkeit« bis zum Zyklusende. Dieser Zyklusverlauf tritt normalerweise zu selten auf, um sich limitierend auf die Akzeptanz der NFP auszuwirken. In Situationen jedoch, in denen monophasische Verläufe physiologisch sind (z. B. post partum), treten die Grenzen der NFP zutage.

Die angebliche Ovulation ohne Temperaturanstieg wird in ► Kap. 10.6 erläutert.

9.6 Zyklusveränderungen in verschiedenen Lebensphasen

Die hormonelle Normalsituation und die verschiedenen Schweregrade der Ovarialinsuffizienz äußern sich in den dargestellten Zyklusformen. Die Übergänge von gesund zu pathologisch, von fertil zu infertil sind fließend: angefangen von ovulatorischen Zyklen mit normaler Phasenlänge über eine Verlängerung der Follikelphase als Ausdruck einer Follikelreifungsstörung bis hin zu infertilen Zyklusformen wie Lutealinsuffizienz, anovulatorischem Zyklus und schließlich Amenorrhoe.

Welche Zyklusform auftritt, hängt von verschiedenen Faktoren ab. Insbesondere aber das **Lebensalter** der Frau spielt hier eine entscheidende Rolle. Länge, Variabilität und Vollwertigkeit des Zyklus stehen in engem Zusammenhang mit dem natürlichen Reifungs- und Alterungsprozess. In den ersten Jahren nach der Menarche sind unregelmäßige Zyklen mit langen Follikelphasen, verkürzten Lutealphasen und monophasische Zyklen geradezu physiologisch. Ihr Anteil nimmt mit zunehmender Reife in den folgenden Jahren stetig ab. Der Stabilisierungsprozess kann sich bis in die Altersgruppe der 20- bis 25-Jährigen fortsetzen. Am stabilsten sind die Zyklusverläufe der 30- bis 39-Jährigen. Die Verkürzung der Follikelphase setzt sich noch bis in die Altersgruppe der 40- bis 45-Jährigen fort. Während das Zyklusgeschehen in dieser Phase erstaunlich stabil ist, nehmen die Zyklusstörungen nach dem 45. Lebensjahr deutlich zu.

Abgesehen vom Alter der Frau gibt es andere **Lebenssituationen, in denen Zyklusstörungen physiologisch sind** oder gehäuft auftreten können:

- nach einer Schwangerschaft, in der Stillzeit und nach Abort
- nach Absetzen von hormonellen Kontrazeptiva

Schließlich gibt es **pathologische Zustände**, vornehmlich der endokrinen Drüsen, die Zyklusstörungen hervorrufen können, wie z. B. das Syndrom der polyzystischen Ovarien, Hyperprolaktinämie, Schilddrüsenfunktionsstörungen.

Zahlreiche **äußere und innere Einflüsse**, wie z. B. Diät, Reisen, Klimaveränderungen, Krankheiten und Stress in jeglicher Form, können den normalen Zyklusablauf beeinträchtigen (hypothalamische Ovarialinsuffizienz). Es gibt jedoch große individuelle Unterschiede: Manche Frauen reagieren offenbar sehr sensibel mit deutlich gestörten Zyklusformen auf anscheinend »geringfügige« Einflüsse. Andere dagegen scheinen – was das Zyklusgeschehen angeht – sehr robust und wenig beeinflussbar. Nicht selten ist eine »Zyklusverschiebung« ein Signal des eigenen Körpers an die Frau und sollte aufmerksam wahrgenommen werden. Zu einem pathologischen Zustand werden Zyklusstörungen, wenn sie über längere Zeit andauern und außerhalb der Lebenssituationen auftreten, in denen sie »physiologisch« sind.

Literatur

1. Arbeitsgruppe NFP (1988) Natürliche Methoden der Familienplanung. Schriftenreihe des Bundesministeriums für Jugend, Familie, Frauen und Gesundheit. Kohlhammer, Stuttgart, Berlin, Köln
2. Baerwald AR, Adams GP, Pierson RA (2003) Characterization of ovarian follicular wave dynamics in women. Biol Reprod 69: 1023-31
3. Brayer FT, Chiazze L, Duffy BJ (1969) Calendar rhythm and menstrual cycle range. Fertil Steril 20: 279-88
4. Brodin T, Bergh T, Berglund L, Hadziosmanovic N, Holte J (2008) Menstrual cycle length is an age-independent marker of female fertility: results from 6271 treatment cycles of in vitro fertilization. Fertil Steril 90:1656-61
5. Creinin MD, Keverline S, Meyn LA (2004) How regular is regular? An analysis of menstrual cycle regularity. Contraception 70: 289-92
6. Döring G (1963) Über die Häufigkeit des anovulatorischen Zyklus im Leben der Frau. Arch Gynäkol 119: 115-23
7. Döring G (1965) Physiologie und Pathologie der Basaltemperatur bei der Frau und ihre diagnostische Bedeutung. Fortschritte in der Medizin 83: 885-7
8. Fehring RJ, Schneider M, Raviele K (2006) Variability in the phases of the menstrual cycle. J Obstet Gynecol Neonatal Nurs 35: 376-84
9. Frank-Herrmann P (2006) 28 Tage sind nicht die Regel. Ärztliche Praxis Gynäkologie 5: 30-32
10. Freundl G, Baur S, Bremme M, Döring G (1991) Natürliche Familienplanung: Neue Technologien und Studien zur Methode. BMJFG
11. Gorrindo T, Lu Y, Pincus S, Riley A, Simon JA, Singer BH et al. (2007) Lifelong menstrual histories are typically erratic and trending: a taxonomy. Menopause 14: 74-88
12. Hartman CG (1962) Science and the safe period. Williams and Wilkins, Baltimore, MD
13. Herrmann H (1991) Unbeabsichtigte Schwangerschaften bei Anwendung der symptothermalen Methode der Natürlichen Familienplanung (NFP) in verschiedenen Lebenssituationen. Med Dissertation, Universität Düsseldorf.
14. Jacobs C, Frank-Herrmann P, Jenetzky E, Strowitzki T (2006) Self-observation of the fertile window in the menstrual cycle by the infertility patient: diagnostic relevance and spontaneous pregnancy rate. Hum Reprod 21, Suppl 1
15. Lenton EA, Landgren BM, Sexton L (1984) Normal variation in the length of the luteal phase of the menstrual cycle: identification of the short luteal phase. Br J Obstet Gynaecol 91: 685-9
16. Ober K (1952) Aufwachtemperatur und Ovarialfunktion. Klinische Wochenschrift 30: 357-64
17. Raith E (1982) Die modernen Methoden der natürlichen Familienplanung. Med Dissertation, Universität München
18. Rosmus T (1992) Die Selbstbeobachtung der Frau durch die symptothermale Methode der natürlichen Familienplanung (NFP) unter besonderer Berücksichtigung von Zyklusphänomenen, Störfaktoren und Praktikabilität der Methode. Med Dissertation, Universität Düsseldorf
19. Small CM, Manatunga AK, Klein M, Feigelson HS, Dominguez CE, McChesney R (2006) Menstrual cycle characteristics: associations with fertility and spontaneous abortion. Epidemiology 17:52-60
20. Small CM, Manatunga AK, Marcus M (2007) Validity of self-reported menstrual cycle length. Ann Epidemiol 17: 163-70
21. Treloar AE, Boynton RE, Behn BG, Brown BW (1967) Variation of the human menstrual cycle through reproductive life. Int J Fertil 12:77-126.
22. van Zonneveld P, Scheffer GJ, Broekmans FJ, Blankenstein MA, de Jong FH, Looman CW et al. (2003) Do cycle disturbances explain the age-related decline of female fertility? Cycle characteristics of women aged over 40 years compared with a reference population of young women. Hum Reprod 18:495-501
23. Vollman R (1977) The menstrual cycle. WB Saunders, Philadelphia, London, Toronto
24. Wilcox AJ, Dunson D (2000) The timing of the »fertile window« in the menstrual cycle: day specific estimates from a prospective study. BMJ 321 (7271): 1259-62
25. Wilcox AJ, Weinberg CR, Baird DD (1995) Timing of sexual intercourse in relation to ovulation – effects on the probability of conception, survival of the pregnancy, and sex of the baby. New Engl J Med 333: 1517-21

Diagnostische Möglichkeiten mit der »Natural Cycle Monitoring Method« (NCM-Methode)

Heutzutage ermöglichen diagnostische Methoden wie Sonographie und Hormonbestimmung ein exaktes »Zyklusmonitoring«. Sie sind jedoch aufwändig und teuer und für die Frauen mit Stress verbunden. Gleichzeitig rückt die »natürliche« Fertilität angesichts ihrer allgegenwärtigen Beeinflussung und vielfältigen Beeinträchtigung als wertvolles Gut zunehmend in den Fokus des Interesses. Erfreulicherweise setzt sich in diesem Zusammenhang auch in Fachkreisen mehr und mehr die Erkenntnis durch, dass die Frau selbst in der Lage ist, ohne großen Aufwand eine aussagekräftige Zyklusaufzeichnung durchzuführen. Dies findet seinen Niederschlag in der gynäkologischen Praxis, wo Patientinnen durch die Selbstbeobachtung und Dokumentation der Zyklussymptome (»natural cycle monitoring method«, NCM-Methode) in die Basisdiagnostik mit eingebunden werden [3, 4, 7, 9].

10.1 Zyklusaufzeichnung als Diagnostikum

Mit der Selbstbeobachtung und Zyklusaufzeichnung wird auf einfache und nichtinvasive Weise eine differenzierte Beurteilung der Zyklussituation möglich (◻ Abb. 10.1): Ein biphasischer Temperaturverlauf mit normaler Länge von Follikel- und Lutealphase und korrelierendem Zervixschleimmuster weist einen fertilen Zyklus aus. Eine verlängerte Temperaturtieflage ist Ausdruck einer Follikelreifungsstörung, eine verkürzte Hochlage weist auf eine Lutealinsuffizienz hin und ein monophasischer Temperaturverlauf auf einen anovulatorischen Zyklus.

Die Zyklusaufzeichnung lässt jedoch keinen Schluss auf die zugrunde liegende Ursache der jeweiligen Zyklusstörung zu. Dennoch gibt sie Aufschluss über deren Schweregrad und ist äußerst nützlich für die Verlaufsbeurteilung (◻ Abb. 10.2).

> **Vorteile der NCM-Methode**
> ▬ Einfaches und frühzeitiges Erkennen von Pathologien des Zyklusgeschehens:
>   – Eisprung vorhanden?
>   – Verlängerte Follikelreifung?
>   – Normales Blutungsmuster?
>   – Lutealinsuffizienz?
>   – Pathologischer Ausfluss?
> ▬ Zeitliche Optimierung von diagnostischen und therapeutischen Maßnahmen:
>   – Gezielte Diagnostik und Therapie zum geeigneten Zykluszeitpunkt
>   – Vermeidung von Wiederholungsuntersuchungen
>   – Zeit- und Kostenersparnis
> ▬ Unterstützung bei Kinderwunsch:
>   – Bessere Terminierung des Verkehrs innerhalb des fertilen Fensters, insbesondere bei unregelmäßigen Zyklen
>   – Genaue Bestimmung von Konzeptions- und Geburtstermin
> ▬ Zugewinn an Körperkompetenz der Frauen:
>   – Größere Zufriedenheit
>   – Bessere Compliance bei notwendigen medizinischen Maßnahmen
> ▬ Möglichkeit der Zyklusforschung an großen Untersuchungsreihen und Langzeitstudien

10.2 Bestimmung des Ovulationszeitpunktes

Angesichts der beträchtlichen Schwankungsbreite der Zykluslängen auch bei gesunden Frauen (▶ Kap. 9) gelingt es in der gynäkologischen Praxis oft nicht, den Ovulationszeitraum auf Anhieb zu lokalisieren. Nicht selten muss die Patientin mehrmals einbestellt werden. Die Zyklusbeobachtung mit Hilfe der NCM-Methode durch die Frau selbst macht es möglich, das fertile Fenster festzustellen und sogar in unregelmäßigeren Zyklen den Ovulationszeitraum auf etwa ±1 Tag einzugrenzen (▶ Abb. 9.4; ▶ Kap. 7). Wie nützlich diese Zyklusbeobachtung sein kann, verdeutlicht das folgende Fallbeispiel (◻ Abb. 10.3).

physiologisch	Biphasischer Temperaturverlauf mit normal langer hypothermer und hyperthermer phase und normalem Zervixschleimmuster	➞	Fertiler Zyklus
	Zervixschleim	➞	Hinweis auf östrogene Aktivität
	Höhepunkt des Schleimsymptoms und Temperaturanstieg	➞	Ovulationszeitraum Konzeptionszeitpunkt
	Verlängerte hypertherme Phase (> 18 Tage)	➞	Schwangerschaft
pathologisch	Verlängerte hypotherme Phase Evtl. mehrere oder verlängerte Episoden mit Zervixschleim	➞	Gestörte Follikelreifung bis hin zur Oligomenorrhoe
	Verkürzte hypertherme Phase	➞	Lutealinsuffizienz
	Monophasischer Temperaturverlauf	➞	Fehlende Ovulation
	Monophasischer Temperaturverlauf ohne Blutung über mehr als 90 Tage	➞	Amenorrhoe

◘ Abb. 10.1   Die Zyklusaufzeichnung als Diagnostikum

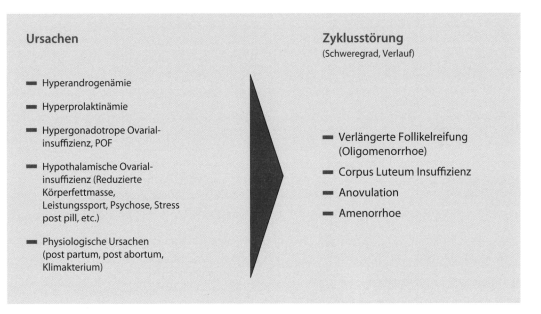

Ursachen

- Hyperandrogenämie
- Hyperprolaktinämie
- Hypergonadotrope Ovarial-
insuffizienz, POF
- Hypothalamische Ovarial-
insuffizienz (Reduzierte
Körperfettmasse,
Leistungssport, Psychose, Stress
post pill, etc.)
- Physiologische Ursachen
(post partum, post abortum,
Klimakterium)

Zyklusstörung
(Schweregrad, Verlauf)

- Verlängerte Follikelreifung
(Oligomenorrhoe)
- Corpus Luteum Insuffizienz
- Anovulation
- Amenorrhoe

◘ Abb. 10.2   Hormonelle Ursachen und Formen von Zyklusstörungen

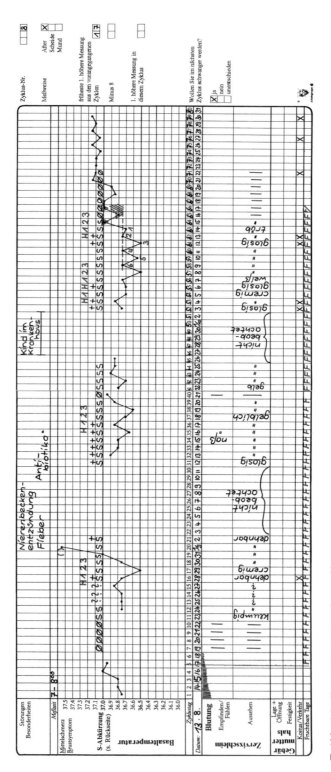

Abb. 10.3   Konzeption in einem Stresszyklus

10.3 Einmaliger Stresszyklus mit verlängerter Follikelphase

Frauen mit normalerweise regelmäßigen Zyklen, die ihre fruchtbare Zeit einfach nur ausrechnen, laufen Gefahr, in Stresssituationen unbeabsichtigt schwanger zu werden. Denn in solchen Situationen kann es zu einer Zyklusverschiebung (Auftreten eines einzelnen langen Zyklus im Sinne eines »Ausreißers«) kommen. Auch bei Frauen mit Kinderwunsch kann dies Schwierigkeiten bereiten, Konzeptionszeitpunkt, Schwangerschaftsalter und Geburtstermin richtig zu bestimmen.

Fallbeispiel (◨ Abb. 10.3)
- 29-jährige Frau
- 1 Kind
- Kinderwunsch
- bisher regelmäßige Zyklen zwischen 26 und 34 Tagen
- NFP-Erfahrung seit 8 Zyklen

Verlauf:
- Mehrere Zervixschleimphasen von guter Qualität (S+)
- Höhepunkt des Schleimsymptoms am 62. Zyklustag
- Erste höhere Temperaturmessung am 64. Zyklustag
- Ovulationszeitpunkt am 63. Zyklustag (±1)

Durch die regelmäßige Beobachtung des Schleimsymptoms konnte die Frau die mögliche fruchtbare Zeit erkennen. Dies ermöglichte den »vergleichsweise seltenen« Sexualkontakt zur hochfruchtbaren Zeit (61. bis 62. Zyklustag, »glasiger« Zervixschleim), was schließlich zur gewünschten Schwangerschaft führte.

■■ **Kommentar: Zyklusauswertung zur Empfängnisverhütung**
Die fruchtbare Zeit beginnt nach der 5-Tage-Regel am 6. Zyklustag (Zervixschleim deutlich später) und endet in doppelter Kontrolle am Abend des 66. Zyklustages

10.4 Genaue Ermittlung von Konzeptions- und Entbindungstermin

Im dargestellten Fallbeispiel wird deutlich, dass der Entbindungstermin anhand der Zyklusaufzeichnung weitaus präziser bestimmt werden kann als nach der letzten Menstruation. Bei dieser Patientin mit regelmäßiger Zyklusanamnese würde nach der Nägele-Regel ein 7 Wochen früherer Termin errechnet als nach der am Konzeptionstermin orientierten Berechnung.

Eine Zyklusaufzeichnung kann durch die genaue Festlegung des Schwangerschaftsalters sehr hilfreich zur Klärung der Situation sein, z. B. bei
- Diagnose eines drohenden Aborts
- Plazentainsuffizienz
- Kindlicher Retardierung
- Fraglicher Übertragung

10.5 Oligomenorrhoe – Follikelreifung oft »wellenförmig«

Das Zervixschleimmuster verläuft parallel zum Östrogenspiegel. Bei gestörter Follikelreifung zeigen sich als Ausdruck des schwankenden Östrogenspiegels deshalb oft mehrere Zervixschleimphasen. Die Follikelreifung bricht zwischendurch ab und der Östrogenspiegel sinkt entsprechend, was am Verschwinden oder Qualitätsabfall des Zervixschleims zu erkennen ist. Wird die Follikelreifung fortgesetzt, steigt der Östrogenspiegel erneut und der Zervixschleim tritt wieder auf. Dieser Prozess kann sich mehrmals wiederholen und wird deswegen als »wellenförmige« Follikelreifung beschrieben (◨ Abb. 10.3) [2].

Es ist jedoch ebenso möglich, dass die hypothalamisch-hypophysär-ovarielle Achse über einen längeren Zeitraum supprimiert ist. Die anhaltend niedrige Östrogenkonzentration spiegelt sich in der Abwesenheit von beobachtbarem Zervixschleim und in einem Gefühl von Trockenheit im Scheidenbereich wider. Ein Anstieg der Östrogenkonzentration kann selbst nach Wochen von der Frau durch die einsetzende Zervixschleimsekretion erkannt werden.

Schließlich kann eine Oligomenorrhoe auch mit langen, ununterbrochenen Zervixschleimphasen und unterschiedlich hohen Östrogenspiegeln einhergehen. Gelegentlich kann eine hormonaktive Follikelzyste die Ursache sein (persistierender Follikel). Ob eine langjährige Oligomenorrhoe mit einer relativen Hyperöstrogenämie zu einem erhöhten Endometriumkarzinomrisiko beiträgt, ist unklar.

10.6 Verlaufsbeobachtung einer Amenorrhoe durch Zyklusmonitoring

Unabhängig von der zugrunde liegenden Ursache einer Amenorrhoe kann die beginnende Normalisierung der Ovarialfunktion von der Patientin dank der Zyklusbeobachtung mitverfolgt werden. Wiederholte Zervixschleimphasen sprechen für eine ausreichende Östrogenisierung, sodass in diesem Fall auf eine Hormonsubstitution zur Osteoporoseprophylaxe verzichtet werden kann. Durch gezielte Östrogenbestimmung während der Zervixschleimphasen lässt sich dies verifizieren.

Fallbeispiel
- 25-jährige Studentin
- seit 7 Jahren amenorrhoisch
- Z.n. Essstörung
- 172 cm, 50 kg

Bei Erstvorstellung:
- niedriger Östrogenspiegel (E2-Wert 16 pg/ml)
- übriger Hormonstatus o.B.

Verlauf:
- Gewichtszunahme um 3 kg
- Zyklusmonitoring (Zervixschleimbeobachtung mit NCM-Methode)

Nach einer Gewichtszunahme von 3 kg traten zunächst wiederholte Episoden mit Zervixschleim auf, in denen gezielt der Östrogenspiegel bestimmt wurde. Es zeigten sich deutlich angestiegene E2-Werte (43 pg/ml), sodass

---

ohne weitere therapeutische Intervention (Hormongabe zur Osteoporoseprophylaxe) bis zum Einsetzen der ersten Blutung (4 Monate nach Gewichtszunahme) zugewartet werden konnte. Anschließend entwickelte sich zunächst eine Oligomenorrhoe von 35–40 Tagen.

10.7 Lutealphasendiagnostik zum richtigen Zeitpunkt

Die Lutealinsuffizienz ist die häufigste gynäkologisch-endokrinologische Fehldiagnose. Angesichts der natürlichen Zyklusvarianz erfolgt die Progesteronbestimmung oft zur falschen Zeit (► Kap. 9). Die standardisierte Blutabnahme am 19., 21. und/oder 23. Zyklustag (Ovulationstag +7) – ausgehend von einer Ovulation um den 12.–16. Zyklustag – verfehlt diese in $1/3$ aller Zyklen (► Abb. 9.3) [5]. Selbst eine 3fache Blutabnahme wird den »mittlutealen« Zeitpunkt nicht erfassen, wenn die Ovulation am 24. Zyklustag eintritt. Mit Hilfe der Selbstbeobachtung der Patientin lassen sich hier aufwändige Mehrfachbestimmungen oder Fehldiagnosen vermeiden (◘ Abb. 10.4).

Ein weiterer Vorteil des »Zyklusmonitorings« liegt darin, sich nicht nur auf punktuelle Hormonmessungen verlassen zu müssen, sondern mehrere Zyklen über einen längeren Zeitraum hinweg beurteilen zu können. Dadurch lässt sich feststellen, ob die Lutealinsuffizienz gehäuft auftritt und somit fertilitätsrelevant ist (in einem gesunden Kollektiv treten etwa 8 % lutealinsuffiziente Zyklen auf; ► Kap. 9). In diesem Fall ist es nicht ratsam, einer Patientin zu sagen, sie könne nicht schwanger werden, da auch Frauen mit häufigeren Lutealinsuffizienzen zwischendurch suffiziente Zyklen aufweisen.

Kommentar

Anhand der Zyklusbeobachtung können die diagnostischen Maßnahmen besser geplant werden (■ Abb. 10.4): Besuch beim Gynäkologen zum Postkoitaltest z. B. am 19. Zyklustag und Blutabnahme für die Progesteronbestimmung am 28. Zyklustag.

Zyklusauswertung zur Empfängnisverhütung

Nach der Minus-8-Regel, in doppelter Kontrolle mit dem Schleimsymptom, sind die ersten 6 Tage unfruchtbar. In doppelter Kontrolle von Zervixschleim und Temperatur endet die fruchtbare Phase am Abend des 24. Zyklustages.

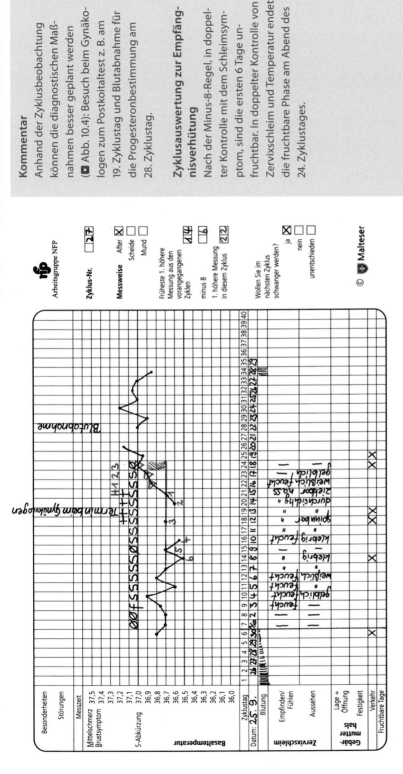

■ **Abb. 10.4** Diagnostische Maßnahme zum richtigen Zeitpunkt: 33-jährige Frau, seit 2 Jahren unerfüllter Kinderwunsch, Zykluslänge »fast immer« 28–30 Tage

Kommentar

In ◘ Abb. 10.5b kristallisiert sich nach Einklammern der Störungen der biphasische Temperaturverlauf klar heraus (▶ Kap. 4.2.3). Die erste höhere Messung ist am 14. Zyklustag. Zervixschleim von guter Qualität und eine weiche, hoch stehende, geöffnete Zervix sowie Mittelschmerz weisen auf die hochfruchtbare Phase hin.

Zyklusauswertung zur Empfängnisverhütung

Die fruchtbare Zeit beginnt nach der 5-Tage-Regel, in doppelter Kontrolle mit dem Schleimsymptom, am 6. Zyklustag. Sie endet entsprechend der 2. Temperaturausnahmeregel in

doppelter Kontrolle mit dem Schleimsymptom am Abend des 17. Zyklustages

Das Zyklusbeispiel in ◘ Abb. 10.5 zeigt, dass eine ausführliche Selbstbeobachtung und Dokumentation auf einem adäquaten Zyklusblatt die Interpretation der Temperaturkurve erleichtert: Beide Male ist derselbe Temperaturverlauf dargestellt, einmal auf einem kleinen, in der Sterilitätsberatung üblichen Kurvenblatt, das andere Mal auf dem für die NFP entwickelten Zyklusblatt [1]. Werden Messzeitverschiebungen, Störungen und Besonderheiten im Lebensrhythmus der Frau auf dem Zyklusblatt notiert, lassen sich viele Temperaturschwankungen erklären.

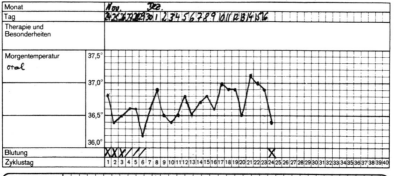

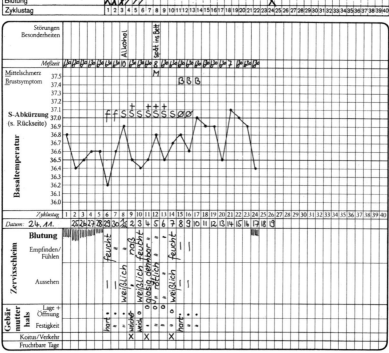

◘ **Abb. 10.5** Sterilitätspatientin (34-jährig, kein Kind) mit Kinderwunsch seit einem Jahr und NFP- Erfahrung seit 5 Zyklen. **a** Temperaturkurve auf einem in der Sterilitätssprechstunde üblichen Kurvenblatt. **b** Derselbe Temperaturverlauf zusammen mit Störfaktoren und weiteren Fruchtbarkeitssymptomen auf einem für die NFP konzipierten Zyklusblatt.

10.8 Zyklusinterpretation ist nicht schwierig

> **Tipps**
>
> **Interpretation der Zyklusaufzeichnung durch den Frauenarzt**
> - Zyklusblatt verwenden, das die Dokumentation mehrerer Zyklussymptome sowie Messzeit und Störungen zulässt (Zyklusblatt zum »Download« auf www.nfp-online.de)
> - Dokumentierte Störungen der Temperatur einklammern und vernachlässigen
> - Nicht nach einem Temperaturtiefpunkt suchen! Zufällige Zacken nach unten (Dip, Nadir) sind nicht identisch mit dem Ovulationstag (▶ Kap. 7.2)
> - Eine optisch biphasische Temperaturkurve ist ein Beweis für eine stattgefundene Ovulation (Ausnahme: das sehr seltene LUF-Syndrom)
> - Die Ovulation liegt in der Phase zwischen der besten Zervixschleimqualität und dem Anstieg der Basaltemperatur

In der Literatur gibt es Angaben, wonach es in bis zu 20 % der Fälle trotz Ovulation nicht zu einer Temperaturerhöhung kommt [6]. Diese Temperaturkurven wurden jedoch fälschlicherweise als »monophasisch« und damit als anovulatorisch fehlinterpretiert. Ursachen sind:
- falsche Messtechnik (▶ Kap. 4.2.3)
- nicht dokumentierte Störfaktoren (▶ Kap. 4.2.3)
- mangelnde Erfahrung in der Kurveninterpretation (▶ Kap. 4.3.1)

In Korrelationsstudien (mit täglichem Ultraschall bzw. Hormonmessungen) konnte keine Ovulation nachgewiesen werden, die nicht auch mit einer Temperaturhochlage verbunden waren (▶ Kap. 7). Bei richtiger Kurveninterpretation liegt der Anteil der monophasischen Zyklen mit lediglich 2–3 % im physiologisch zu erwartenden Bereich [5, 8].

Literatur

1. Arbeitsgruppe NFP (2008) Natürlich und Sicher. Arbeitsheft. Trias, Stuttgart
2. Baerwald AR, Adams GP, Pierson RA (2003) Characterization of ovarian follicular wave dynamics in women. Biol Reprod 69: 1023-31
3. Frank-Herrmann P, Strowitzki T, Wischmann T, Gnoth C, Freundl G (2002) FertilityAwareness in der Hormonsprechstunde – ein Pilotprojekt an der Universität Heidelberg. Kongress der Deutschen Gesellschaft für Gynäkologie und Geburtshilfe (DGGG). Arch Gynecol Obstet 267 (Suppl. 1): 95
4. Frank-Herrmann P, Gnoth C, Baur S, Strowitzki T (2006) Natürliche Familienplanung. Der Gynäkologe 39: 671-7
5. Freundl G (1991) BMJFFG-Projekt: Natürliche Familienplanung: Neue Technologien und Studien zur Methode, Düsseldorf
6. Guermandi E, Vegetti W, Bianchi MM, Uglietti A, Ragni G, Crosignani P (2001) Reliability of ovulation tests in infertile women. Obstet Gynecol 97: 92-6
7. Hilgers T (2004) The Medical and Surgical Practice of NaProTechnology. Pope Paul VI Institute, Omaha
8. Rosmus T (1992) Die Selbstbeobachtung der Frau durch die symptothermale Methode der natürlichen Familienplanung (NFP) unter besonderer Berücksichtigung von Zyklusphänomenen, Störfaktoren und Praktikabilität der Methode. Med Dissertation, Universität Düsseldorf
9. Stanford, JB, Parnell TA, Boyle PC (2008) Outcomes from treatment of infertility with natural procreative Technology in an Irish general practice. J ABFM 5:375-84

Natürliche Familienplanung bei Kinderwunsch und unerfülltem Kinderwunsch

Immer mehr Frauen wissen um die herausragende Bedeutung des Zervixschleims als Fruchtbarkeitsindikator. Der simple Ratschlag, »auf den Zervixschleim zu achten«, ist für viele Frauen, die sich ein Kind wünschen, schon ein wichtiger Tipp.

Frauen mit Kinderwunsch sind in der Regel aufgeschlossen, mehr über ihren Körper zu erfahren und sich intensiv mit den Zeichen der Fruchtbarkeit auseinanderzusetzen. Häufig scheuen sie keine Mühe, die Symptombeobachtung und -dokumentation zu erlernen, denn auf diese Weise bietet sich ihnen die Möglichkeit, aus einer oft eher passiven Rolle herauszutreten und aktiv mitzuwirken bzw. »aktiv abzuwarten«.

Zunächst ist es beruhigend, mit Hilfe der Selbstbeobachtung zu erfahren, dass »mit dem Zyklus alles in Ordnung ist«. Darüber hinaus kann eine positive Einstellung zu Körper und Fruchtbarkeit gefördert werden und damit der Erfüllung des Kinderwunsches dienlich sein. Es gibt jedoch auch Frauen – meist solche mit längerem unerfülltem Kinderwunsch – für die die Selbstbeobachtung ungeeignet ist, weil sie einen zusätzlichen Stressfaktor darstellt.

11.1   Fruchtbares Fenster selbst erkennen

Frauen mit Kinderwunsch müssen nicht die Methoden- und Auswertregeln, die für eine sichere Vermeidung einer Schwangerschaft unverzichtbar sind, erlernen. Es geht lediglich darum, mit Hilfe der »natural cycle monitoring method« (NCM (natural cycle monitoring method)-Methode) die Zeichen der hochfruchtbaren Phase zu erkennen und im Zyklusblatt zu dokumentieren (▶ Abb. 10.5b).

> **Potenzielle Fruchtbarkeit**
> - Von Beginn des Schleimsymptoms bis 3 Tage nach dessen Höhepunkt bzw. bis einschließlich der 1. höheren Temperaturmessung
> - Größte Empfängniswahrscheinlichkeit an Tagen mit Zervixschleim von bester Qualität (glasig, durchsichtig, wie Eiweiß, spinnbar) bis zum Höhepunkt des Schleimsymptoms und 3 Tage danach

> - Weitere Zeichen hoher Fruchtbarkeit:
>   - weiche, hoch stehende Zervix mit offenem Muttermund
>   - Mittelschmerz
>   - Ovulationsblutung bzw. blutig tingierter Zervixschleim

11.2   Sexualverkehr während des ganzen Zyklus oder gezielt im fruchtbaren Fenster?

Derzeit gibt es eine wissenschaftliche Grundsatzdebatte über den Nutzen der Selbstbeobachtung zur Steigerung der Empfängniswahrscheinlichkeit. Die Frage, ob sich durch gezielten Verkehr während des fertilen Fensters die Zeitspanne bis zum Eintritt einer Schwangerschaft verkürzen lässt, steht dabei im Mittelpunkt. Oder reicht der simple Rat, wöchentlich 2- bis 3-mal Verkehr zu haben?

Unbestritten ist der Nutzen eines am Fruchtbarkeitsoptimum orientierten Sexualkontaktes (»fertility-focused intercourse«) für
- Frauen mit unregelmäßigen Zyklen und Oligomenorrhoe (z. B. nach Absetzen der Pille)
- Frauen mit habituell kurzen Zyklen und frühen Ovulationen
- Paare mit seltenerem Geschlechtsverkehr und
- bei eingeschränktem Spermiogramm (leicht bis mittelgradig)

Während die American Society for Reproductive Medicine (ASRM) in ihrer Leitlinie den 1- bis 2-tägigen Verkehr während des ganzen Zyklus zur Optimierung der Schwangerschaftswahrscheinlichkeit empfiehlt, wird dort jedoch als Alternative auch die Feststellung des fruchtbaren Fensters mit Hilfe der Zervixschleimbeobachtung dargestellt. Diese Kenntnis des fertilen Fensters kann – bei gleichbleibender Wahrscheinlichkeit – für viele Paare durchaus weniger Stress bedeuten [1]

Wie oft soll ein Paar nun während der fruchtbaren Phase Verkehr haben? Täglich oder in größeren Abständen? Nach Aussagen der American Society for Reproductive Medicine haben Abstinenzintervalle von mehr als 5 Tagen negativen Einfluss auf die Spermienzahl [1]. Statistische Berechnungen zur Empfängniswahrscheinlichkeit befürworten bei Paaren mit normaler Fruchtbarkeit täglichen Geschlechtsverkehr (GV) innerhalb des fertilen Fensters, trotz evtl. abnehmender Spermienkonzentration [32]. Ob bei täglichen GV im Vergleich zu 2- bis 3-tägigem GV ein Nutzen in Form einer geringfügig höheren Empfängniswahrscheinlichkeit in der Realität tatsächlich besteht (und nicht nur in parametrischen statistischen Modellen), ist nicht nachgewiesen.

Die hervorragenden Schwangerschaftsraten aus der Time-to-pregnancy-Studie von Gnoth et al. beruhen darauf, dass die Frauen ihr fertiles Fenster selbst beobachteten und ihnen empfohlen wurde, während der fruchtbaren Zeit nicht seltener als alle 2–3 Tage Verkehr zu haben (▶ Kap. 11.4) [20].

Vorgehensweise bei Frauen mit Kinderwunsch in der Praxis
Beginnender Kinderwunsch
- Einführung der Patientin in die Selbstbeobachtung und Zyklusdokumentation (▶ Anhang)
    - Broschüre mit Anleitung zur Zervixschleimbeobachtung und Basaltemperaturmessung, z. B. Praxisbuch »Natürlich und Sicher« der Arbeitsgruppe NFP.
    - NFP-Beratung unter www.nfp-online.de
- Empfehlungen zum Sexualverhalten
    - Geschlechtsverkehr während der Zervixschleimphase bis 3 Tage nach dem Höhepunkt des Schleimsymptoms
    - falls Temperatur gemessen wird, bis zur 1. höheren Temperaturmessung einschließlich

Bei unerfülltem Kinderwunsch am Zyklusmonitoring orientierte Basisdiagnostik
1. Besuch:
    - Anamnese und Befund
    - Einführung in die Selbstbeobachtung und Empfehlungen zum Sexualverhalten
    - Terminierung des 2. Besuchs am Anfang des nächsten Zyklus

2. Besuch: Hormonstatus am Zyklusanfang:
    - basale Hormone (FSH, LH, E2, Testosteron, DHEAS, Prolaktin, TSH)
    - Terminierung des nächsten Besuchs zum Fertilitätsoptimum: »Kommen Sie am Tag, nachdem Sie erstmals glasigen, dehnbaren Zervixschleim beobachtet haben!«
3. Besuch zum Fertilitätsoptimum:
    - Besprechung und Beurteilung der Zyklusaufzeichnung
    - Ultraschall (Follikelgröße, Endometrium)
    - Hormone: LH, Östradiol
    - Postkoitaltest (sofern GV am Vorabend)
    - Terminierung des nächsten Besuchs in der »Mittlutealphase«: bei sprungreifem Follikel in 7 Tagen bzw. am 7. Tag der Temperaturhochlage bzw. am 7. Tag nach dem Höhepunkt des Schleimsymptoms
4. Besuch: Lutealphasendiagnostik
    - Hormonbestimmung: Progesteron, Östradiol, LH

11.3 Dauer bis zum Eintritt einer Schwangerschaft

Allgemein gilt die Empfehlung für Paare mit Kinderwunsch, sich nach einem Jahr vergeblichen Bemühens in ärztliche Behandlung zu begeben. Dies basiert auf der Annahme, dass innerhalb eines Jahres 85 % der Frauen spontan schwanger werden (60 % davon bereits nach einem halben Jahr). Die Hälfte der verbleibenden 15 % wird in der Folgezeit ebenfalls ohne medizinische Intervention schwanger.

Untersuchungen von Gnoth et al. mit der deutschen Zyklusdatenbank weisen darauf hin, dass der Zeitraum bis zum Eintreten einer Schwangerschaft mit Hilfe von »fertility-focused intercourse« deutlich verkürzt werden kann: Bereits nach einem einzigen Zyklus waren 38 % der Frauen schwanger, nach 3 Zyklen 68 %, nach 6 Zyklen 81 % und nach

◙ Tab. 11.1 Schwangerschaftswahrscheinlichkeit bei Frauen, die ihr fertiles Fenster mit der Sensiplan-Methode selbst beobachtet haben (Kumulative Berechnung über die Zyklen, in denen mindestens ein Sexualverkehr in diesem fertilen Fenster stattfand) (n = 340 Frauen) [20]

Zyklus	1	3	6	12
Kumulative Schwangerschaftswahrscheinlichkeit (Standardabweichung)	0,38 (0,026)	0,68 (0,026)	0,81 (0,022)	0,92 (0,017)

12 Zyklen 92 % (◙ Tab. 11.1). Die Untersuchung ist qualitativ aussagekräftig, weil es nur eine geringe vorzeitige Ausscheiderrate von Frauen, die nicht schwanger wurden, gab [20]. Wichtig sind in diesem Zusammenhang natürlich randomisierte Kontrollstudien, die Paare mit und ohne Instruktionen zum fertilen Fenster vergleichen [25]. In einer solchen Kontrollstudie an Frauen mit unerfülltem Kinderwunsch wurden die Schwangerschaftsraten mit und ohne Benutzung des Clearblue-Fruchtbarkeitsmonitors über 2 Zyklen verglichen (Clearblue 305; Kontrolle 348) (▶ Kap. 14). In der Gruppe »mit Gerät« fand sich eine signifikant höhere Schwangerschaftsrate (23 % vs. 14 %), wodurch erstmals in einer randomisierten Studie die Wirksamkeit des auf die fertile Phase fokussierten Sexualverkehrs nachgewiesen wurde [26].

11.4   Neue Definition von Subfertilität

Diese Zahlen sind so eindrucksvoll, dass Gnoth vorschlägt, eine neue Definition der Subfertilität bereits nach einem halben Jahr einzuführen, wenn Paare in diesem Zeitraum gezielt Verkehr in der fruchtbaren Zeit hatten [21]. Unter Einbeziehung der Selbstbeobachtung könnte dann bereits nach einem halben Jahr eine Basisfruchtbarkeitsuntersuchung schwerwiegende Sterilitätsursachen ausschließen (hormonelle Abklärung: Hyperandrogenämie, Hyperprolaktinämie, Schilddrüsendysfunktion, POF; Ausschluss mechanischer Obstruktionen: Ultraschall, HSK, Ultraschall-HSG, Spermiogramm). Bei unauffälligen Befunden kann weiter abgewartet werden, da in den folgenden 1–2 Jahren eine über 50 %ige Chance auf eine Spontanschwangerschaft bei weiterem fertilitätsbezogenem Verkehr besteht [6, 7, 19, 30]. Auf diese Weise ließen sich sowohl Unter- als auch Übertherapien vermeiden.

11.5   Empfängniswahrscheinlichkeit innerhalb des fertilen Fensters

Die Frage, an welchen Tagen innerhalb des fertilen Fensters die Empfängniswahrscheinlichkeit (»probability of conception«) am größten ist, ist in den letzten Jahren zunehmend in den Blickpunkt des Interesses gerückt. Europäische und amerikanische Datenbanken wurden mit speziell konstruierten, parametrischen statistischen Modellen analysiert [2–4, 8, 9, 14–16, 23, 24, 27, 28, 31, 34, 35]. Die Ergebnisse wurden berechnet in Beziehung zum Temperaturanstieg (◙ Abb. 11.1a), zum Höhepunkt des Schleimsymptoms (peak day) (◙ Abb. 11.1b) oder auch zur Ovulation, die durch Hormontests im Urin festgelegt wurde. Die Untersuchungen sind in ◙ Tab. 11.2 zusammengefasst. Übereinstimmend wurde die Dauer des fertilen Fensters von maximal 6 Tagen bestätigt, welches von 5 Tagen vor der Ovulation (Lebenszeit der Spermien) bis zum Ovulationstag (Lebenszeit der Eizelle) reicht. Diese 6 Tage sind jedoch, was die individuelle Frau bzw. das individuelle Paar angeht, keine fixe Größe. In einer neueren Studie fanden Fehring und Schneider eine deutliche inter- und intrapersonelle Schwankung des fruchtbaren Fensters bei Paaren mit normaler Fruchtbarkeit. Noch größer war die Varianz bei subfertilen Paaren. Dabei ergab sich eine enge Korrelation zwischen der Länge des fruchtbaren Fensters und der Schnelligkeit, mit der eine Schwangerschaft eintrat: Je länger das fruchtbare Fenster, umso rascher wurde die Frau schwanger [17]. Auch Keulers et al. fanden Hinweise auf eine Verkürzung des Fensters bei subfertilen Paaren [22].

Bezüglich des Tages der höchsten Empfängniswahrscheinlichkeit innerhalb dieses Zeitraums sind die Ergebnisse recht unterschiedlich (◙ Tab. 11.2), je nachdem, wie die Ovulation bestimmt und Fakto-

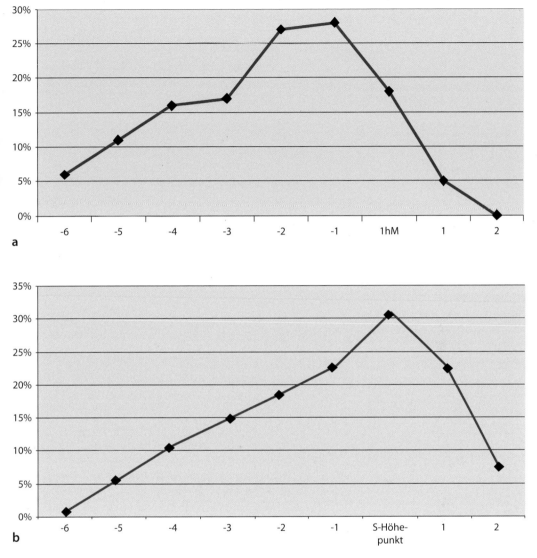

□ Abb. 11.1   a Konzeptionswahrscheinlichkeit in Beziehung zur 1. höheren Temperaturmessung (1hM) (n = 770 Zyklen; 97 Konzeptionen). **b** Konzeptionswahrscheinlichkeit in Beziehung zum Höhepunkt des Schleimsymptoms (S-Höhepunkt) (n = 689 Zyklen; 91 Konzeptionen)

ren wie Sexualverhalten, Fertilität des Paares und Alter gewichtet wurden.

Dass die Berechnung von Empfängniswahrscheinlichkeiten mit unterschiedlichen statistischen Modellen letztlich eine Schätzung und daher nicht unproblematisch ist, sieht man am Beispiel der US-Datenbank, die mehrmals reanalysiert wurde. Bei identisch definiertem Ovulationstag wird die Empfängniswahrscheinlichkeit im Jahr 1995 am

Ovulationstag mit 33 % angegeben, 4 Jahre später mit 20 % (□ Tab. 11.2) [11, 35]. In der Zwischenzeit waren in das statistische Modell verschiedene Parameter eingeführt worden, z. B. die Gewichtung zusätzlichen Geschlechtsverkehrs mit größerer Distanz zur Ovulation. Dies könnte auch bei den FERTILI-Daten die hohe Empfängniswahrscheinlichkeit 4 und 5 Tage vor dem Temperaturanstieg erklären. In letzterem Fall könnte aber auch eine re-

▣ Tab. 11.2   Untersuchungen zur Empfängniswahrscheinlichkeit innerhalb des fertilen Fensters (die rot markierten Zahlen geben jeweils die höchste Empfängniswahrscheinlichkeit an)

Datenbank	Empfängniswahrscheinlichkeit		Daten zur Untersuchung
	[%]	Zeitpunkt	
Referenzmarker: Höhepunkt des Schleimsymptoms			
Deutsche Datenbank 1991 [4, 18]	18 %	2 Tage vor S-Höhepunkt	178 Konzeptionen, 1.210 Zyklen
	27 %	1 Tag vor S-Höhepunkt	
	29 %	**Am Tag des S-Höhepunkts**	
	18 %	1 Tag nach S-Höhepunkt	
Europäische Datenbank FERTILI 2000 [8]	20 %	**2 Tage vor S-Höhepunkt**	881 Frauen, 386 Konzeptionen, 7.017 Zyklen
	18 %	1 Tag vor S-Höhepunkt	
	19 %	3 Tage vor S-Höhepunkt	**Einmaliger GV**
	24 %	2 Tage vor S-Höhepunkt	62 Konzeptionen, 483 Zyklen
	26 %	**1 Tag vor S-Höhepunkt**	
	12 %	Am S-Höhepunkt	
Creighton-Datenbank 2003 [31]	38 %	**Am Tag des S-Höhepunkts**	**Fertile Paare** 309 Frauen, 81 Konzeptionen, 1.681 Zyklen
	14 %	**Am Tag des S-Höhepunkts**	**Subfertile Paare** 117 Frauen, 30 Konzeptionen, 373 Zyklen
Italienische Datenbank 2006 [9, 28]	43 %	**Am Tag des S-Höhepunkts**	193 Frauen, 161 Konzeptionen, 2.755 Zyklen
	29 %	An Tagen mit S+	
Referenzmarker: Temperaturanstieg			
Deutsche Datenbank 1991 [4, 18]	27 %	1 und 2 Tage vor T-Anstieg	178 Konzeptionen, 1.210 Zyklen
Englische Datenbank (Barrett/Marshall) 1969 [2, 27]	40 %	**1 Tag vor T-Anstieg**	241 Frauen, 103 Konzeptionen, 2.192 Zyklen
	18 %	Tag des T-Anstiegs	
Europäische Datenbank FERTILI 2000 [8]	24 %	4 Tage vor T-Anstieg	881 Frauen, 386 Konzeptionen, 7.017 Zyklen
	26 %	**3 Tage vor T-Anstieg**	
	21 %	2 Tage vor T-Anstieg	
	10 %	1 Tag vor T-Anstieg	
	22 %	5 Tage vor T-Anstieg	**Einmaliger GV**
	27 %	**4 Tage vor T-Anstieg**	54 Konzeptionen, 458 Zyklen
	24 %	3 Tage vor T-Anstieg	
	19 %	2 Tage vor T-Anstieg	
	7 %	1 Tag vor T-Anstieg	
Referenzmarker: Ovulation			
Deutsche Datenbank 1991 [4, 18]	33 %	**Am Ovulationstag** (festgelegt aus T-Anstieg und S-Höhepunkt)	178 Konzeptionen, 1.210 Zyklen
US-Datenbank North Carolina 1995 [35]	33 %	**Am Ovulationstag** (hormonell bestimmt)	221 Frauen, 192 Konzeptionen, 625 Zyklen
	36 %	2 Tage vor Ovulation	**Einmaliger GV**
	34 %	1 Tag vor Ovulation	34 Konzeptionen, 129 Zyklen
	36 %	**Am Ovulationstag** (hormonell bestimmt)	
US-Datenbank North Carolina 1999 [11]	30 %	**1 Tag vor Ovulation**	221 Frauen, 192 Konzeptionen, 625 Zyklen
	20 %	Am Ovulationstag (hormonell bestimmt)	

11

lativ späte Festlegung des Temperaturanstiegs eine Rolle spielen (z. B. verzögert die benutzte »spikerule« den Tag des Temperaturanstiegs im Vergleich zu anderen Regelwerken).

11.5.1 Zervixschleim als prospektiver Fruchtbarkeitsmarker

Die Ergebnisse sprechen insgesamt für eine hohe Empfängniswahrscheinlichkeit am Höhepunkt des Schleimsymptoms und an den 2 Tagen zuvor. Nach der Reanalyse der Fertili-Datenbank durch Bigelow et al. spielt die Qualität des Schleimsymptoms innerhalb des fertilen Fensters eine deutlich größere Rolle als die Nähe zur Ovulation: Sexualverkehr einen Tag vor der Ovulation mit weniger guter Zervixschleimqualität hat eine niedrigere Konzeptionschance als 3 Tage vorher, jedoch mit bestem Zervixschleim. Daher empfehlen die Autoren Paaren mit Kinderwunsch, sich unabhängig vom genauen Ovulationszeitpunkt einfach an der besten Zervixschleimqualität zu orientieren [3]. Ähnlich äußern sich auch Scarpa et al. [28, 29]. Daher sind alle Tage mit Zervixschleim der guten Qualität von Bedeutung, nicht nur der Höhepunkt des Schleimsymptoms, zumal dieser erst retrospektiv als »Tag vor dem Qualitätsabfall« identifiziert werden kann und selbst eine gewisse Schwankungsbreite um die Ovulation aufweist (▶ Kap. 7). Nach den Ergebnissen von Dunson et al. ist der Zervixschleim als prospektiver Fruchtbarkeitsmarker den häufig empfohlenen LH-Kits überlegen, da er ein breiteres fruchtbares Fenster und damit die Möglichkeit für mehrere Sexualkontakte innerhalb des fruchtbaren Fensters bietet [12].

Auch in den amerikanischen Leitlinien der ASRM zur Optimierung der Schwangerschaftswahrscheinlichkeit wird die grundsätzliche Bedeutung des Zervixschleims für die Erkennung des fruchtbaren Fensters und der Ovulation noch einmal hervorgehoben [1].

11.5.2 Temperaturanstieg und Empfängniswahrscheinlichkeit

In allen erwähnten Studien ist die Konzeptionswahrscheinlichkeit am 1. Tag der erhöhten Temperatur schon wieder deutlich abgesunken. Diese Ergebnisse sind eine erneute Bestätigung dafür, dass die Basaltemperatur zur prospektiven Erfassung der hochfruchtbaren Zeit dem Zervixschleim deutlich unterlegen ist. Diese Tatsache sollte auch im Hinblick auf die diversen Temperaturcomputer bedacht werden, die explizit mit ihrem Einsatz für die Kinderwunschsituation werben, dafür jedoch im Grunde nur sehr eingeschränkt geeignet sind (▶ Kap. 14). Falls anhand der Temperaturkurve die hochfruchtbaren Tage bestimmt werden, kann der voraussichtliche Temperaturanstieg lediglich anhand vergangener Zyklen abgeschätzt werden. Sexualkontakt sollte dann innerhalb der 4 Tage vor dem erwarteten Anstieg stattfinden.

> ❗ Mit der Zervixschleimbeobachtung kann ein größeres fertiles Fenster identifiziert und damit eine höhere Schwangerschaftswahrscheinlichkeit erreicht werden als mit Teststreifen zur LH-Bestimmung, die nur die kurze periovulatorische Phase erfassen [32].

11.6 Abnehmende Fruchtbarkeit mit zunehmendem Alter

Sowohl in der deutschen als auch in der europäischen Datenanalyse zeigte sich eine deutliche Altersabhängigkeit der Schwangerschaftswahrscheinlichkeit [13]. Dabei war bei älteren Frauen sowohl die Zeitspanne bis zum Eintritt einer Schwangerschaft verlängert [20] als auch die Schwangerschaftswahrscheinlichkeit pro Tag innerhalb des fertilen Fensters vermindert. Die Wahrscheinlichkeit, schwanger zu werden, sinkt ab dem Ende des 2. Lebensjahrzehnts. Entscheidend dafür scheint die sog. »ovarielle Reserve« zu sein, definiert als die Anzahl und Qualität der im Eierstock verbleibenden Follikel [10].

Als sehr einfacher diagnostischer Marker kann nach Brodin et al. die zunehmende Verkürzung der Follikelphase herangezogen werden [5].

Frauen zwischen 35 und 39 Jahren haben eine 50 % geringere Chance, innerhalb des fertilen Fensters schwanger zu werden als 19- bis 26-jährige. Interessanterweise ist auch bei Männern ab 35 Jahren die Fruchtbarkeit zwar weniger deutlich, aber signifikant reduziert [13].

Keine eindeutige Aussage lässt sich derzeit zu der Frage machen, ob mit steigendem Alter auch die Überlebenszeit der Spermien im Zervixschleim abnimmt und sich damit das fertile Fenster verkürzt.

11.7 Erkennen einer Schwangerschaft anhand der Temperaturkurve

Auch wenn die Aussagekraft der Temperaturkurve zur Bestimmung der fruchtbaren Phase begrenzt ist, sollte man dennoch nicht auf das Messen verzichten. Denn die Temperatur ist ein einfaches und genaues Hilfsmittel, um eine Schwangerschaft in einem sehr frühen Stadium zu erkennen. Wenn die Menstruation ausbleibt und die **Temperaturhochlage mehr als 18 Tage anhält**, weiß die Frau ohne Schwangerschaftstest und weitere diagnostische Maßnahmen, dass sie schwanger ist. So kann sie frühzeitig ihre Lebensführung (z. B. Alkohol- und Zigarettenkonsum, Medikamenteneinnahme, Röntgenbestrahlung, Gefahren am Arbeitsplatz) der neuen Situation anpassen.

Literatur

1. American Society for Reproductive Medicine (2008) Optimizing natural fertility. Fertil Steril 90(3):1-6
2. Barrett J, Marshall J (1969) The risk of conception on different days of the menstrual cycle. Population Studies 23: 455-61
3. Bigelow JL, Dunson DB, Stanford JB, Ecochard R, Gnoth C, Colombo B (2004) Mucus observations in the fertile window: a better predictor of conception than timing of intercourse. Hum Reprod 19: 889-92
4. Bremme J (1991) Sexualverhalten und Konzeptionswahrscheinlichkeit. Med Dissertation, Universität Düsseldorf
5. Brodin T, Bergh T, Berglund L, Hadziosmanovic N, Holte J (2008) Menstrual cycle length is an age-independent marker of female fertility: results from 6271 treatment cycles of in vitro fertilization. Fertil Steril 90:1656-61
6. Brosens I, Brosens J (2006) Managing infertility with fertility-awareness methods. Sexuality, Reproduction & Menopause 4: 13-6
7. Brosens I, Gordts S, Valkenburg M, Puttemans P, Campo R, Gordts S (2004) Investigation of the infertile couple: when is the appropriate time to explore female infertility? Hum Reprod 19: 1689-92
8. Colombo B, Masarotto G (2000) Daily fecundability: First results from a new data base. Demographic Research 3/5: Internet edition
9. Colombo B, Mion A, Passarin K, Scarpa B (2006) Cervical mucus symptom and daily fecundability: first results from a new database. Stat Methods Med Res 15: 161-80
10. Devroey P, Fauser BCJM, Diedrich K (2009) Approaches to improve the diagnosis and management of infertility. Hum Reprod Update 0:0 1-18
11. Dunson DB, Baird DD, Wilcox AJ, Weinberg CR (1999) Day-specific probabilities of clinical pregnancy based on two studies with imperfect measures of ovulation. Hum Reprod 14: 1835-9
12. Dunson DB, Sinai I, Colombo B (2001) The relationship between cervical secretions and the daily probabilities of pregnany: effectiveness of theTwoDay Algorithm. Hum Reprod 16:2278-82
13. Dunson DB, Colombo B, Baird DD (2002) Changes with age in the level and duration of fertility in the menstrual cycle. Hum Reprod 17: 1399-2002
14. Dunson DB, Weinberg CR, Baird DD, Kesner JS, Wilcox AJ (2001) Assessing human fertility using several markers of ovulation. Stat Med 20:965-78.
15. Ecochard R (2005) Heterogeneity, the masked part of reproductive technology success rates. Rev Epidemiol Sante Publique 53 (Spec 2): 107-17
16. Ecochard R (2006) Heterogeneity in fecundability studies: issues and modelling. Stat Methods Med Res 15: 141-60
17. Fehring RJ, Schneider M (2008) Variability in the hormonally estimated fertile phase of the menstrual cycle. Fertil Steril 4:1232-35
18. Freundl G, Baur S, Bremme M, Döring G (1991) Natürliche Familienplanung: Neue Technologien und Studien zur Methode. BMJFG
19. Gnoth C, Frank-Herrmann P, Freundl G (2002) Opinion: natural family planning and the management of infertility. Arch Gynecol Obstet 267: 67-71
20. Gnoth C, Godehardt D, Godehardt E, Frank-Herrmann P, Freundl G (2003) Time to pregnancy: results of the German prospective study and impact on the management of infertility. Hum Reprod 18: 1959-66
21. Gnoth C, Godehardt E, Frank-Herrmann P, Friol K, Tigges J, Freundl G (2005) Definition and prevalence of subfertility and infertility. Hum Reprod 20: 1144-7
22. Keulers MJ, Hamilton CJ, Franx A, Evers JL, Bots RS (2007) The length of the fertile window is associated with

the chance of spontaneously conceiving an ongoing pregnancy in subfertile couples. Hum Reprod 22: 1652-6

23. Masarotto G, Romualdi C (1997) Probability of conception on different days of the menstrual cycle: an ongoing exercise. Adv Contracept 13: 105-15

24. Mikolajczyk R, Rauchfuss M, Lamm D (2001) Zum Problem der ungeplanten Schwangerschaften in einer hoch entwickelten Gesellschaft – Modellstudie auf einer Wochenstation in Berlin. Zentralbl Gynakol 123: 578-84

25. Pyper C, Bromhall L, Dummett S, Altman DG, Brownbill P, Murphy M (2006) The Oxford Conception Study design and recruitment experience. Paediatr Perinat Epidemiol 20 (Suppl 1): 51-9

26. Robinson JE, Wakelin M, Ellis JE (2007) Increased pregnancy rate with use of the Clearblue Easy Fertility Monitor. Fertil Steril 87: 329-34

27. Royston P, Ferreira A (1999) A new approach to modeling daily probabilities of conception. Biometrics 55: 1005-13

28. Scarpa B, Dunson DB, Colombo B (2006) Cervical mucus secretions on the day of intercourse: an accurate marker of highly fertile days. Eur J Obstet Gynecol Reprod Biol 125: 72-8

29. Scarpa B, Dunson DB, Giacchi E (2007) Bayesian selection of optimal rules for timing intercourse to conceive by using calendar and mucus. Fertil Steril 88: 915-924

30. Snick HK, Snick TS, Evers JL, Collins JA (1997) The spontaneous pregnancy prognosis in untreated subfertile couples: the Walcheren primary care study. Hum Reprod 12: 1582-8

31. Stanford JB, Smith KR, Dunson DB (2003) Vulvar mucus observations and the probability of pregnancy. Obstet Gynecol 101: 1285-93

32. Stanford JB, White GL, Hatasaka H (2002) Timing intercourse to achieve pregnancy: current evidence. Obstet Gynecol 100:1333-41

33. Stanford JB, Parnell TA, Boyle PC (2008) Outcomes from treatment of infertility with natural procreative technology in an Irish general practice. JABFM 5:375-84

34. Weinberg CR, Gladen BC, Wilcox AJ (1994) Models relating the timing of intercourse to the probability of conception and the sex of the baby. Biometrics 50: 358-67

35. Wilcox AJ, Weinberg CR, Baird DD (1995) Timing of sexual intercourse in relation to ovulation – effects on the probability of conception, survival of the pregnancy, and sex of the baby. N Engl J Med 333: 1517-21

Sicherheit, Akzeptanz und Anwendermerkmale

■ ■ »Natürlich verhüten« ist nicht gleich NFP:
— »Ich weiß, wann ich fruchtbar bin.«
— »Ich spüre meinen Eisprung.«
— »Am 8. oder am 26. Zyklustag kann man nicht schwanger werden.«
— »Mein Mann passt auf!«

Das allgemeine Vorurteil der mangelnden Sicherheit der Natürlichen Familienplanung ist nicht unbegründet: Viele Frauen sind mit »natürlicher Verhütung« unbeabsichtigt schwanger geworden. Näher nachforschend stellt man fest, dass die Formen und Möglichkeiten »natürlich zu verhüten« unzählig sind: Coitus interruptus, eine Rechnung »pi mal Daumen«, sich Verlassen auf den Mittelschmerz oder vage und völlig unzureichende Informationen zu einzelnen Methoden aus Zeitschriftenartikeln bzw. von einer Freundin. All das wird unter dem Namen »Natürliche Familienplanung« verstanden und ist denkbar unsicher. In einer repräsentativen Umfrage von Oddens zur Anwendung von Familienplanungsmethoden wurde unter dem Oberbegriff NFP neben der völlig obsoleten Kalendermethode sogar der Coitus interruptus aufgezählt, die symptothermale Methode dagegen nicht. Kein Wunder, dass nach diesen Umfrageergebnissen eine von drei Frauen »mit NFP« schwanger wurde [50].

Die Sicherheit der Natürlichen Familienplanung ist von 3 Faktoren abhängig:
1. Qualität der Methode
2. Anwenderpaar
3. Qualität der Information/Beratung

durch Anwendungsfehler oder das Abweichen von Methodenregeln bedingt sind. Alle seriösen Familienplanungsstudien stimmen darin überein, dass unbeabsichtigte Schwangerschaften, die durch Fehler in der Anwendung bedingt sind, der betreffenden Methode angelastet werden, z. B. wenn die Pille vergessen wird oder wenn bei der NFP Verkehr in der fruchtbaren Zeit stattfindet. Nach Döring ist »ein Benutzerfehler immer auch ein Methodenfehler, da es sich bei dieser Fehlerquelle um eine nachteilige Eigenschaft eben dieser Methode handelt« [14, 64]. Selbstverständlich ist diese Definition der unbeabsichtigten Schwangerschaft nicht gleichbedeutend mit unerwünschter Schwangerschaft [62].

Die **Methodensicherheit** ist die Schwangerschaftsrate aufgrund des Versagens der Methode selbst. Die Evaluierung dieser theoretischen Sicherheit gibt dem Anwenderpaar einen Anhaltspunkt, welche maximale Sicherheit es erreichen kann, wenn es die Methode korrekt anwendet.

Methodensicherheit
Rate der unbeabsichtigten Schwangerschaften pro 100 Frauen in einem Jahr bei korrekter Anwendung der Familienplanungsmethode (in unserem Kulturkreis: Schwangerschaftsrate von <1 erforderlich).

Gebrauchssicherheit
Rate der unbeabsichtigten Schwangerschaften pro 100 Frauen in einem Jahr im Alltagsgebrauch (umfasst methoden- und anwendungsbedingte Schwangerschaften).

12.1 Definition von Gebrauchssicherheit und Methodensicherheit

Wie sicher eine Familienplanungsmethode **unter Alltagsbedingungen** angewendet wird, ist die wichtigste Größe in der Beurteilung ihrer Wirksamkeit. Sie kommt in der sog. **Gebrauchssicherheit** zum Ausdruck.

Diese umfasst die Schwangerschaften, die sowohl durch das Versagen der Methode als auch

12.2 Berechnungsarten der Sicherheit

12.2.1 Pearl-Index

Methoden- und Gebrauchssicherheit werden klassischerweise nach der von Pearl entwickelten Formel berechnet [51]:

$$\frac{S \times 1200}{Z}$$

(S = Anzahl der unbeabsichtigten Schwangerschaften; Z = Anzahl der Anwendungszyklen; 1.200 = Umrechnungsfaktor auf 100 Frauenjahre)

Dieser sog. **Pearl-Index** entspricht der Anzahl der unbeabsichtigten Schwangerschaften, die auftreten, wenn 100 Frauen eine bestimmte Familienplanungsmethode ein Jahr lang benutzen, also in 100 Frauenjahren, klassischerweise berechnet auf 1.200 Zyklen (12 Zyklen pro Jahr) oder auch auf 1.300 Zyklen (Frauen haben durchschnittlich 13 Zyklen pro Jahr) [9].

Der Pearl-Index hat den Vorteil, dass er einfach zu berechnen ist. Nach wie vor werden Studienergebnisse zur Effektivität häufig nach dem Pearl-Index angegeben und sind deshalb miteinander vergleichbar. Da dem Pearl-Index jedoch mehrere grobe Vereinfachungen zugrunde liegen, kann er aus statistischer Sicht nicht mehr akzeptiert werden [27]. So werden beispielsweise Langzeit- und Kurzzeitanwender gleich bewertet und der Zyklus wird oft mit dem Kalendermonat gleichgesetzt.

12.2.2 Life-Table (Kaplan-Meier)

Mit dem sog. Life-Table wird das zeitabhängige Schwangerschaftsrisiko besser erfasst [34, 53]. In jedem einzelnen Anwendungsmonat werden alle Paare mit gleich langer Anwendung zusammengefasst und für den jeweiligen Anwendungszeitraum die Schwangerschaftsrate bestimmt. Der kumulative 12-Monats-Wert des Life-Table kann mit dem Pearl-Index verglichen werden (◘ Tab. 12.3).

12.2.3 »Perfect/Imperfect Use Approach«

In fast allen Studien zur Sicherheit von Familienplanungsmethoden werden zur Berechnung der Methodensicherheit – ob nach Life-Table oder Pearl-Index – zwar die anwendungsbedingten Schwangerschaften eliminiert, jedoch die übrig bleibenden Schwangerschaften auf die Gesamtzykluszahl bezogen, anstatt hier ebenfalls diejenigen mit nicht korrekter Nutzung abzuziehen. Deshalb sind üblicherweise Zahlen zur Methodensicherheit von Familienplanungsmethoden automatisch »zu

gut« berechnet, also überschätzt. Trussel et al. schlagen aus diesem Grund zur Sicherheitsberechnung ein Verfahren vor, das das Sexualverhalten miteinbezieht (»**perfect/imperfect use approach**«). Als Datenbasis wird hier die jeweilige Anzahl der Zyklen mit gleichem Sexualverhalten zugrunde gelegt (z. B. alle Zyklen ohne Verkehr in der fertilen Phase), was zu einer deutlich **strengeren Beurteilung der Methodensicherheit** führt. Das Problem dabei ist, dass von jedem Zyklus bekannt sein muss, ob die betreffende Familienplanungsmethode korrekt benutzt wurde. Im Falle der NFP muss neben Anfang und Ende der fertilen Phase auch das Sexualverhalten bekannt sein [13, 45, 66, 67].

> **»perfect use«**
> Alle Schwangerschaften während korrekter und konsequenter Benutzung der Familienplanungsmethode bezogen auf die Zyklen mit »perfect use«.

> **»imperfect use«**
> Alle Schwangerschaften während nicht korrekter Benutzung der Familienplanungsmethode bezogen auf die entsprechenden Zyklen.

12.3 Sicherheit der symptothermalen Methode Sensiplan

Im Rahmen der seit 1984 aufgebauten deutschen Zyklusdatenbank (▶ Kap. 1) wurde eine bundesweite, fortlaufende, prospektive Studie zur Anwendungssicherheit der symptothermalen Methode der Natürlichen Familienplanung durchgeführt [3, 21, 22–24, 30].

Bis 2007 nahmen an dieser klassischen Gebrauchssicherheitsstudie 900 Frauen mit 17.638 Zyklen teil. Alle Frauen waren Anfängerinnen in der NFP-Methode, zwischen 19 und 45 Jahre alt und hatten, um ein fertiles Kollektiv zu gewährleisten, Zykluslängen von 23–35 Tagen [21].

Die Frauen waren bereit, ihr Sexualverhalten auf dem Zyklusblatt zu vermerken und dort anzukreuzen, ob sie im nächsten Zyklus schwanger werden wollten oder nicht. Alle Schwangerschaften, die nicht vor der Konzeption als beabsichtigt angekündigt waren, wurden als unbeabsichtigt gewertet. Diese Schwangerschaftsklassifikation »prae conceptionem« spricht für die Qualität der Studie. Ein weiteres Qualitätsmerkmal ist die mit 6,3 % geringe Rate der Teilnehmerinnen, die aus den Augen verloren wurden.

Nach Abzug der 64 Frauen ohne komplette Angaben zum Sexualverhalten wendeten 39 % der Probandinnen ausschließlich NFP an (NFP-Anwender). Die Übrigen benutzten in rund der Hälfte aller Zyklen während der fruchtbaren Zeit zusätzlich Barrieremethoden (Mix-Anwender, »FAB-methods with barriers«).

> **Kollektivbeschreibung (n = 900 Frauen)**
> - Alter zwischen 19 und 29 Jahren (63 %)
> - Anfängerinnen der NFP-Methode (100 %)
> - mittleres Bildungsniveau (64 %); Universitätsabschluss (25 %); Hauptschule (11 %)
> - berufstätig oder in Ausbildung (60 %)
> - kein Kind (52 %)

12.3.1 Gebrauchssicherheit

Die Gebrauchssicherheit und Ausscheiderate aller Studienteilnehmerinnen zeigt ◻ Tab. 12.1. Die kumulative Schwangerschaftsrate (Life-Table) nach 13 Anwendungszyklen (etwa 1 Jahr) beträgt 1,8 %. Dieser Wert kann mit dem üblichen Pearl-Index verglichen werden.

12.3.2 Lernphase nicht unsicherer

Beachtung verdient, dass die Lern- und Anfängerphase, d. h. die ersten 3–6 Zyklen der NFP-Anwendung, nicht mit einem höheren Schwangerschaftsrisiko verbunden ist. Dies spricht auch für die Qualität der Beratung. Die Ausscheiderate wegen Schwierigkeiten oder Unzufriedenheit mit NFP beträgt nach einem Jahr 9 %. Es fand sich kein signifikanter Unterschied der Gebrauchssicherheit bei alleiniger NFP-Anwendung im Vergleich zur Mix-Anwendung. Einen statistisch signifikanten Unterschied gab es jedoch bei der Ausscheiderate: Diese

lag bei der Mix-Anwendung doppelt so hoch wie bei alleiniger NFP-Anwendung [21].

> **Ergebnisse zur Sicherheit der NFP**
> **Methodensicherheit (nach Trussel)**
> - NFP allein: 0,4 %
> - Mix-Anwender: 0,6 %
>
> **Gebrauchssicherheit (Life-Table, 13. Zyklus)**
> - NFP allein und Mix-Anwender: 1,8 %

12.3.3 Sicherheit in Abhängigkeit vom Sexualverhalten

▪ **Hohe Methodensicherheit bei »perfect use«** Bezogen auf alle Zyklen, in denen kein Sexualverkehr in der fruchtbaren Zeit stattfand, ergab sich eine Methodensicherheit von 0,4 (s. Tab. 12.2). Damit zählt die symptothermale Methode Sensiplan zu den hochsicheren Familienplanungsmethoden [25].

Keine einzige Schwangerschaft trat auf, nachdem die postovulatorisch unfruchtbare Zeit in doppelter Kontrolle bestimmt war. Jedoch traten 3 unbeabsichtigte Schwangerschaften bei Sexualverkehr in der von der Methode definierten unfruchtbaren Zeit am Zyklusanfang auf. Alle 3 bedingt durch einen Sexualverkehr am 5. Zyklustag, der nach der 5-Tage-Regel in der NFP-Methodik bis dahin als »generell« unfruchtbar galt. Ein solcher Schwangerschaftszyklus ist in ◻ Abb. 12.2 dargestellt. Untersucht man die Zyklusverläufe dieser unbeabsichtigt schwanger gewordenen Frauen, so stellt sich heraus, dass 2 von ihnen bereits in vorhergehenden Zyklen kurze Follikelphasen mit frühen Temperaturanstiegen, also offensichtlich frühe Ovulationen hatten. Um die an sich gute Methodensicherheit speziell für diese Anwendergruppe weiter zu optimieren, wurde das Regelwerk – wie in ▸ Kap. 4.3.2, dargestellt – dahingehend verändert, dass eine NFP-Anfängerin vom 1. Zyklus an überprüft, ob im abgeschlossenen Zyklus die Minus-8-Regel anstatt der 5-Tage-Regel zum Einsatz kommt und in den künftigen Zyklen berücksichtigt werden muss. Mit dieser Regel kann auch die altersbedingte Ver-

◻ Tab. 12.1 Gebrauchssicherheit und Ausscheiderate der symptothermalen Methode (Life-Table)

Zyklus	Frauen [n]	Zykluszahl kumulativ [n]	Unbeabsichtigte Schwangerschaften kumulativ [n]	Gesamtrate unbeabsichtigter Schwangerschaften [SA]	Ausscheiderate (Unzufriedenheit, Schwierigkeiten) [SA]
1	900	900	0	0	0,22 (0,16)
3	846	2.624	0	0	1,02 (0,34)
6	740	4.945	4	0,52 (0,26)	2,4 (0,53)
9	618	6.933	10	1,4 (0,44)	4,39 (0,72)
12	509	8.571	11	1,57 (0,47)	8,78 (1,11)
13	434	9.005	12	1,79 (0,42)	9,20 (1,15)
18	318	10.815	15	2,61 (0,7)	12,18 (1,4)
24	229	12.386	15	2,61 (0,7)	16,12 (1,74)

SA = Standardabweichung

◻ Tab 12.2 Sicherheit in Abhängigkeit vom Sexualverhalten während der fruchtbaren Zeit (n = 17.638 Zyklen) [22]

Sexualverhalten	Zyklen		Unbeabsichtigte Schwangerschaften		
	[n]	[%]	[n]	[%] pro 1.300 Zyklen	95 % CI
Abstinenz in der fruchtbaren Zeit	6.022	34,14	2	**0,43**	0,05
Abstinenz wahrscheinlich	2.625	14,88	1	0,49	0,01
Geschützter Verkehr in der fruchtbaren Zeit	4.375	24,80	2	**0,59**	0,07
Ungeschützter Verkehr in der fruchtbaren Zeit	2.353	13,34	14	7,46	4,15
Geschützter und ungeschützter Verkehr in der fruchtbaren Zeit	1.183	6,71	2	2,18	0,27
Genitalkontakt oder Coitus interruptus in der fruchtbaren Zeit	1.080	6,12	1	1,20	0,03

kürzung der Follikelphase (► Kap. 9.3.1) am ehesten erfasst werden.

■ **Methodensicherheit bei »imperfect use«**
Gemäß der Sicherheitsberechnung nach Trussel et al. werden alle Zyklen der Studie unter dem Blick-winkel des Sexualverhaltens in der fruchtbaren Zeit betrachtet [65, 66]. Dabei fällt auf, dass die Paare in etwa der Hälfte der Zyklen während der frucht-baren Zeit sexuell enthaltsam sind (»perfect use«), mit dem Ergebnis einer sehr guten Methodensi-cherheit. Interessanterweise findet sich in unserem

12

Kommentar

Eine 24-jährige Studentin (kein Kind, derzeit kein Kinderwunsch, NFP-Erfahrung seit 4 Jahren) mit Zykluslänge zwischen 21 und 33 Tagen und häufig verkürzten Temperaturhochlagen wird anwendungsbedingt schwanger (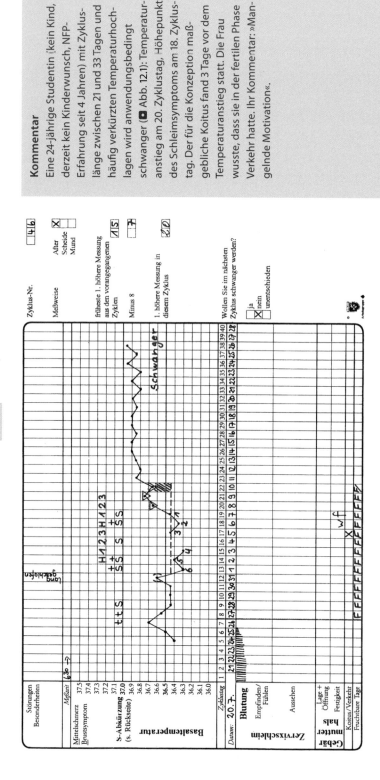 Abb. 12.1): Temperaturanstieg am 20. Zyklustag, Höhepunkt des Schleimsymptoms am 18. Zyklustag. Der für die Konzeption maßgebliche Koitus fand 3 Tage vor dem Temperaturanstieg statt. Die Frau wusste, dass sie in der fertilen Phase Verkehr hatte. Ihr Kommentar: »Mangelnde Motivation«.

■ Abb. 12.1 Zyklusbeispiel einer anwendungsbedingten Schwangerschaft

Kommentar

Eine 35-jährige Frau (1 Kind, derzeit kein Kinderwunsch, vom Intrauterinpessar zur NFP-Methode gewechselt) mit Zykluslänge zwischen 22 und 27 Tagen wird methodenbedingt schwanger (● Abb. 12.2): Temperaturanstieg am 11. Zyklustag, Höhepunkt des Schleimsymptoms am 12. Zyklustag. Der für die Konzeption maßgebliche Koitus fand am 5. Zyklustag statt, also 6 Tage vor dem Temperaturanstieg. In den vorangehenden Zyklen hatte der Temperaturanstieg bereits mehrmals am 11. Zyklustag stattgefunden. Da nach der damaligen Methodenregel die ersten 5 Tage »generell« als unfruchtbar galten, handelt es sich hier um eine methodenbedingte Schwangerschaft.

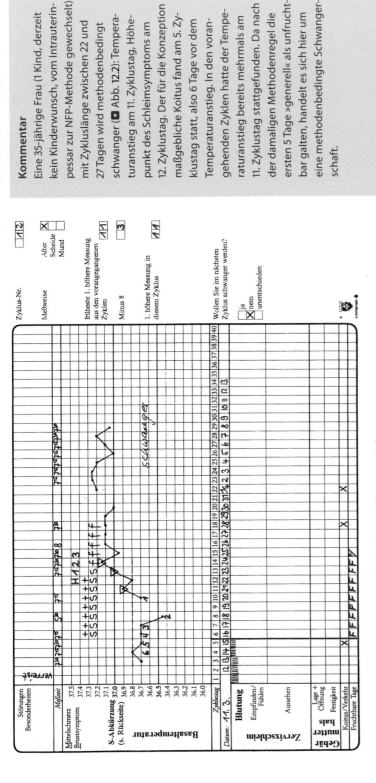

● Abb. 12.2   Zyklusbeispiel einer methodenbedingten Schwangerschaft

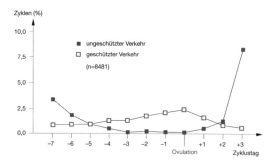

◘ Abb. 12.3   Letzter Sexualverkehr vor bzw. erster nach der Ovulation (n = 8.481 Zyklen). Die Ovulation wurde anhand des Temperaturanstiegs und Schleimhöhepunkts festgelegt [8].

Studienkollektiv kein signifikanter Unterschied in der Schwangerschaftsrate (0,6 %) (s. ◘ Tab. 12.2), wenn in der fruchtbaren Phase konsequent Kondome benützt werden, d. h. ausschließlich geschützter Verkehr stattfindet.

Die Schwangerschaftsrate steigt an, wenn in einem Zyklus sowohl geschützter als auch ungeschützter Verkehr stattfindet. Dies war bei 6,7 % der Zyklen der Fall und führte zu 2,2 % unbeabsichtigten Schwangerschaften. Natürlich ist die Schwangerschaftsrate am höchsten, wenn in der fruchtbaren Zeit ungeschützter Verkehr stattfindet (◘ Abb. 12.1). In unserem Kollektiv war dies in 13,3 % der Zyklen der Fall. Die Schwangerschaftsrate stieg in diesen Zyklen auf fast 7,5 % [22].

■ **»Kontrolliertes Risiko«**

Da der Wunsch nach Sexualverkehr situationsabhängig ist und in der NFP dann eine Entscheidung gegen diesen Wunsch getroffen werden muss, kommt es immer wieder einmal zur Übertretung der Regeln, zur Inkaufnahme des Risikos, in der Hoffnung, »es wird schon gut gehen« [18].

Es stellt sich die Frage, warum bei ungeschütztem Verkehr in der fruchtbaren Zeit die Schwangerschaftsrate angesichts der Empfängniswahrscheinlichkeit im fertilen Fenster nicht noch höher ist (▶ Kap. 11). Die Zyklusanalyse ergibt, dass ungeschützter Sexualverkehr häufig nur im Randbereich der fertilen Phase stattfindet (»kontrolliertes Risiko«), während in der hochfruchtbaren Zeit auf Verkehr verzichtet bzw. eine Barrieremethode benutzt wird. Den Abstand des letzten Verkehrs vor bzw. des ersten Verkehrs nach der geschätzten

Ovulation in 8.481 Zyklen, in denen NFP zum Vermeiden einer Schwangerschaft angewandt wurde, zeigt ◘ Abb. 12.3.

Die Zahl der Zyklen mit ungeschütztem Verkehr fällt bis zum 3. Tag vor der festgelegten Ovulation kontinuierlich ab und steigt ab dem 1. postovulatorischen Tag wieder an, während geschützter Verkehr relativ gleichmäßig verteilt ist und auch noch periovulatorisch stattfindet. Dass Verkehr im Randbereich der fruchtbaren Zeit offenbar ohne »größeres Risiko« möglich ist, spricht für die hohe Sicherheitsmarge der Methode [26].

■ **Anwendung je nach Sicherheitsbedürfnis**

Bei der NFP kann sich ein Paar je nach individuellem Bedürfnis in verschiedenen Sicherheitsbereichen bewegen. Einzelne Paare, die extrem sicher sein wollen, werden den Verkehr auf die postovulatorische Phase beschränken. Die Mehrheit wird auch den sicheren Bereich am Zyklusanfang »nutzen«. Schließlich gibt es noch Paare, die sich über kurz oder lang ein Kind wünschen, die im Sinne einer **bewussten Inkaufnahme des Risikos** auch an den Randbereichen, die von der Methode bereits als fruchtbar definiert sind, Geschlechtsverkehr haben. Sie wollen damit die »Abstinenzphase« verkürzen. Zu dieser Gruppe gehören auch diejenigen, die die Methode selbst abwandeln, sich z. B. nur auf die Zervixschleimbeobachtung oder die Zervixautopalpation verlassen, wohl wissend, dass sie damit keine optimale Sicherheit erreichen.

■ **Sicherheit bei langen, unregelmäßigen Zyklen**

In einer früheren Datenanalyse wurde untersucht, wie sicher die NFP für Frauen mit langen, unregelmäßigen Zyklen ist [31]. Die Einstufung als »unregelmäßig« erfolgte, wenn mehr als 10 % der Zyklen länger als 35 Tage waren.

Mit 9 unbeabsichtigten Schwangerschaften auf 2.415 Zyklen verschlechterte sich die Gebrauchssicherheit für dieses Anwenderkollektiv auf einen Pearl-Index von 4,5. Interessanterweise trat keine einzige methodenbedingte Schwangerschaft auf. Der Geschlechtsverkehr fand immer in der von der Regel definierten, relativ langen fruchtbaren Zeit statt. Bei Analyse dieses Anwenderkollektivs fallen typische Verhaltensweisen auf: Die Frauen führten oft unzureichende Aufzeichnungen und waren somit über die Zyklussituation nicht ausreichend informiert. Viele hielten sich am Zyklusanfang zu lange für unfruchtbar, in der Annahme, die Ovulation erfolge üblicherweise erst später. Die Problematik der NFP-Anwendung bei unregelmäßigen Zyklen liegt also nicht in einem Methodenversagen sondern in einer größeren Anzahl von Regelübertretungen infolge einer geringeren Akzeptanz. Frauen mit einer Oligomenorrhoe stellen somit eine Risikogruppe unter den NFP-Anwenderinnen dar.

■ **Länge der fruchtbaren Phase**
Für die Akzeptanz einer Methode, die einen zeitweiligen Verzicht auf Sexualverkehr fordert, ist die Dauer dieser Abstinenzphase nicht unwesentlich. Neben individuellen, zyklusbedingten Faktoren hängt die Länge der fruchtbaren Phase von den Auswertregeln der jeweiligen Methode ab. Der Median bei der symptothermalen Methode beträgt 14 Tage, Frauen mit unregelmäßigen Zyklen eingeschlossen. Am häufigsten dauert sie 11–12 Tage (22 %), dicht gefolgt von 13–14 Tagen (21 %). Fruchtbare Zeiten von ≤10 Tagen kommen in 11 % der Zyklen vor. Lange Zyklen haben erwartungsgemäß eine längere fruchtbare Phase (13 % der Zyklen >20 Tage) [24]. Bei der reinen Zervixschleimmethode nach Billings kam die WHO in einer 5-Länder-Studie auf durchschnittlich 17 fruchtbare Tage. Dies ist u. a. damit zu erklären, dass hier die Menstruationsblutung als fruchtbar gilt [73].

■ **Ausscheiderate**
Ein Anhaltspunkt für die Akzeptanz einer Methode ist die Rate derer, die die Studie unter Angabe von sog. Negativgründen wieder verlassen. In der deutschen Gebrauchssicherheitsstudie schieden nur 9,2 % wegen Schwierigkeiten oder Unzufriedenheit mit der NFP-Methode innerhalb eines Jahres aus. Selbst knapp zwei Drittel derjenigen, die unbeabsichtigt schwanger wurden, wollten danach die NFP wieder anwenden [21, 31].

Fazit für die Praxis: NFP ist eine sichere Alternative
Die symptothermale Methode Sensiplan mit ihrem in Deutschland angebotenen, spezifischen Beratungskontext ist hocheffizient. Ein hoher Sicherheitsstandard bei gleichzeitig überschaubarem

Regelwerk prägte die Weiterentwicklung der NFP-Methode der vergangenen 25 Jahre. Mit ihrem geringen Methodenversagen (wenn kein Verkehr bzw. kein ungeschützter Verkehr in der fruchtbaren Zeit) zählt sie zur Gruppe der hochsicheren Familienplanungsmethoden. Der Preis für die hohe Sicherheit ist eine relativ lange fruchtbare Phase. Derzeit gibt es noch keine natürliche Methode, die die fruchtbare Phase bei gleich bleibender Sicherheit deutlich verkürzt. Auch den Zykluscomputern ist dies bisher nicht gelungen (▶ Kap. 14).

12.4 Einfluss der Anwenderfaktoren auf eine effektive NFP-Anwendung

»Die Empfängnisverhütung ist nicht nur eine Sammlung von Anwendungsvorschriften, sondern ein menschliches Problem« definierte Vincent treffend 1967 [69]. Das Anwenderpaar selbst entscheidet letztlich, wie gut eine Methode funktioniert. Jede anwendungsabhängige Familienplanungsmethode ist relativ sicher, wenn sie mit großer Motivation praktiziert wird.

Da bei der NFP der Erfolg der Methode in besonders hohem Maße vom Anwenderpaar abhängt, ist die Kluft zwischen Methoden- und Gebrauchssicherheit hier größer als bei anderen Familienplanungsmethoden [57]. Die Frage, welche Faktoren für die erfolgreiche NFP-Anwendung eine Rolle spielen, soll deshalb nachfolgend geklärt werden.

12.4.1 Sozioökonomische Aspekte

Einige der typischen Marker des sozioökonomischen Status wie Beruf, Einkommen, städtischer oder ländlicher Wohnsitz, Religionszugehörigkeit und Kinderzahl scheinen bei uns heute nicht mehr im Zusammenhang mit einer sicheren NFP-Anwendung zu stehen [20, 26].

12.4.2 NFP zu kompliziert für die »Normalbevölkerung«?

Es wird immer wieder die Ansicht vertreten, das Erlernen der NFP sei an einen bestimmten IQ gebunden und für die Mehrheit der Anwender zu kompliziert. Wie viel Intelligenz ist wirklich erforderlich, um NFP zu erlernen und sicher anzuwenden?

Die meisten NFP-Anwenderpaare stammen gegenwärtig aus der mittleren bis gehobenen Bildungsschicht. Dies muss jedoch noch keine Bestätigung für die oben vertretene Ansicht sein, sondern ist zunächst darauf zurückzuführen, dass die NFP derzeit in erster Linie im Selbststudium erlernt oder über Bildungseinrichtungen vermittelt wird. Diese Art der Wissensvermittlung ist an eine bestimmte Bildungsschicht gebunden und erreicht die Allgemeinbevölkerung nicht in dem Umfang wie ärztliche Praxen oder Massenmedien.

In den Untersuchungen des Forschungsprojektes NFP war kein signifikanter Zusammenhang zwischen der Häufigkeit unbeabsichtigter Schwangerschaften und dem Bildungsniveau der Betroffenen erkennbar [21]. Wird als Maßstab jedoch die Fehlerhäufigkeit bei der Bestimmung der fruchtbaren Phase herangezogen, so zeigte sich zumindest bei den »schwierigeren« Regeln zur Bestimmung der unfruchtbaren Zeit am Zyklusanfang ein Unterschied. Die Auswertsicherheit der Anwenderinnen mit Hauptschulabschluss (ca. 15 %) war hier signifikant geringer [46]. Letztlich dürften jedoch verschiedene andere Faktoren, die unter dem Begriff »Motivation« zusammengefasst werden können, einen ungleich höheren Einfluss auf eine erfolgreiche Anwendung haben als der Faktor Bildung.

12.4.3 Lebensplanung entscheidender »Motivationsfaktor«

Ein Zusammenhang von steigender Verhütungssicherheit in höherem Alter, gesunkener Fertilität und abgeschlossener Familienplanung liegt auf der Hand. Dementsprechend traten in fast allen Studien jenseits des 40. Lebensjahres keine unbeabsichtigten Schwangerschaften mehr auf [1, 44]. In der Rice-Fairfield-Studie wurden Frauen mit abgeschlossener Familienplanung (»Beender«) 5-mal seltener unbeabsichtigt schwanger als jene Frauen, die sich später noch ein Kind wünschten (»Abständler«). Damit bestätigte sich die wiederholt untersuchte Hypothese eines Motivationssprunges

bei Paaren, die ihre Familienplanung abgeschlossen haben [6, 54, 57, 67]. In einigen neueren Studien ist diese Hypothese jedoch ins Wanken geraten [1, 20, 44]. Jüngere Frauen ohne Kinderwunsch verhüten heute genauso »konsequent« wie Ältere und Frauen mit abgeschlossener Familienplanung. Es hat sich herausgestellt, dass Frauen signifikant konsequenter auf eine sichere Verhütung achten, wenn sie berufstätig sind, sich in Ausbildung befinden oder ledig sind und (noch) keine Kinder haben. Die in der Familienphase befindlichen Frauen (»Hausfrauen«) waren dagegen teilweise »inkonsequenter« [31, 35]. Offensichtlich prädestiniert die klare Entscheidung, in nächster Zukunft kein (weiteres) Kind zu wollen (z. B. wegen Berufseinstieg), zu einer sichereren Verhütung mit NFP.

12.4.4 Ambivalenter und latenter Kinderwunsch

Die Familienplanungsabsicht ist nicht immer eindeutig. Oft sprechen zwar rationale Gründe gegen ein (weiteres) Kind (z. B. Wohnraummangel, finanzielle Situation, gesundheitliche Belastung), sind aber emotional wenig tragfähig. Nicht selten besteht auch eine mangelnde Übereinstimmung der Partner bezüglich einer Schwangerschaft. Je nach Persönlichkeitsstruktur und Partnerschaftsdynamik kommt es zu einer unterschiedlichen Lösung des Konflikts. Daneben gibt es Anwender/innen, die nach dem Motto handeln: »Wenn wirklich noch ein Kind kommt, dann kommt es eben.« In diesem Fall ist »unbeabsichtigt« nicht gleichbedeutend mit »ungewollt«.

Durch die NFP, die in jedem Zyklus die fruchtbare Zeit bewusst macht und dadurch Spielraum für Spontaneität und irrationale Entscheidungen gewährleistet, wird das Paar immer wieder mit der Möglichkeit konfrontiert, einen aufkeimenden oder bereits vorhandenen Kinderwunsch zu verwirklichen. In einer Umfrage des NFP-Forums gaben mehr als 60 % der Frauen an, bei ihnen habe sich durch NFP ein Kinderwunsch gemeldet oder verstärkt (▶ Anhang).

Hinter nachlässigen Zyklusaufzeichnungen, lässigen Abwandlungen der Methodenregeln sowie riskantem Sexualverhalten kann sich ein am-

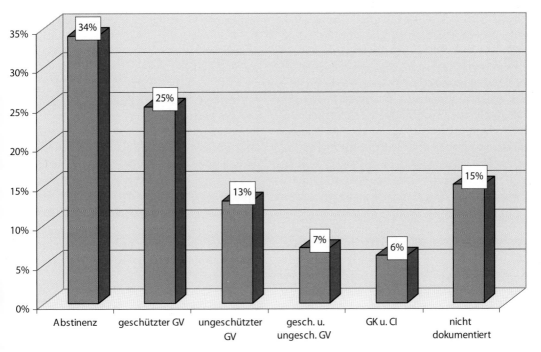

◼ Abb. 12.4   Sexualverhalten in der fruchtbaren Zeit (n = 17.638 Zyklen) [22]. *GV* = Geschlechtsverkehr; *GK* = Genitalkontakt; *CI* = Coitus interruptus

bivalenter oder latenter Kinderwunsch verbergen. Wenn es dann zu einer »unbeabsichtigten« Schwangerschaft kommt, bietet sich die NFP-Methode manchmal als willkommener Sündenbock an.

12.4.5 Umgang mit der fruchtbaren Zeit

NFP anzuwenden bedeutet nicht nur, Anfang und Ende der fruchtbaren Zeit zu bestimmen, sondern auch sein Sexualverhalten danach auszurichten. Das bedeutet definitionsgemäß, während der fruchtbaren Phase auf Sexualverkehr zu verzichten. Kritiker der Natürlichen Familienplanung beurteilen dies mit Schlagworten wie »Spontaneitätsverlust«, »Liebe nach dem Kalender« und »Unnatürlichkeit«. Wie Paare tatsächlich mit der fruchtbaren Zeit umgehen, zeigt ◼ Abb. 12.4.

Nach einer Untersuchung von Klann et al. waren 84 % der Paare in der fruchtbaren Zeit »sexuell aktiv« [40, 42]: Zusätzlich zu geschütztem und un-

geschütztem Verkehr wurden folgende Sexualpraktiken genannt (Mehrfachnennungen möglich):
- gegenseitige Stimulation bis zum Orgasmus (62 %)
- Coitus interruptus (11 %)
- Selbstbefriedigung (10 %)

- **Zusammenhang von »Lust« und Fruchtbarkeit**

Einer der Vorbehalte gegen die Natürliche Familienplanung lautet, sie sei zutiefst unnatürlich, weil eine Frau gerade zur Zeit ihres stärksten sexuellen Verlangens enthaltsam leben müsse. Dieser Vorwurf geht von der Annahme aus, der Gipfel der Libido stimme zeitlich mit dem Konzeptionsoptimum am Eisprung bzw. mit dem Östrogengipfel überein. Heute weiß man, dass die sexuelle Appetenz auch bei der Frau zumindest teilweise durch das Geschlechtshormon Testosteron gesteuert wird, das in niedriger Konzentration im weiblichen Körper vorhanden ist. Die Ergebnisse zahlreicher älterer und neuerer Untersuchungen, die einem möglichen zyklusabhängigen Libidomaximum der Frau auf den

Grund gehen wollen, sind sehr uneinheitlich. Laut einer Übersichtsarbeit (10 Untersuchungen zwischen 1925–1971) geben Frauen verschiedene Libidomaxima im Zyklusverlauf an, am häufigsten prä- und postmenstruell [15, 59]. Eine jüngere Studie, in der objektive Parameter für sexuelle Erregbarkeit untersucht wurden, erbrachte keinerlei signifikante Zyklusabhängigkeit [48]. Einige andere Studien wiederum ergaben eine deutliche Korrelation zwischen dem Libidomaximum und der Ovulationszeit. Bei Pillsworth et al. konnte dieser Zusammenhang allerdings nur bei jenen Frauen nachgewiesen werden, die in einer stabilen Partnerschaft lebten [29, 52]. Wilcox et al. untersuchten die Häufigkeit des Sexualverkehrs in 171 Zyklen von 68 Frauen, die sterilisiert waren oder ein IUD trugen. Während der Follikelphase lag die Häufigkeit über dem Durchschnitt, stieg während der Tage vor der Ovulation weiter deutlich an mit einem periovulatorischen Gipfel, um dann mit Beginn der Lutealphase auf ein vergleichsweise tiefes Niveau abzusinken [72]. Auch Dennerstein et al. fanden bei 168 Frauen ein signifikant höheres sexuelles Interesse während der Follikel- und Ovulationsphase als während der Lutealphase bzw. der Menstruation [12]. In einer aktuellen Online-Umfrage des NFP-Forums gaben ebenfalls 80 % der 127 Frauen an, um den Eisprung herum deutlich mehr Lust zu verspüren (s. Anhang). Man kann sicherlich davon ausgehen, dass diese Frauen ihr periovulatorisches Libidomaximum subjektiv festgestellt haben.

Auf hormonelle Kontrazeption umzusteigen bedeutet in diesen Fällen meist keine Problemlösung. Da hier der endogene Östrogengipfel wegfällt, sind es vermutlich genau diese Frauen, die dann unter einem Absinken ihrer Libido bzw. einer Nivellierung der sexuellen Appetenz leiden.

In einer Umfrage an 1.086 Medizinstudentinnen an zwei deutschen Universitäten fand man einen signifikant höheren Anteil an sexueller Dysfunktion bei Pillanwenderinnen im Vergleich zu Frauen ohne hormonelle Kontrazeption [71].

Selbstverständlich ist die Frage, ob eine Frau »Lust hat oder nicht« von einer Vielzahl von physischen und psychischen Faktoren abhängig und kann nicht auf ein rein hormonelles Phänomen reduziert werden. Außerdem verkürzt aus der Perspektive mancher Frauen die Gleichsetzung von Libido mit »Lust auf vollzogenen Verkehr« das Problem und geht an ihren Wünschen nach Zärtlichkeit und anderen sexuellen Ausdrucksformen vorbei [58, 63].

■ Partnerschaftliche Aspekte

■ ■ Der Partner lernt mit

Je besser auch der männliche Partner informiert ist, umso günstiger stehen die Chancen für eine erfolgreiche und zufriedene Anwendung. Kambic et al. stellten eine signifikant erfolgreichere Methodenanwendung fest, wenn der Partner zumindest bei der ersten Beratung anwesend war [33]. Die Beobachtung der Körperzeichen der Frau wird bei seiner Teilnahme an der Beratung für den Mann besser nachvollziehbar und er ist über den Fruchtbarkeitsstatus seiner Frau informiert [60].

■ ■ Kommunikation

Unterschiedliche Zufriedenheitsgrade und divergierende Familienplanungsabsichten können sich negativ auf die Sicherheit und das Verbleiben bei der Methode auswirken. In diesem Zusammenhang wird die Kommunikation innerhalb der Partnerschaft als wichtige Variable für die NFP-Wirksamkeit angesehen. Die Methode fordert – fast zwangsläufig – das Gespräch zwischen den Partnern und bietet die Chance, Fruchtbarkeit, sexuelles Erleben und sexuelle Bedürfnisse zu enttabuisieren und zu thematisieren.

Klann et al. fanden in einer Längsschnittuntersuchung, dass die natürlichen Methoden die partnerschaftliche Interaktion weiter verbessern können, wenn die Qualität der Partnerschaft – definiert durch die Bereiche Gemeinsamkeit/Kommunikation, Streitverhalten, Zärtlichkeit – vorher bereits ausreichend gut war. Andernfalls aber kann es sogar noch zu einer Verschlechterung kommen. Verfügen die Partner beispielsweise nicht über ausreichende Konfliktlösungsstrategien und kommt durch die NFP weiterer Konfliktauslöser hinzu, können unterschwellige Partnerschaftsprobleme aufbrechen bzw. bestehende sich verschärfen [3, 41, 42].

Eine Umfrage in den USA (1987) mit 3.345 Paaren verglich NFP-Anwender und solche, die andere Verhütungsmittel benutzen, miteinander. Zwar schätzen die NFP-Anwender ihre Partnerschaft nicht glücklicher ein als die Vergleichsgruppe, bei den NFP-Paaren zeigte sich jedoch eine signifikant höhere Übereinstimmung zwischen den Partnern für Parameter, die speziell den Intimbereich betreffen: »Äußern von Zuneigung«, »sexuelle Beziehung« und »Kinderwunsch« [7].

12.4.6 Gründe für die Wahl der NFP

Sicherheit und Anwendungsbequemlichkeit sind für Frauen, die andere Verhütungsmethoden benutzen, die Hauptgründe für deren Auswahl. Dagegen stehen für NFP-Anwenderinnen neben der Sicherheit die Natürlichkeit und Nebenwirkungsfreiheit an erster Stelle. Sie schätzen es, im Einklang mit den Bedingungen der eigenen Körperlichkeit zu leben, ein Teil führt explizit an, sich für die NFP entschieden zu haben, weil diese nicht in das Fruchtbarkeitsgeschehen eingreift [10, 19].

In einer Online-Umfrage der niederländischen NFP-Organisation, die die Sensiplan-Methode berät, nannte eine große Mehrheit der Klientinnen gesundheitliche Gründe bzw. Nebenwirkungen anderer Verhütungsmethoden als Grund für den Wechsel zu NFP [68].

Da die katholische Kirche zur Empfängnisregelung auf NFP verweist, wurde den religiösen Beweggründen für die Wahl einer NFP-Methode häufig nachgegangen: Mehrere Untersuchungen weisen darauf hin, dass bei uns heute Religiosität für die Wahl der NFP eine eher untergeordnete Rolle spielt [49, 61]. In einer aktuellen Online-Umfrage des NFP-Forums waren es immerhin 16 % von 696 Frauen, für die religiöse Gründe teilweise oder ganz ausschlaggebend waren (www.nfp-forum.de).

Da jede Familienplanungsmethode per se einen Kompromiss bedeutet, ist auch die Entscheidung für NFP letztlich nicht selten eine Frage der individuellen Nutzenabwägung. »NFP als das kleinere Übel«, dieser Grund für die Methodenwahl trifft auf einen Anwenderkreis zu, der zunehmend an Bedeutung gewinnt: Frauen, die eine andere Verhütungsmethode nicht vertragen, Angst vor Nebenwirkungen haben sowie jene, die nach mehreren Jahren der Pilleneinnahme keine Hormone mehr nehmen wollen.

■ **Anwenderprofil**
■ ■ **NFP-Anwenderinnen sind jung**

Entgegen der Annahme, die NFP käme erst für Frauen »jenseits der 30« in Frage, ist die Mehrzahl der Anwenderinnen erstaunlich jung. In einer Umfrage des NFP-Forums waren von 2.811 Frauen 72 % jünger als 32 Jahre, lediglich 18 % waren zwischen 33 und 37 Jahre alt. Auch in der Studie des NFP-Forschungsprojektes waren fast zwei Drittel der NFP-Anwenderinnen 19–29 Jahre alt [22].

> **Erfolgreiche Anwender sind häufiger:**
> — jüngere, berufstätige oder in Ausbildung befindliche Frauen
> — Paare, bei denen der Partner NFP mitträgt und die ein ausreichendes Maß an partnerschaftlicher Kommunikation pflegen
> — Paare, die auf Eigenverantwortlichkeit bedacht sind
> — Frauen bzw. Paare, für die Nebenwirkungsfreiheit und Natürlichkeit wichtige Gesichtspunkte bei der Wahl einer Familienplanungsmethode darstellen

■ ■ **Ungeeignet für die NFP**

Eher ungeeignet erscheint die NFP für eine kleine Gruppe von Frauen mit **sehr** unregelmäßigen Zyklen (Oligomenorrhoe). Kaum geeignet ist sie sicherlich auch für Frauen aus schwierigem sozialem Milieu.

12.5 Studien zur Sicherheit der verschiedenen Methoden der Natürlichen Familienplanung in Industrieländern

Um die in diesem Kapitel dargestellten Untersuchungsergebnisse zur deutschen symptothermalen Methode einordnen zu können, sollen sie mit internationalen Studienergebnissen zu den verschiedenen Methoden der Natürlichen Familienplanung (Temperaturmethode, Billings-Ovulationsmethode und symptothermale Methode) verglichen werden.

In ◘ Tab. 12.3 werden die wichtigsten Sicherheitsstudien aus den Industrieländern dargestellt und bewertet. Die Auflistung erfolgt chronologisch und beginnt mit den Studien zur Temperaturmethode, gefolgt von Studien zur Zervixschleimmethode, zur symptothermalen Methode und Studien, in denen die Zervixschleimmethode mit der symptothermalen Methode verglichen wurde. Aus Gründen der Vergleichbarkeit wurden in der Übersicht die Ergebnisse für die Methoden- und Gebrauchssicherheit auf 1.200 Zyklen umgerechnet. Wenn nicht anders vermerkt, geben alle Zahlen den Pearl-Index an. Studienergebnisse aus den Entwicklungsländern werden in ▶ Kap. 16 erläutert.

Zusammenfassung

Temperaturmethode: Alle Studienergebnisse zur Temperaturmethode zeigen übereinstimmend eine hohe Methodensicherheit. Damit bestätigen sie den Platz der Temperaturmethode in der Kategorie der sehr sicheren Familienplanungsmethoden [14, 47, 69].

Billings-Ovulationsmethode: Mit einer Methodensicherheit zwischen 1 und 10 in den Industrieländern hat die Billings-Ovulationsmethode (Zervixschleimmethode) keinen Platz in der Kategorie der hochsicheren Familienplanungsmethoden [4, 37, 43, 73, 74]. Es zeigt sich ein interessanter Unterschied zu den Entwicklungsländern, in denen sie besser abzuschneiden scheint. Selbst in ein und derselben Untersuchung, nämlich der WHO-5-Länder-Studie, wird diese Diskrepanz deutlich (▶ Kap. 16).

Aus den Analysen der Konzeptionszyklen geht hervor, dass die unbeabsichtigten Schwangerschaften nicht selten bei Verkehr an »trockenen Tagen« zwischen Menstruation und Beginn des Schleimsymptoms entstehen. Wird diese Phase isoliert betrachtet (Sicherheit der »trockenen Tage«), so ergibt sich in der kleinen Studie von Ball ein Pearl-Index von 2,9 [4], in der Johnston-Studie von 9,8 [37].

Symptothermale Methode: Für die **postovulatorische Methodensicherheit** ergab sich – trotz unterschiedlicher Methodenregeln – eine Schwangerschaftsrate von Null [5, 22, 31, 55, 56]. Dies ist eine Bestätigung dafür, dass die für die reine Temperaturmethode notwendigen strengeren Aus-

wertregeln bei der symptothermalen Kombination zugunsten einer größeren Praktikabilität und Akzeptanz gelockert werden konnten (▶ Kap. 8).

Die Studien zur **präovulatorischen Methodensicherheit** der symptothermalen Methode zeigen übereinstimmend gute Ergebnisse, wenn die 5-Tage-Regel, die Minus-8-Regel oder die Minus-20-Regel angewandt wurde (▶ Kap. 4). Auch ohne zusätzliche Schleimsymptombeobachtung waren diese 3 Regeln bereits sehr sicher [14, 47, 54, 55]. Die gute Methodensicherheit von 0,2, die von Rötzer anhand einer retrospektiven Studie für die ersten 6 Tage angegeben wird, ist aus unserer Sicht allerdings nicht nachvollziehbar [56].

Wenn bei der symptothermalen Methode die unfruchtbare Zeit am Zyklusanfang ausschließlich mit dem Schleimsymptom bestimmt wurde, ist die Methodensicherheit ähnlich schlecht wie für die Ovulationsmethode (CLER-Methode in der Europastudie [1, 2] und die Johnston-Studie [35, 36, 38]).

Bezüglich der **Gebrauchssicherheit** der verschiedenen NFP-Methoden stimmen die Ergebnisse der internationalen Studien weit weniger überein. Die Gebrauchssicherheit der Temperaturmethode bzw. der symptothermalen Methode schwankt je nach Studie zwischen einem Pearl-Index von 0 und 19.

In Studien, die **beide Methoden gleichzeitig** überprüfen, schneidet die Billings-Ovulationsmethode jeweils um den Faktor 2 schlechter ab. Außerdem ist die Ausfallrate deutlich höher [37].

Die amerikanischen Studien nach dem Creighton-Modell konnten nicht in die Tabelle aufgenommen werden, weil kein fertiles Kollektiv sichergestellt war: Nur 47 % der Zyklen waren zwischen 21 und 38 Tage lang, da auch Frauen während der Stillzeit und mit aus anderen Gründen bedingter Amenorrhoe teilnahmen. Außerdem wurden Zyklen von Frauen mit Kinderwunsch in der Studie belassen, deren Schwangerschaften aber ausgeschlossen. Hinzu kommt eine eigene Klassifikation der unbeabsichtigten Schwangerschaften [17, 32, 33].

Tab. 12.3 Studien zur Sicherheit der NFP-Methoden

Autor Land Veröffentlichungs-jahr Laufzeit	NFP-Methode	Anzahl der Zyklen bzw. Monate (Anzahl der Teilnehmerin-nen)	Anzahl der unbe-absich-tigten Schwan-ger-schaften	Metho-den-sicher-heit (PI)	Ge-brauchs-sicher-heit (PI)	Ausfallraten (Ausfall wegen Kinderwunsch sowie unbe-absichtigter Schwangerschaft inbegriffen)	Teilnahme-bedingun-gen	Kommentar
Studien zur Temperaturmethode								
1. Döring BRD 1967 [14]	1) Strenge TM	11.352 (307)	8	0,1	0,8		Keine Alters-beschrän-kung (Ø 28,7 Jahre)	Retrospektiv; weltweit größte Daten-basis; Entdeckung, dass vom 3. Tag der hyperthermen Phase an keine Konzep-tion auftritt
	2) Erweiterte TM (Minus-8-Regel)	48.214 (689)	125	0,6	3,1			
2. Vincent Frankreich 1967 [65]	1) Strenge TM	17.496 (–)	64	0,07	4,3		Keine Alters-beschrän-kung	Retrospektiv (nur Fragebögen); erstmals Untersuchung von soziologischen und psychosexuellen Anwenderfaktoren; erstmals Unterwei-sung durch Laien, von Paar zu Paar
	2) Prä: Kalkulation –19 Post: TM	8.136 (–)	90	2,7	13,2			
3. Marshall England 1968 [44] 5/1965–7/1967	1) Strenge TM	4.749 (321)	26	1,2	6,6	Gesamt 53,3 % der Teilnehmer; 7,8 % aus persönlichen Gründen	20–39 Jahre; eine aus-getragene Schwanger-schaft	Prospektiv; vergleichsweise schlechte Methodensicherheit der TM ist u. a. bedingt durch Marshalls damalige »gewagte« Metho-denregel von 1963; Aufklärung über unterschiedliche Sicherheit der 2 angebotenen Metho-denvarianten, mit der Folge, dass die als weniger sicher deklarierte Methode von den weniger Motivierten gewählt wurde und umge-kehrt. Nur 3,2 % der Studienteilnehmer aus den Augen verloren
	2) Prä: Kalkulation –20 Post: TM	3.545 (255)	57	5,0	19,3	Gesamt 49,7 % der Teilneh-mer; 5,5 % aus persönlichen Gründen		

◘ Tab. 12.3 Fortsetzung

Autor Land Veröffentlichungs- jahr Laufzeit	NFP-Methode	Anzahl der Zyklen bzw. Monate (Anzahl der Teilnehmerin- nen)	Anzahl der unbe- absich- tigten Schwan- ger- schaften	Metho- den- sicher- heit (PI)	Ge- brauchs- sicher- heit (PI)	Ausfallraten (Ausfall wegen Kinderwunsch sowie unbe- absichtigter Schwangerschaft inbegriffen)	Teilnahme- bedingun- gen	Kommentar
4. Vollman Schweiz 1975 [66]	Prä: Kalkulation -20 Post: TM	31.570 (656)	7	0,1	0,26		Keine Alters- beschrän- kung	Einzigartig ist die lückenlose, prospekti- ve Langzeitstudie: Die Teilnehmerinnen wurden z. T. von Studienbeginn in den 1940er Jahren bis zur Menopause beob- achtet. Hochmotivierte Privatklientel
5. Rice et al. 5 Länder 1981 [51] (Rice-Fairfi- eld-Studie) USA (U) Kanada (K) Frankreich (F) USA (U)	Prä: Kalkulation -19, -20 (aus 12 Zyklen) -21 (aus 6 Zyklen) Post: TM	K 2.651 (125) F 4.330 (217) U 2.226 (114)	11 20 9	0,45 0,55 0,54	4,98 5,54 4,85	Gesamt 19,2% (LT-24 Monats- wert)	19–44 Jahre; eine aus- getragene Schwanger- schaft	Prospektiv; Studie wurde mit Hilfe von etablierten NFP-Beratungsorganisa- tionen durchgeführt. Aufschlussreiche Darstellung des Zusammenhangs von Motivation und Gebrauchssicherheit: Pearl-Index bei Abständlern 13,3, bei Beender: 2,8. Teilnehmerinnen hatten bei Studienbe- ginn z. T. schon längere NFP-Erfahrung. Geschlossenes Kollektiv, da nur 3,4 % der Teilnehmer aus den Augen verloren wurden. Schwangerschaftsklassifikation (be- absichtigt/unbeabsichtigt) nach den Angaben vor der Schwangerschaft. Weitere 2 TN-Länder: ▶ Kap. 16

12

◼ **Tab. 12.3** Fortsetzung

Autor Land Veröffentlichungsjahr Laufzeit	NFP-Methode	Anzahl der Zyklen bzw. Monate (Anzahl der Teilnehmerinnen)	Anzahl der unbeabsichtigten Schwangerschaften	Methodensicherheit (PI)	Gebrauchssicherheit (PI)	Ausfallraten (Ausfall wegen Kinderwunsch sowie unbeabsichtigter Schwangerschaft inbegriffen)	Teilnahmebedingungen	Kommentar
Studien zur Zervixschleimmethode								
1. Ball, Australien 1976 [4]	OM	1.626 (124)	21	2,9	15,5	Abgesehen von den Schwangerschaften wird von keinem Ausfall berichtet	<46 Jahre	Prospektiv; das Methodenversagen (2,9) geht zu Lasten der präovulatorischen »trockenen« Tage. Als Methodenanleitung dienten verschiedene Auflagen des Billings-Atlas, was wegen unterschiedlichem Inhalt zu Missverständnissen führte
2. Klaus et al. USA 1979 [40] 9/1972–10/1977	1) OM	12.282 (–)	209	1,0 (LT-12-Monats-Wert)	15,8 (LT-12-Monats-Wert)	Gesamt 61,4% (LT-24-Monats-Wert)	Keine Altersbeschränkung (19% <18 und >39 Jahre)	Prospektiv; 1090 Gesamtteilnehmer, von denen ein unbekannter Teil zusätzlich kontrazeptive Mittel benutzte. Die Ergebnisse der reinen OM sind schlechter als bei der Kombination der OM mit anderen natürlichen Methoden. Nur 4% aus den Augen verloren (LT-24-Monatswert)
	2) OM plus andere NFP-Methoden	3.903 (–)	22	Keine Angabe	6,8 (PI)			

12

▢ Tab. 12.3 Fortsetzung

Autor Land Veröffentlichungs-jahr Laufzeit	NFP-Methode	Anzahl der Zyklen bzw. Monate (Anzahl der Teilnehmerinnen)	Anzahl der unbeabsichtigten Schwangerschaften	Methoden-sicherheit (PI)	Gebrauchs-sicherheit (PI)	Ausfallraten (Ausfall wegen Kinderwunsch sowie unbeabsichtigter Schwangerschaft inbegriffen)	Teilnahme-bedingungen	Kommentar
3. WHO 5 Länder 1981 [62, 63, 69, 70] 8/1976–6/1979 Irland (Ir) Neuseeland (N)	OM	Ir 2.808 (234) N 1.341 (122)	38 32	3,4 6,3	16,3 28,6	Gesamtausscheiderate inkl. Entwicklungsländer: 45,9 % (LT nach 16 Zyklen), 5,7 % unzufrieden mit Methode und Wunsch nach einer anderen Methode, 3,8 % Studie verlangt zuviel vom Teilnehmer	NFP-Anfänger; <39 Jahre (90 % 20–38 Jahre; Ø 30 Jahre); Zykluslänge 23–35 Tage; eine Lebendgeburt in den letzten 5 Jahren	Prospektiv; nur NFP-Anfänger; Zweifel an der Qualität der NFP-Beratung; in den Industrieländern signifikant schlechtere Ergebnisse als in den teilnehmenden Entwicklungsländern (▶ Kap. 16). 8,2 % aus den Augen verloren (LT-16-Monats-Wert)
Studien zur symptothermalen Methode								
1. Rötzer Österreich 1968/1978 [52, 53]	Prä: erste 6 Tage Post: STM	17.026 (491)	12	0,2	0,8		18–44 Jahre	Retrospektiv; Methodenunterweisung durch Korrespondenz vorwiegend Land- und Industriebevölkerung

▢ Tab. 12.3 Fortsetzung

Autor Land Veröffentlichungsjahr Laufzeit	NFP-Methode	Anzahl der Zyklen bzw. Monate (Anzahl der Teilnehmerinnen)	Anzahl der unbeabsichtigten Schwangerschaften	Methodensicherheit (PI)	Gebrauchssicherheit (PI)	Ausfallraten (Ausfall wegen Kinderwunsch sowie unbeabsichtigter Schwangerschaft inbegriffen)	Teilnahmebedingungen	Kommentar
2. Barbato u. Bertolotti Italien 1986 [12]	Prä: -1,9 oder Schleim allein oder Abstinenz Post: TM oder STM	8.140 (460)	25	0,4	3,6	Keine Angaben	20–40 Jahre; 1 Schwangerschaft; Ausschluss des ersten halben Anwendungsjahres	Prospektiv; bereinigtes Kollektiv, da Studienaufnahme erst nach 6 Monaten, in denen ein Paar gute Zyklusführung nachgewiesen haben musste; keine UBS für -1,9 oder TM oder STM; 12-maliges Methodenversagen bei Anwendung alleiniger Schleimregel; bei 13 Schwangerschaften Risikoverkehr in der fertilen Phase. Eine Schwangerschaft wurde nur dann als unbeabsichtigt gewertet, wenn das Paar sie im Nachhinein als solche klassifizierte
3. Ecochard et al. 1998 [16] Frankreich, Belgien, Schweiz 1989–1991	CLER-Methode: STM single check; Prä: Schleim Post: TM	6.740 (626)		1,13 LT nach 1 Jahr	17,6 (LT nach 1 Jahr)		Mehrheit 25–35 Jahre (leider nicht genauer)	Schwangerschaftsklassifikation fragwürdig: Methodensicherheit vermutlich überbewertet; ¾ der TN hatten bereits mehr als 1 Jahr NFP-Erfahrung, dennoch geringe Gebrauchssicherheit, davon allerdings ca. ¼ der Schwangerschaften beabsichtigt, aber nicht angekündigt. Besonderes Klientel: mehr als die Hälfte hatte 3 oder mehr Kinder

■ **Tab. 12.3** Fortsetzung

Autor Land Veröffentlichungsjahr Laufzeit	NFP-Methode	Anzahl der Zyklen bzw. Monate (Anzahl der Teilnehmerinnen)	Anzahl der unbeabsichtigten Schwangerschaften	Methodensicherheit (PI)	Gebrauchssicherheit (PI)	Ausfallraten (Ausfall wegen Kinderwunsch sowie unbeabsichtigter Schwangerschaft inbegriffen)	Teilnahmebedingungen	Kommentar
4. Multicenter-Europa-Studie 9 Länder Interimsreport 1993 [1] 1/89-12/92 Belgien (3 Gruppen), Deutschland, Frankreich, Großbritannien, Irland (2 Gruppen), Italien, Österreich, Schweiz, Spanien (3 Gruppen)	1. a) STM double check	3.208	7	0	2,6	4,8% aus negativen Gründen (z. B. Unzufriedenheit)	19–45 Jahre, Zykluslänge 22–35 Tage	Prospektiv; identisches Studiendesign wie deutsche Studie (vgl. 5); Studienzentrum Universität Düsseldorf; einige Länder haben eine sehr kleine Zyklusbasis. Die Gruppe 2 hatte einen signifikant höheren Anteil älterer Frauen mit NFP-Erfahrung: 60% Anfänger in Gruppe 1, nur 7% in Gruppe 2. Trotzdem sind die Ergebnisse der Gruppe 1 deutlich besser: Methoden, die den Beginn der fruchtbaren Zeit in doppelter Kontrolle bestimmen (double check), sind alleinigen Schleimregeln (single check) überlegen. Weitere Gründe für die guten Resultate in Gruppe 1 sind das präzise definierte Regelwerk und eine gute Beratungsstruktur. Einzelauswertung zu den Ergebnissen der belgischen Gruppe siehe DeLeizaola-Cordonnier [11]
	b) STM double check + Barrieremethoden	4.196	8	0	2,3			
	2. a) CLER-Methode Prä: Schleim Post: TM	677	10	1,8	17,7			
	b) Wie 2.a) +Barrieremethoden	675	2	0	3,6			
	3. a) Andere b) Wie 3.a) + Barrieremethoden	390 11	2 0	Datenbasis zu klein Datenbasis zu klein				

▢ **Tab. 12.3** Fortsetzung

Autor Land Veröffentlichungsjahr Laufzeit	NFP-Methode	Anzahl der Zyklen bzw. Monate (Anzahl der Teilnehmerinnen)	Anzahl der unbeabsichtigten Schwangerschaften	Methodensicherheit (PI)	Gebrauchssicherheit (PI)	Ausfallraten (Ausfall wegen Kinderwunsch sowie unbeabsichtigter Schwangerschaft inbegriffen)	Teilnahmebedingungen	Kommentar
Multicenter-Europa-Studie 10 Länder (+ Tschechien) Final Report 1999 [2]; 1989–1994	1. STM double check	16.865 (1.046)	34		2,6 (LT 12 Zyklen)	3,9% (LT 12 Zyklen) wegen Schwierigkeiten + 3,1 % (LT 12 Zyklen) Lost-to-Follow-up	s. oben	s. oben
	2. CLER-Methode	1.495 (214)	13		8,5 (LT 12 Zyklen)	3% (LT 12 Zyklen) wegen Schwierigkeiten + 23,4 % (LT 12 Zyklen) Lost-to-Follow-up!		
5. Frank-Herrmann et. al. Deutschland 2007 [19–21] 1985–2005	Prä: doppelte Kontrolle aus Schleim und erste 5 Tage oder -8 Regel oder -20 Regel Post: STM	17.638 (900)	22	0,43 (bei 6022 Zyklen mit Abstinenz in d. fr. Zeit) 0,59 (bei 4.375 Zyklen mit STM-Mix) (nach Trussel)	1,8 LT: 13 Monate	9,2% (LT 13 Monate) wegen Unzufriedenheit oder Problemen 6,7 % (LT 13 Monate) aus den Augen verloren	19-45 Jahre Zykluslänge 22-35 Tage	Prospektiv; Schwangerschaftsklassifikation (beabsichtigt/unbeabsichtigt) nach den Angaben vor der Schwangerschaft; NFP-Anfänger; junges Kollektiv (63 % 19–29 Jahre); standardisierte NFP-Einführung; ausführliche Analyse von Compliance und Sexualverhalten in der fertilen Phase

☐ Tab. 12.3   Fortsetzung

Autor Land Veröffentlichungs-jahr Laufzeit	NFP-Methode	Anzahl der Zyklen bzw. Monate (Anzahl der Teilnehmerin-nen)	Anzahl der unbe-absich-tigten Schwan-ger-schaften	Metho-den-sicher-heit (PI)	Ge-brauchs-sicher-heit (PI)	Ausfallraten (Ausfall wegen Kinderwunsch sowie unbe-absichtigter Schwangerschaft inbegriffen)	Teilnahme-bedingun-gen	Kommentar
Studien, in denen die Ovulationsmethode mit der symptothermalen Methode verglichen wurde								
1. Johnstone et al. Australien 1978/79 [156–158] 1974–1976	1) STM, Variante A (prä und post: insgesamt 11 verschiedene Methoden)	3.168 (193)	32	1,9	12,1	1) und 2) 19,6 % (LT nach 27 Zyklen)	Keine Altersbe-schränkung (18–52 Jah-re)	Pro- und retrospektiv; formlose, unkont-rollierte NFP-Beratung; Methodik wurde von den einzelnen Zentren nach deren Gutdünken abgeändert: 11 verschiede-ne symptothermale Methoden; als Konsequenz aus der Studie wurden die NFP-Berater/innen neu geschult; Schwangerschaftsrate und Ausfall bei OM signifikant höher als bei STM
	2) STM, Variante B (prä: OM, post: verschiedene Methoden)	4.595 (268)	71	3,7	18,5			
	3) OM	6.499 (586)	174	9,8	32,1	3) 46,6 % (LT nach 27 Zyklen)		
2. Wade et al. USA 1979/81 [71, 72]; 4/1976–12/1978 (Los Angeles-Studie)	1) Prä: doppelte Kontrolle (Kal-kulation –21 aus 6 Zyklen und Schleimbe-obachtung) Post: STM	3.399 (590)	47	1. Stu-dien-pha-se fehlt	16,6 (PI) 11,2 (LT-12-Monats-Wert)	Gesamt 63,6% (LT-12-Monats-Wert)	NFP-Anfän-ger; 20–39 Jahre; Ø 27 Jahre; Zykluslänge 24–36 Tage	Millionen-Dollar-Projekt des amerikani-schen Staates; prospektiv; randomisierte Zuweisung zu STM oder OM; schlechte Ergebnisse aufgrund folgen-der Faktoren: ungeeignete Methoden-regeln für Human Life Foundation; Ausbildung der NFP-Berater/innen wäh-rend der laufenden Studie; inkompeten-te medizinische Leitung, die während der Studie ausgewechselt werden musste.

12

Tab. 12.3 Fortsetzung

Autor Land Veröffentlichungs- jahr Laufzeit	NFP-Methode	Anzahl der Zyklen bzw. Monate (Anzahl der Teilnehmerin- nen)	Anzahl der unbe- absich- tigten Schwan- ger- schaften	Metho- den- sicher- heit (PI)	Ge- brauchs- sicher- heit (PI)	Ausfallraten (Ausfall wegen Kinderwunsch sowie unbe- absichtigter Schwangerschaft inbegriffen)	Teilnahme- bedingun- gen	Kommentar
	2) OM	3.232 (573)	94	Klassi- fikation fehlt	34,9 (PI) 22,4 (LT-12- Monats- Wert)	Gesamt 73,7% (LT-12-Monats- Wert)		Einverständniserklärung der Teilnehme- rinnen bei Studienbeginn: »Mir wurde mitgeteilt, dass die tatsächliche Schwangerschaftsrate für jede der beiden Methoden noch unbekannt ist, dass aber 25 % der Frauen, die diese Methoden während eines Jahres an- wandten, schwanger wurden; mir wurde erklärt, dass ich, selbst wenn ich die Methode … korrekt anwende, dennoch zu einem Zeitpunkt schwan- ger werden kann, zu dem ich es nicht wünsche«. Interesse an der Teilnahme wahr- scheinlich nur wegen der kostenlosen medizinischen Versorgung selbst nach Ausscheiden. 54 % Ausscheider bereits während der Lernphase. Am Studienende waren von 573 OM- Paaren noch 68 übrig und von 590 STM-Paaren noch 139. Aus den Augen verloren 8,4 %(LT-12-Monats-Wert). Die Tatsache, dass eine qualitativ der- artig schlechte Studie Eingang in einen Cochrane-Review findet, ist unbegreif- lich [25]

◻ Tab. 12.3   Fortsetzung

Autor Land Veröffentlichungs-jahr Laufzeit	NFP-Methode	Anzahl der Zyklen bzw. Monate (Anzahl der Teilnehmerinnen)	Anzahl der unbeabsichtigten Schwangerschaften	Methodensicherheit (PI)	Gebrauchssicherheit (PI)	Ausfallraten (Ausfall wegen Kinderwunsch sowie unbeabsichtigter Schwangerschaft inbegriffen)	Teilnahmebedingungen	Kommentar
3. Kambic et al. USA 1981 [36] 5/1978–10/1980	OM, STM (unaufgeschlüsselt)	1.973 (235)		1,3 (LT-12-Monats-Wert)	14,4 (LT-12-Monats-Wert) 12,9 (LT-6-Monats-Wert)	Gesamt 37,6% (LT-12--Monatswert) 12,9 % (LT-6-Monats-Wert)	NFP-Anfänger; keine Altersbeschränkung	Prospektiv; keine Aufschlüsselung nach OM- und STM-Anwenderinnen; nur NFP-Anfänger; Ausfall und Schwangerschaftsrate verringerte sich signifikant nach den ersten 6 Anwendungsmonaten; unzulängliches Methodenmaterial der Human Life Foundation; Studie während des Aufbaus eines NFP-Servicenetzes

LT: Life-Table; OM: Ovulationsmethode; PI: Pearl-Index; Prä: präovulatorisch; Post: postovulatorisch; STM: symptothermale Methode; TM: Temperaturmethode; UBS: unbeabsichtigte Schwangerschaft

Literatur

1. The European Natural Family Planning Study Groups (1993) Prospective European multi-center study of natural family planning (1989-1992): interim results. Adv Contracept 9: 269-83

2. The European Natural Family Planning Study Groups (1999) European multicenter study of natural family planning (1989-1995): efficacy and drop-out. Adv Contracept 15: 69-83

3. Arbeitsgruppe NFP (1988) Natürliche Methoden der Familienplanung. Schriftenreihe des Bundesministeriums für Jugend, Familie, Frauen und Gesundheit. Kohlhammer, Stuttgart, Berlin, Köln

4. Ball M (1976) A prospective field trial of the »ovulation method« of avoiding conception. Eur J Obstet Gynecol Reprod Biol 6: 63-6

5. Barbato M, Bertolotti G (1988) Natural methods for fertility control: a prospective study – First Part. Int J Fertil (Suppl) 33: 48-51

6. Borkman T (1979) A social science perspective of research issues for natural family planning. Int Rev NFP 3: 331-55

7. Boys GA (1989) Natural family planning and the couple relationship: A nationwide survey. Diocesan Development Program for Natural Family Planning, Irvington.

8. Bremme J (1991) Sexualverhalten und Konzeptionswahrscheinlichkeit. Med Dissertation, Universität Düsseldorf.

9. Dame W (1975) Der Pearl-Index. In: Beller F, Böttcher H (eds) Moderne Kontrazeption. Thieme, Stuttgart, S 3-5

10. De Irala J, Lopez dB, de Fez CM, Arredondo J, Mikolajczyk RT, Stanford JB (2007) Women's attitudes towards mechanisms of action of family planning methods: survey in primary health centres in Pamplona, Spain. BMC, Womens Health 7:10

11. De-Leizaola-Cordonnier A (1995) Natural family planning effectiveness in Belgium. Adv Contracept 11: 165-72

12. Dennerstein L, Gotts G, Brown JB, Morse CA, Farley TM, Pinol A (1994) The relationship between the menstrual cycle and female sexual interest in women with PMS complaints and volunteers. Psychoneuroendocrinology 19:293-304

13. Dominik R, Trussell J, Walsh T (1999) Failure rates among perfect users and during perfect use: a distinction that matters. Contraception 60: 315-20

14. Döring G (1967) Über die Zuverlässigkeit der Temperaturmethode zur Empfängnisverhütung. Deutsche Medizinische Wochenschrift 92: 1055-61

15. Döring G, Sollfrank R (1988) Wann die Liebe am schönsten ist. Gibt es ein eindeutiges Libidomaximun im Zyklus der Frau? Sexualmedizin 17: 813

16. Ecochard R, Pinguet F, Ecochard I, De Gouvello R, Guy M, Huy F (1998) Analysis of natural family planning failures in 7007 cycles of use. Contracept Fertil Sex 26: 291-6

17. Fehring RJ, Lawrence D, Philpot C (1994) Use effectiveness of the Creighton model ovulation method of natural family planning. J Obstet Gynecol Neonatal Nurs 23: 303-9

18. vonFragstein M, Flynn A, Royston P (1988) Analysis of a representative sample of natural family planning users in England and Wales 1984-1985. Int J Fertil 33 (Suppl): 70-7

19. France M, France J, Townend K (1997) Natural family planning in New Zealand: a study of continuation rates and characteristics of users. Adv Contracept 13: 191-8

20. Frank-Herrmann P, Freundl G, Baur S, Bremme M, Doring GK, Godehardt E et al. (1991) Effectiveness and acceptibility of the symptothermal method of natural family planning in Germany. Am J Obstet Gynecol 165: 2052-4

21. Frank-Herrmann P, Freundl G, Gnoth C, Godehardt E, Kunert J, Baur S et al. (1997) Natural family planning with and without barrier method use in the fertile phase: efficacy in relation to sexual behavior: a German prospective long-term study. Adv Contracept 13: 179-89

22. Frank-Herrmann P, Heil J, Gnoth C, Toledo E, Baur S, Pyper C et al. (2007) The effectiveness of a fertility awareness based method to avoid pregnancy in relation to a couple's sexual behaviour during the fertile time: a prospective longitudinal study. Hum Reprod 22: 1310-9

23. Freundl G (2010) Efficacy of natural family planning methods. Eur J Contracept Reprod Health Care. 15:380-81]

24. Freundl G, Baur S, Bremme M, Döring G (1991) Natürliche Familienplanung: Neue Technologien und Studien zur Methode. BMJFG

25. Freundl G, Frank-Herrmann P, Raith-Paula E (1998) Natürliche Familienplanung. Gynäkologe 31: 398-409

26. Gnoth C, Frank-Herrmann P., Freundl G, Kunert J, Godehardt E (1995) Sexual behavior of natural family planning users in Germany and its changes over time. Adv Contracept 11: 173-85

27. Göttlicher S (2009) Warum der Pearl-Index veraltet ist. ProPraxis Gynäkologie 3:10-11

28. Grimes DA, Gallo MF, Grigorieva V, Nanda K, Schulz KF (2004) Fertility awareness-based methods for contraception. Cochrane Database Syst Rev: CD004860

29. Harvey SM (1987) Female sexual behavior: fluctuations during the menstrual cycle. J Psychosom Res 31: 101-10

30. Heil J (2005) Diskussion von Effektivitätsstudien verschiedener Methoden der Natürlichen Familienplanung im Hinblick auf deren Gebrauch als Kontrazeptionsmethode sowie Analyse einer prospektiven Langzeit-Kohortenstudie zur symptothermalen Methode der Natürlichen Familienplanung. Med Dissertation, Universität Heidelberg

31. Herrmann H (1991) Unbeabsichtigte Schwangerschaften bei Anwendung der symptothermalen Methode der Natürlichen Familienplanung (NFP) in verschiedenen Lebenssituationen. Med Dissertation, Universität Düsseldorf

32. Hilgers TW, Stanford JB (1998) Creighton Model NaProEducation Technology for avoiding pregnancy. Use effectiveness. J Reprod Med 43: 495-502

33. Howard MP, Stanford JB (1999) Pregnancy probabilities during use of the Creighton Model Fertility Care System. Arch Fam Med 8: 391-402
34. Jain AK, Sivin I (1977) Life-Table analysis of IUDs: problems and recommendations. Stud FamPlann 8: 25-47
35. Johnston JA, Roberts D, Spencer R (1978) NFP services and methods in Australia: A survey evaluation. Part 2: Clients Part 3: Clinics and teachers. IRNFP 2: 203-24
36. Johnston JA, Roberts D, Spencer R. (1978) NFP services and methods in Australia: A survey evaluation. Part 4: Methods of NFP. IRNFP 2: 328-53
37. Johnston JA, Roberts D, Spencer R (1978) NFP services and methods in Australia: A survey evaluation. Synopsis. IRNFP 2:143-54
38. Johnston J (1981) An analysis of continuity and discontinuity in natural family planning. An australian factor analysis. Int J Fert 26: 231-8
39. Kambic R, Kambic M, Brixius AM, Miller S (1981) A thirty month clinical experience in natural family planning. Am J Public Health 71: 1255-8
40. Klann N, Frank-Herrmann P, Sottong U (1993) Auswirkungen einer Natürlichen Familienplanung: Wie verändern sich Sexualverhalten und Partnerschaft? Sexualmedizin 22: 384-6
41. Klann N, Hahlweg K, Frank-Herrmann P, Sottong U, Hank G (1988) Natürlich verhüten – gibt es Kriterien für den Erfolg eines Paares? Sexualmedizin 11: 636-40
42. Klann N, Hahlweg K, Hank G (1988) Psychological aspects of NFP practice. Int J Fertil 33 (Suppl): 1990
43. Klaus H, Goebel JM, Muraski B, Egizio MT, Weitzel D, Taylor RS et al (1979) Use-effectiveness and client satisfaction in six centers teaching the Billings Ovulation Method. Contraception 19: 613-29
44. Labbok MH, Klaus H, Perez A (1991) Efficacy studies in natural family planning: issues and management implications illustrated with data from five studies. Am J Obstet Gynecol 165: 2048-51
45. Lamprecht V, Trussell J (1997) Natural family planning effectiveness: evaluating published reports. Adv Contracept 13: 155-65
46. Lienert M (1991) Die Bestimmung der fruchtbaren Zeit bei Anwendung der symptothermalen NFP-Methode, Fehler und Unsicherheiten. Med Dissertation, Universität Düsseldorf.
47. Marshall J (1968) A field trial of the basal-body-temperature method of regulating births. Lancet 2: 8-10
48. Meuwissen I, Over R (1992) Sexual arousal across phases of the human menstrual cycle. Arch Sex Behav 21: 101-19
49. Mikolajczyk R, Rauchfuss M, Lamm D (2001) Zum Problem der ungeplanten Schwangerschaften in einer hoch entwickelten Gesellschaft – Modellstudie auf einer Wochenstation in Berlin. Zentralbl Gynakol 123: 578-84
50. Oddens BJ (1999) Women's satisfaction with birth control: a population survey of physical and psychological effects of oral contraceptives, intrauterine devices, condoms, natural family planning, and sterilization among 1466 women. Contraception 59: 277-86
51. Pearl R (1933) Factors in human fertility and their statistical evaluation. Lancet II: 607-11
52. Pillsworth EG, Haselton MG, Buss DM (2004) Ovulatory shifts in female sexual desire. J Sex Res 41: 55-65
53. Potter RG, Sakoda JM, Feinberg WE (1968) Variable fecundability and the timing of births. Eugen Q 15: 155-63
54. Rice FJ, Lanctot CA, Garcia Devesa C (1981) The effectiveness of the symptothermal method of natural family planning: An international study. Int J Fertil 26: 222-30
55. Rötzer J (1968) Erweiterte Basaltemperaturmessung und Empfängnisregelung. Arch Gynäkol 206: 195-214
56. Rötzer J (1978) The symptothermal method: Ten years of change. Linacre Q 45: 358-74
57. Ryder N (1973) Contraceptive failure in the United States. Fam Plann Perspect 5: 133-42
58. Slob AK, Bax CM, Hop WC, Rowland DL, van der Werff ten Bosch JJ (1996) Sexual arousability and the menstrual cycle. Psychoneuroendocrinology 21: 545-58
59. Sollfrank R (1985) Libidoschwankungen im Menstruationszyklus. Ein kritischer Literaturquerschnitt. Med Dissertation, Universität München
60. Sottong U, Klann N, Fiederle X, Freundl G (1998) Natürliche Methoden fordern den Partner. Sexualmedizin 11: 133-44
61. Stanford JB, Lemaire JC, Thurman PB (1998) Woman's interest in natural family planning. J Fam Pract 46: 65-71
62. Stanford JB, Hobbs R, Jameson P, DeWitt MJ, Fischer RC (2000) Defining dimensions of pregnancy intendedness. Matern Child Health J 4: 183-9
63. Stanislaw H, Rice FJ (1988) Correlation between sexual desire and menstrual cycle characteristics. Arch Sex Behav 17: 499-508
64. Tietze C, Lewitt S (1993) Recommended procedures for the study of use-effectiveness of contraceptive methods. IFFLP medical handbook Part I
65. Trussell J, Grummer-Strawn L (1990) Contraceptive failure of the ovulation method of periodic abstinence [see comments]. Fam Plann Perspect 22: 65-75
66. Trussell J, Gummer-Strawn L (1991) Further analysis of contraceptive failure of the ovulation method. Am J Obstet Gynecol 165: 205-45
67. Trussell J, Kost K (1987) Contraceptive failure in the United States: a critical review of the literature. Stud Fam Plann 18: 237-83
68. Van Steinvoorn R, Bruinink C (2010) Study to evaluate the long-term useoft he NFP-DAG method in The Netherlands. Eur J Contraception Reprod Health Care. 15, Suppl 1 (Book of Abstracts XIth ESC Congress) p.154
69. Vincent B (1967) Méthode thermiqueet contraception. Masson, Paris
70. Vollman R (1975) How effective is rhythm? Family Planning Perspectives 7: 53
71. Wallwiener CW, Wallwiener L-M, Seeger H, Mück AO, Bitzer J, Wallwiener M (2010) Prevalence of sexual dysfunction and impact of contraception in female German medical students. J Sex Med 7:2139-48

72. Wilcox AJ, Day-Baird D, Dunson DB, McConnaughey DR, Kesner JS, Weinberg CR (2004) On the frequency of intercourse around ovulation: evidence for biological influences. Hum Reprod 19: 1539-43

73. World Health Organization (1981) A prospective multi-centre trial of the ovulation method of natural family planning. I. The teaching phase. Fertil Steril 36: 152-8

74. World Health Organization (1981) A prospective multi-centre trial of the ovulation method of natural family planning. II. The effectiveness phase. Fertil Steril 36: 591-8

75. Wade ME, McCarthy P, Abernathy JR, Harris GS, Danzer HC (1979) A randomized prospective study of the useeffectiveness of two methods of natural family planning: An interim report. Am J Obstet Gynecol 134: 628-634

76. Wade ME, McCarthy P, Braunstein GD et al (1981) A randomized prospective study of the use-effectiveness of two methods of natural family planning. Am J Obstet Gynecol 141: 368-376

Erlernen der Methode Sensiplan

Jede Methode der Empfängnisregelung ist nur dann sicher, wenn sie richtig benutzt wird. Voraussetzung dafür ist eine gute Anleitung. Weitaus stärker als bei anderen Familienplanungsmethoden hängt die Sicherheit der NFP deshalb vom richtigen Erlernen der Methode ab.

13.1 Schriftliche Methodenanleitungen

13.1.1 Standardwerk »Natürlich und sicher«

Als Einstieg und zur Entscheidungsfindung, ob man sich mit der Selbstbeobachtung anfreunden kann, ist die Lektüre des Praxisbuches »Natürlich und Sicher« empfehlenswert. Dieses Buch ist die offizielle und ausführliche Methodenanleitung zur symptothermalen Methode Sensiplan der Arbeitsgruppe NFP [3]. Es wurde von NFP-Experten auf wissenschaftlicher Grundlage entwickelt und in den letzten 25 Jahren entsprechend neuer Erkenntnisse und Evaluationen aktualisiert. Die Möglichkeiten der Anwendung der symptothermalen Methode bei Kinderwunsch, nach Absetzen der Pille, in der Stillzeit und in den Wechseljahren werden hier ebenfalls dargestellt.

Viele Frauen sind zunächst mit der aus dieser schriftlichen Anleitung gewonnenen Information zufrieden. Sie laden aus dem Internet eine Zyklusblattvorlage herunter, die die Arbeitsgruppe NFP (www.nfp-online.de; ▶ Anhang) bereitstellt und beginnen mit ihren Aufzeichnungen.

13.1.2 Übung und Vertiefung mit dem Arbeitsheft

Für Frauen, die die NFP-Methode zur Familienplanung anwenden wollen, ist eine weitergehende Vertiefung der Methodenregeln ratsam. Dafür bietet die Arbeitsgruppe NFP zusätzlich ein sog. Arbeitsheft an. Dabei handelt es sich um eine Zusammenstellung von Übungszyklen [4]. So kann die Anwenderin über den Tellerrand ihrer eigenen Aufzeichnung hinausblicken und verschiedene Varianten von Zyklusverläufen kennen lernen, die

Methodenregeln üben und anhand der Auflösung die eigene Auswertung überprüfen. Damit gewinnt sie Sicherheit für die persönliche Zyklusvielfalt.

13.2 Standardisierter Einführungskurs in die Methode Sensiplan

Frauen, die es gewohnt sind, sich Wissen in schriftlicher Form anzueignen und die darüber hinaus noch klare, unkomplizierte Zyklen haben, kommen mit dem Selbststudium bestens zurecht. Für Frauen jedoch, die eine persönliche Beratung vorziehen oder verunsichert sind, weil die eigene Zyklusaufzeichnung doch deutlich von den Musterbeispielen abweicht, stellt eine Methodeneinführung durch qualifizierte NFP-Berater/innen die optimale Form dar, NFP sicher und fundiert zu erlernen. Ziel eines NFP-Einführungskurses ist es, die Frau oder das Paar in die Lage zu versetzen, die Methode nach Beendigung des Kurses selbstständig und sicher anzuwenden. Schriftliche Grundlage des Einführungskurses der Arbeitsgruppe NFP ist das Arbeitsheft und ein standardisierter Verlaufsplan. Der Kurs besteht aus 4–5 Einheiten, verteilt über einen Zeitraum von 3 Monaten bzw. 3 Zyklen. Dieser Zeitraum ist notwendig, damit die Anwenderinnen unter Begleitung einer NFP-Berater/in genügend eigene Erfahrung sammeln können.

13.2.1 Kursprogramm

In jeder Kurseinheit werden zunächst Methoden- und Hintergrundwissen vermittelt und die Zyklusführung und -auswertung an verschiedenen Trainingszyklen geübt. Danach werden in Kleingruppen- oder Einzelgesprächen die persönlichen Zyklusaufzeichnungen der Kursteilnehmerinnen besprochen. Hier zeigt sich, wie wichtig die Klärung von Fragen und Besprechung der persönlichen Aufzeichnungen ist. Reines Sachwissen reicht nicht aus. Erst wenn die Frauen erfahren, dass ihr Körper eine eindeutig interpretierbare Sprache spricht, entsteht das Gefühl subjektiver Sicherheit.

13

Aufbau der Beratungseinheiten [4]:
1. Kurseinheit: Informationen und ausführliche Anleitung zu

- Biologischen Grundlagen der Fruchtbarkeit
- Selbstbeobachtung des Zervixschleims
- Temperaturmessung
- Führung eines Zyklusblattes

2. Kurseinheit: Regeln zur Bestimmung der postovulatorisch unfruchtbaren Zeit
Da die erste Auswertung zusammen mit der NFP-Berater/in vorgenommen werden sollte, findet dieses Treffen bereits ca. 2–3 Wochen später statt.

3. Kurseinheit: Regeln zur Bestimmung der unfruchtbaren Zeit am Zyklusanfang
Außerdem wird die Selbstuntersuchung des Gebärmutterhalses als zusätzliches Angebot gelehrt. Diese Informationen werden ca. 4 Wochen später vermittelt, damit das Erlernen der Zervixschleimbeobachtung nicht gestört wird.

4. Kurseinheit: Übungen mit Beispielen zu verschiedenen Zyklusformen
Außerdem wird gezeigt, wie anhand der Zyklusaufzeichnung eine Schwangerschaft festgestellt und der Geburtstermin ermittelt werden kann.
Dieses Treffen sollte wiederum 4–6 Wochen später stattfinden.
Bei größeren Gruppen empfiehlt die Arbeitsgruppe NFP, die Inhalte der ersten 4 Kurseinheiten auf 5 Treffen zu strecken, um genügend Zeit für Gespräche zu ermöglichen.

Ein weiteres Treffen wird nach etwa 6 Monaten für einen Erfahrungsaustausch sowie zur Wiederholung und Klärung von Fragen empfohlen. Zwischen den Kurseinheiten ist eine telefonische Rücksprache mit der Berater/in möglich.

Die Lernphase im Rahmen eines Einführungskurses dauert in der Regel 3 Monate. Bereits ab dem 1. Zyklus kann die NFP-Methode zur Vermeidung einer Schwangerschaft sicher angewendet werden, da die Auswertung unter Supervision der NFP-Be-

rater/in erfolgt. In einer Online-Umfrage des NFP-Forums (► Anhang) fühlten sich 90 % der antwortenden Frauen nach 3 Zyklen »selbstbewusst in der Auswertung«.

13.2.2 Wo kann NFP erlernt werden?

Es gibt verschiedene Möglichkeiten, eine Beratung zu erhalten: Unter der Kontaktadresse der Arbeitsgruppe NFP (► Anhang) erhält man die Anschrift einer in der Nähe wohnenden NFP-Berater/in, mit der dann persönliche Beratungstermine vereinbart werden können. Eine Einführung findet in einem Drittel der Fälle als private Einzelberatung oder in einer Kleingruppe mit maximal 4 Frauen bzw. Paaren statt, in einem weiteren Drittel auch in einer Arztpraxis. Größere Einführungskurse werden an Volkshochschulen, Bildungswerken, Frauengesundheitszentren, in Krankenhäusern und bei Krankenkassen sowie bei Beratungsstellen wie z. B. Pro Familia und den Maltesern durchgeführt. Dem Qualitätsanspruch der Arbeitsgruppe NFP entsprechend dürfen von einer Berater/in nur maximal 4 Frauen bzw. Paare in einer Gruppe betreut werden, damit die individuelle Beratung nicht zu kurz kommt, sodass für größere Gruppen entsprechend mehr Personal nötig ist.

Die Teilnahme des Partners ist ausdrücklich erwünscht. Derzeit kommt in etwa 30–50 % der Fälle der Partner mit in die Beratung.

13.3 Individuelle Beratung nach Bedarf

Während früher der Besuch eines NFP-Einführungskurses für die meisten Neueinsteiger die Regel war, hat sich dies inzwischen grundlegend geändert. Heute beginnen 60 % der Frauen zunächst im Selbststudium. Nicht selten entsteht nach den ersten Aufzeichnungen das Bedürfnis, die eigenen Zyklen mit einer Berater/in durchzusprechen, bisweilen einfach nur, um von kompetenter Stelle versichert zu bekommen, alles richtig gemacht zu haben. Derartige Beratungskontakte haben in den letzten Jahren deutlich zugenommen.

Aus welchen Gründen wird die NFP-Beratung aufgesucht?

- Vermeidung einer Schwangerschaft (Mehrheit)
- Kinderwunsch (20–30 %)
- Spezielle Beratung zu NFP nach Absetzen hormoneller Kontrazeptiva oder nach der Geburt bzw. während der Stillzeit (ca. 40 %)
- Kennenlernen des eigenen Körpers (»fertility awareness«)

13.4   Wer führt die NFP-Beratung durch?

Da der Arzt in der Regel nicht die Zeit findet, seinen Patientinnen diese intensive Betreuung zukommen zu lassen, wird heute allgemein auf die Zusammenarbeit mit geschulten Laienberatern nicht mehr verzichtet [7].

13.4.1 Beratungsnetz der Arbeitsgruppe NFP

Seit 1981 bildet die Arbeitsgruppe NFP in Deutschland Frauen und Männer, die selbst NFP praktizieren, zu NFP-Berater/innen aus. Da eine medizinische Vorbildung zwar häufig vorhanden, aber nicht Voraussetzung ist, folgt man hier dem Prinzip der Selbsthilfegruppen: Erfolgreiche und überzeugte Anwender sind die besten Lehrer. Die Aus- und Fortbildung sowie die Supervision liegt in der Hand von Ärzten, unterstützt von Pädagogen und Psychologen. Derzeit hat die Arbeitsgruppe NFP in Deutschland ein Netzwerk mit etwa 300 aktiven NFP-Berater/innen.

13.4.2 Qualifikation der NFP-Berater/innen?

Die Ausbildung folgt einem standardisierten Kurskonzept. Grundlage ist der » Kursleiterordner« und das » NFP-Beraterhandbuch« [1, 2]. Die Ausbildung dauert ca. 1 Jahr und gliedert sich in einen theoreti-schen und einen praktischen Teil. Der theoretische Abschnitt umfasst mindestens 60 Ausbildungsstunden und schließt mit einer schriftlichen Prüfung ab. Vermittelt werden z. B. anatomische und physiologische Grundlagen der Fruchtbarkeit von Mann und Frau sowie Grundkenntnisse über alle Familienplanungsmethoden und deren Sicherheit. Schwerpunkt des Kurses bildet die NFP-Methodik, d. h. die sichere Interpretation von Zyklusaufzeichnungen nach der symptothermalen Methode. Trainiert wird der Umgang mit unterschiedlichsten Zyklusformen und Sondersituationen (z. B. Störungen, Schichtdienst, Kinderwunsch, NFP nach Absetzen der Pille, nach der Geburt). Darüber hinaus werden pädagogische und psychologische Aspekte der Beratung behandelt sowie Gesprächs- und Vermittlungstechniken geübt. Ein weiteres Ziel der Ausbildung ist es, die Berater/innen darin zu schulen, im medizinischen als auch im Beratungsbereich ihre Grenzen zu erkennen: Sie sollen lernen, bei schwierig zu interpretierenden Zyklusverläufen Rat von erfahrenen Ärzten der Arbeitsgruppe NFP einzuholen und bei medizinischen Fragestellungen an den behandelnden Arzt zurückzuverweisen. Treten während der Beratung z. B. Partnerschafts- oder Sexualprobleme zutage, soll an entsprechende Ehe-, Familien- oder Sexualberatungsstellen verwiesen werden. Außerdem lernen die Berater/innen, Paare, die unsicher bezüglich ihrer Entscheidung für die NFP sind, nicht zu überreden. Sie sollen diese stattdessen anregen, eine befriedigende und persönliche Lösung der Familienplanungsfrage zu finden. Im praktischen Teil führen die angehenden NFP-Berater/innen unter Supervision 3 Frauen bzw. Paare in die Methode ein. Die Ausbildung schließt mit einer mündlichen Prüfung ab, die von einem – am Ausbildungsprozess nicht beteiligten – Gynäkologen und Mitglied der Sektion Natürliche Fertilität der Deutschen Gesellschaft für Gynäkologische Endokrinologie und Fertilitätsmedizin abgenommen wird. Damit soll sichergestellt werden, dass die Berater/innen ein Qualifikationsniveau erreicht haben, das es jedem interessierten Arzt erlaubt, seine Patientinnen an einen »NFP-Spezialisten« zu verweisen. Mit dem Abschlusszertifikat erhalten die NFP-Berater/innen die Berechtigung zu eigenverantwortlicher Tätigkeit im Rahmen und zu den Bedingungen der Arbeitsgruppe NFP. Dies schließt die Teilnahme an regionalen Treffen, Supervision und regelmäßige Fortbildung ein. Die Beratertätigkeit wird in den allermeisten Fällen nebenberuflich auf Honorarbasis ausgeübt.

13.4.3 Internationale Beratungsorganisationen

Bereits seit den 1960er Jahren – deutlich früher als in Deutschland – wurden in vielen Ländern ähnliche NFP-Organisationen aufgebaut, mit dem Ziel, in Kooperation mit Ärzten ein flächendeckendes Beratungsangebot zu etablieren (z. B. Fertility UK, SERENA, Instituto RNF, CAMEN, NANFPT, RENAFER, Codiplan, CAF, Couple to Couple League, CREST, CLER, INER, Institut für Ehe und Familie, US Diocesan NFP Teachers). Dabei wurden verschiedene Beratungsmodelle entwickelt: So wird beispielsweise die Billings-Ovulationsmethode nur »von Frau zu Frau« weitergegeben. Denn nach Meinung der Billings-Vertreter ist nur jemand mit eigener Erfahrung in der Selbstbeobachtung in der Lage, diese »aus erster Hand« zu vermitteln. Andere Organisationen beteiligen auch den Partner an der Beratung und lehren bewusst »von Paar zu Paar« (z. B. SERENA, Kanada; Couple to Couple, USA). Auch medizinisches Personal, vor allem Hebammen und Krankenschwestern, werden häufig zur NFP-Unterweisung herangezogen. Zur Optimierung und Standardisierung der Beraterausbildung wurden von der WHO und anderen Institutionen Lehrmaterialien für eine weltweite Nutzung entwickelt, die in der Praxis kaum übernommen wurden, möglicherweise weil sie vorwiegend »am grünen Tisch« entstanden sind [5, 6]. Seit einigen Jahren haben sich mehrere europäische Länder, in denen die Sensiplan-Methode gelehrt wird, unter Federführung der Arbeitsgruppe NFP mit dem Ziel zusammengeschlossen, europäisch einheitliche Qualitätsstandards für Beraterausbildung und Einführungskurs zu etablieren.

13.5 Online-Information und Beratung

Heute ist es selbstverständlich geworden, sich aktuell benötigte Informationen über das Internet zu holen. Auch im Gesundheitssektor haben sich hier zahlreiche Anbieter von Gesundheitsdienstleistungen, Informationsplattformen, Diskussionsforen und Selbsthilfegruppen organisiert. Im Zuge dieser Entwicklung verzeichnen Informations- und Bildungsangebote an Volkshochschulen und anderen Bildungseinrichtungen einen deutlichen Rückgang an Teilnehmerzahlen. Auch die Beratungsstrukturen haben sich gewandelt: Das Internet verdrängt zunehmend persönliche Beratungsgespräche. Stattdessen surft man im Internet, wo in einer Vielzahl von »Chatrooms« und Foren mehr oder weniger qualifizierte Infos zu allen möglichen Themen ausgetauscht werden. Dabei handelt es sich oft um einen subjektiven Erfahrungsaustausch und es ist bisweilen schwer nachprüfbar, wie qualifiziert die erhaltenen Ratschläge und Informationen sind.

13.5.1 Natürliche Familienplanung im Internet

Die Arbeitsgruppe NFP hat eine eigene Internetseite (▶ Anhang) und nimmt dort auch Beratungsanfragen entgegen. Zunehmend werden Beratungsfragen auch per Mail beantwortet. Diese Form der Internetberatung stößt jedoch dort an ihre Grenzen, wo die Beraterin zur sicheren Beurteilung einer Zyklussituation den gesamten Zyklus sehen oder unter Umständen sogar den Verlauf mehrerer Zyklen kennen muss.

Von einem Online-Einführungskurs in die symptothermale Methode hat man aus juristischen Gründen wieder Abstand genommen.

Es gibt bereits eine ärztliche Internetsprechstunde (www.MeinKinderwunsch.de), die auch zu NFP bei Kinderwunsch berät [8].

Eine weitere Website, die sich als Serviceforum für an NFP interessierte Frauen versteht (www.nfpberatung.de), stammt vom NFP Software-Hersteller »May I?« (▶ Kap. 14).

■ **NFP-Erfahrungsaustausch in Internet-Foren**

Das größte und bekannteste »Anwenderinnenforum für natürliche symptothermale Familienplanung« ist das NFP-Forum (www.nfp-forum.de). Es wurde – unabhängig von der Arbeitsgruppe NFP – 2004 als Eigeninitiative einer engagierten Anwenderin gegründet und erfreut sich, wie die Zuwachsraten der Mitglieder zeigen, steigender Beliebtheit. Im Forum wird ausdrücklich auf die Fachliteratur zur symptothermalen Methode und die offizielle NFP-Beratung über das Beratungsnetz der Arbeitsgruppe NFP verwiesen, was für die Seriosität der Forumsleitung spricht. Erfahrene Moderatorinnen, teilweise ausgebildete NFP-Beraterinnen, begleiten mit Fachwissen und Engagement den regen Austausch von NFP-Interessentinnen und -Anwenderinnen in den verschiedenen Unterforen. Hier werden Anfragen zu Temperaturauswertung, Zervixschleim- und Muttermundbeobachtung, NFP-Computer, Post-pill-Zyklen, Verhütung in der fruchtbaren Zeit, NFP bei Kinderwunsch und nach der Geburt diskutiert und Umfragen zu verschiedensten Aspekten rund um das Thema durchgeführt.

■ **NFP-Beratung und –Anwendung online – kann die Qualität mithalten?**

Internet und Handynutzung haben auch die NFP-Beratung und -Anwendung stark verändert. Die persönliche Beratung »am Wohnzimmertisch« oder in einer Beratungsstelle wird zukünftig noch seltener werden, dafür trifft man sich im Netz zu Beratung und Austausch. Auch die Zyklusaufzeichnung mit Papier und Bleistift wird zunehmend abgelöst durch die Online-Verwaltung, die entweder kostenpflichtig oder kostenfrei angeboten wird. Darüber hinaus sprießen Downloadprogramme und Apps zur Zyklusverwaltung und/oder -auswertung für Smart- oder iPhone aus dem Boden. Sie werden in ► Kap. 14, ab S. 210 ausführlich diskutiert.

Derzeit ist es für die NFP-Interessentinnen schwierig, seriöse Angebote von unseriösen zu unterscheiden. Bei allen Online-Produkten, die auch Auswertungen anbieten, fehlen Sicherheitsstudien. Mit Qualitätssicherungsmaßnahmen innerhalb der Internet-Foren kann dem Bedürfnis der Anwenderinnen nach seriöser und kompetenter Beratung Rechnung getragen werden. Dementsprechend sollte auch die Ausbildung von Berater/innen und Moderatorinnen diesen veränderten Verhältnissen angepasst werden.

Literatur

1. Arbeitsgruppe NFP (2010) Natürlich und sicher, ein Handbuch für NFP-Berater und Beraterinnen. Malteser, Köln
2. Arbeitsgruppe NFP (2010) Natürlich und sicher: Kursleiterordner. Malteser, Köln
3. Arbeitsgruppe NFP (2011) Natürlich und sicher - Das Praxisbuch. Trias, Stuttgart
4. Arbeitsgruppe NFP (2011) Natürlich und Sicher - Arbeitsheft. Trias, Stuttgart
5. Aumack K, Kass-Annese B, Goodman L (1990) Guide for Natural Family Planning Trainers. Institute for Reproductive Health, Georgetown University, Washington DC
6. BLAT Centre for Health and Medical Education (1998) Family fertility education. A resource package for teachers of NFP methods. London
7. Freundl G (1995) Natürliche Familienplanung (NFP) in der ärztlichen Praxis – Kooperation mit ausgebildeten Beratern. Arch Gynecol Obstet 257
8. Gnoth C, Frank-Herrmann P, Freundl G (2004) Erfahrungen mit einer Internetsprechstunde für Kinderwunschpaare. Gynäkologische Endokrinologie 2: 38–42

Zykluscomputer, Hilfsmittel und Softwareprogramme zur Bestimmung der fruchtbaren Phase

Seit den 1960er Jahren ist man auf der Suche nach einem einfachen, billigen und verlässlichen Test, der präzise und eindeutig Anfang und Ende der fruchtbaren Zeit signalisiert [54, 56]. Ein solches Testsystem wäre der Durchbruch für eine Empfängnisverhütung auf natürliche Art.

Seither wurden eine Reihe von Geräten und Programmen entwickelt, deren Intention es ist, das fruchtbare Fenster im Zyklus möglichst exakt zu bestimmen (◘ Abb. 14.1). Diese Geräte setzen Indikatoren ein, die in ihrer physiologischen Bedeutung und in ihrem zyklischen Verlauf bekannt sind: Veränderungen der Basaltemperatur, Veränderungen bestimmter Hormonspiegel (LH, E1-Glucuronid, Pregnandiol-Glucuronid), Messung von Zervixschleimparametern und Veränderungen der elektrolytischen Leitfähigkeit von Zervikalschleim oder Speichel sowie Softwareprogramme zur Zyklusaufzeichnung und -auswertung [47].

Im Folgenden werden die verschiedenen Fertilitätscomputer und Softwareprogramme nach Prinzip, Funktionsweise und Besonderheiten vorgestellt, ihre Sicherheit und die Dauer der fruchtbaren Phase verglichen und die Eignung der Geräte für den Einsatz bei Kinderwunsch und zur Empfängnisverhütung beurteilt.

14.1 Übersicht über die derzeit auf dem Markt befindlichen Geräte

Eine Einteilung der verschiedenen Geräte lässt sich danach vornehmen, welche Marker für die Bestimmung der fertilen Phase verwendet werden (◘ Tab. 14.1). Die Softwareprogramme für bekannte NFP-Methoden und Zykluscomputer speziell für den Kinderwunsch finden sich separat (▶ Kap. 14.8).

Bei direkten Markern werden die Hormone selbst gemessen, bei indirekten Markern die durch Hormone verursachten Zyklussymptome, wie z. B. Veränderung der Basaltemperatur oder des Zervixschleims.

14.2 Qualität und Sicherheit der Zykluscomputer

14.2.1 Effektivitätsfindungsstudien (»EFS«)

Ob ein Gerät grundsätzlich für Verhütungszwecke tauglich sein könnte, wird üblicherweise mit sog. **Effektivitätsfindungsstudien** (»efficacy finding studies«) geprüft. Dabei wird die vom Gerät in einem Zyklus ermittelte fertile Phase »objektiven« Ovulationsparametern (Ultrasonographie des wachsenden Follikels und Bestimmung des LH-Peaks) oder der durch die NFP-Methode ermittelten fertilen Zeit gegenübergestellt. Im Idealfall sollte der Beginn der fruchtbaren Zeit unter Berücksichtigung der Spermienüberlebenszeit 5 Tage vor der mit den oben genannten Referenzparametern festgelegten Ovulation und das Ende 2 Tage danach angezeigt werden [16, 25, 45].

Nach diesem Versuchsdesign sind mittlerweile, unterstützt durch die Stiftung Warentest, 3 Temperaturcomputer, 1 Hormoncomputer und 3 Speichelmikroskope getestet und mit der symptothermalen Methode verglichen worden. So kann zumindest eine grundsätzliche Aussage darüber gemacht werden, ob sie für Verhütungszwecke interessant sein könnten weiter sein können (◘ Tab. 14.3) [48, 50].

14.2.2 Retrospektive Gebrauchssicherheitsstudien

Wenn Geräte sich bereits auf dem Markt befinden, ist der nächste Schritt die Durchführung einer Post-Marketing-Studie, im Sinne einer **retrospektiven Gebrauchssicherheitsstudie** (»retrospective efficacy study«; rES). Dabei wird ein Gerät üblicherweise von einer größeren Anwenderinnenzahl anhand eines Fragebogens beurteilt. Es werden aus dem Gedächtnis oder aus einfachen Aufzeichnungen Auskünfte erteilt, ob eine eingetretene Schwangerschaft geplant oder ungeplant war und ob letztere auf einen Methoden- oder Anwendungsfehler zurückzuführen ist. Diese Vorgehensweise ist mit den Schwächen retrospektiver Untersuchungen behaftet und kann nur eine grobe Aussage über die

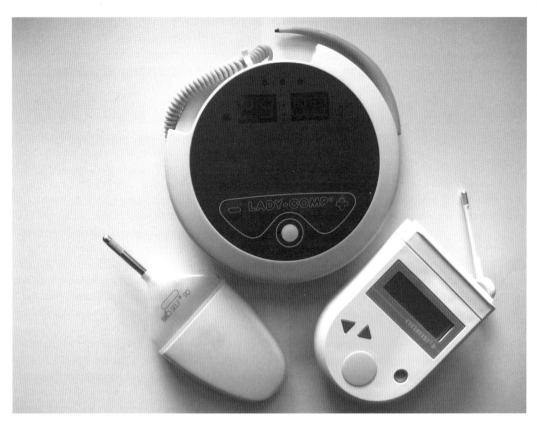

◘ Abb. 14.1   Verschiedene Zykluscomputer

◘ Tab. 14.1   Übersicht über die im Handel erhältlichen Geräte

Gerät	Art des Gerätes	Art des verwendeten Markers zur Bestimmung der fertilen Phase
PERSONA	Hormonmessgerät	Hormone (E1G+LH) und Rechenregeln
Bioself PLUS, Cyclotest 2 Plus, Lady-comp/Babycomp/Pearly	Temperaturcomputer	Basaltemperatur und Rechenregeln
Donna, Fertility Scope, Lady Free Biotester	Miniaturmikroskope	Kristallisation von Speichel oder Zervixschleim

Zuverlässigkeit einer Methode in der Praxis geben [46].

14.2.3   Prospektive Gebrauchssicherheitsstudien

Der Goldstandard in der Beurteilung einer Verhütungsmethode ist die **prospektive Gebrauchs-**sicherheitsstudie (»prospective efficacy study«; pES). Dabei wird ein ausgewähltes Kollektiv über einen gewissen Zeitraum hinweg beobachtet, sodass methoden- und anwendungsbedingte Schwangerschaften und andere Ausscheidegründe lückenlos erfasst werden [43].

14

14.3   Hormonmesssystem PERSONA

14.3.1   Prinzip und Funktionsweise

Mit dem System PERSONA wurde ein Gerät entwickelt, das erstmals in der Lage ist, in einem schnellen Assay (Einstufentest) die im Urin ausgeschiedenen Hormone Östron-3-Glucoronid (E3G) und LH auf einem Teststreifen zu messen. Dabei markiert ein signifikanter E3G-Anstieg den Anfang der fertilen Phase und ein signifikanter LH-Anstieg gilt als Indikator für das Ende der fertilen Phase.

Dem liegt die Hypothese zugrunde, dass ein signifikanter E3G-Anstieg eng mit dem Beginn der Zervixschleimproduktion korreliert, die wiederum das Überleben der Samenzellen ermöglicht. Ein signifikanter LH-Anstieg erfolgt im Urin 24–36 h vor der Ovulation, sodass das Ende der fruchtbaren Zeit unter Berücksichtigung der maximalen Überlebenszeit der Eizelle ab dem 4. Tag nach dem gemessenen LH-Anstieg angenommen werden kann [1, 5].

PERSONA besteht aus einem brillenetuigroßen Monitor und monatlich 8 Teststreifen für Urintests. Ein Teststreifen wird in den Morgenurinstrahl gehalten und dann in den Leseschlitz des Monitors gesteckt. Dort werden die Hormonkonzentrationen mit Hilfe eines Photometers abgelesen. Der Monitor wertet die Ergebnisse aus und zeigt der Anwenderin nach insgesamt 5 min den aktuellen Fertilitätsstatus durch ein rotes (= fruchtbar) oder grünes (= unfruchtbar) Licht an.

Im 1. Zyklus müssen 16 Tests durchgeführt werden. In den folgenden Zyklen werden lediglich 8 Tests gefordert, und zwar an den Tagen, an denen aus der Analyse der retrospektiven Zyklusdaten die Wahrscheinlichkeit am größten ist, den signifikanten Anstieg von E3G und LH im aktuellen Zyklus zu ermitteln. Ein gelbes Lichtsignal teilt der Anwenderin mit, wann ein Test erforderlich ist. Wenn ein Anstieg des LH gemessen wird, zeigt das Display ein »O«-Symbol (Ovulation). Der Monitor enthält eine Datenbank, die neben Zyklusbeginn und Zykluslänge alle Hormondaten der letzten 6 Anwendungsmonate speichert und auswertet.

Den Zyklusstart gibt die Anwenderin morgens mittels »M-Knopf« ein und bestimmt dadurch gleichzeitig den Zeitrahmen, innerhalb dessen die Urintests in dem nun beginnenden Zyklus durchgeführt werden müssen (±3 h).

In den ersten 3 Anwendungsmonaten wird der Anfang der fruchtbaren Zeit lediglich berechnet. Ab dem 4. Zyklus geht dann die E3G-Hormonanalyse in die Bewertung mit ein, was in der Regel zu einer Verkürzung der fruchtbaren Phase führt.

14.3.2   Sicherheit, Dauer der fruchtbaren Phase und Akzeptanz

Von 1995–1996 wurde eine große, prospektive Gebrauchssicherheitsstudie (pES) in England, Irland und Deutschland durchgeführt [16]. In Deutschland nahmen 297 Frauen mit 3.158 Zyklen teil. Bei der Testung des Prototyps von PERSONA traten 60 Schwangerschaften ein. Sie gliederten sich auf in 7 geplante Schwangerschaften, 27 anwendungsbedingte und 26 methodenbedingte Schwangerschaften. Die Methodenschwangerschaftsrate (Life-Table, 13. Zyklus) betrug damit 10,6 % (Versagen der Methode ohne Anwenderfehler) [43].

Da sich während der Studie zeigte, dass der Prototyp zwischen dem 4. und 13. Zyklus die herannahende Ovulation mit dem eingegebenen Algorithmus zu spät erkannte, wurde er geändert, um die Vorwarnzeit vor dem LH-Anstieg zu erhöhen. Da mit diesem revidierten Algorithmus wahrscheinlich 11 Schwangerschaften verhindert worden wären, wurde offiziell ein kalkulierter Pearl-Index von 6,4 (Methodenversagen) angenommen. Eine Vorgehensweise, die kritisch kommentiert wurde [72].

Die Gebrauchssicherheit wurde nicht ausdrücklich veröffentlicht. Aus den oben genannten Zahlen lässt sich aber ein Pearl-Index um 20 errechnen. Dieser geringe Wert ist teilweise auf die eingeschränkte Verhütungsmotivation der Teilnehmerinnen zurückzuführen: Sie sollten in den 15 Monaten der Studie zwar verhüten wollen, eine ungeplante Schwangerschaft jedoch akzeptieren.

In der Studie der Stiftung Warentest wurde die Verhütungssicherheit von PERSONA lediglich mit der Note 4,1 bewertet: In einer Reihe von Fällen gab das Gerät grünes Licht während der fruchtbaren Zeit.

■ **Dauer der fruchtbaren Phase**

Mit durchschnittlich 13 roten Tagen pro Zyklus während der ersten 3 Anwendungszyklen und durchschnittlich 11 roten Tagen ab dem 4. Zyklus ist die Dauer der fruchtbaren Phase kürzer als bei den Temperaturcomputern (▶ Kap. 14.4.3). Auch in der Studie der Stiftung Warentest schnitt PERSONA im Vergleich zu den Temperaturcomputern diesbezüglich am besten ab (Note 2,6).

■ **Akzeptanz**

Die Ausscheiderate während der Studie betrug insgesamt 42 % (inklusive der Schwangerschaften). Von den Teilnehmerinnen, die bei Studienende noch dabei waren, wollten 78 % das Gerät weiter benutzen [43, 68].

14.3.3 Beurteilung

Aus den oben dargestellten Zahlen wird deutlich, dass die Sicherheit des Systems zur Empfängnisverhütung maximal in den mittleren, eher unsicheren Bereich eingeordnet werden kann. Demzufolge ist PERSONA nur geeignet für Frauen, die grundsätzlich einer Schwangerschaft nicht negativ gegenüberstehen, die jedoch im Augenblick – ohne extremen Nachdruck – verhüten wollen. Das Gerät ist in seinem derzeitigen Zustand nicht geeignet für Frauen, die sicher verhüten wollen bzw. müssen.

Das Design des Gerätes ist sehr ansprechend: es ist klein, unauffällig und handlich. Seine Lichtsignale (rot, grün, gelb) sind verständlich. Die Anwendung erscheint relativ einfach und bequem. Als großer Vorteil wird die Tatsache angesehen, dass – im Gegensatz zur Selbstbeobachtung – keine Lernphase notwendig ist und keine Körperkenntnisse vorausgesetzt sind, was den potenziellen Anwenderkreis erheblich erweitert. Aber auch hier kommt die Anwenderin nicht umhin, sich mit der durchaus umfangreichen Gebrauchsanweisung zunächst einmal gründlich zu befassen.

So muss sie z. B. verstehen, wann der Zyklusstart eingegeben wird: immer am Morgen, um damit das richtige Messfenster (±3 h) für die zukünftigen Tests (mit Morgenurin!) festzulegen. Wird der Zyklusstart an einem anderen Zeitpunkt eingegeben, kann eine Messung mit Morgenurin

nicht durchgeführt werden. Vergessene Tests sind einer der häufig auftretenden Anwenderfehler und werden nicht selten mit einer verlängerten »roten Phase« bestraft.

Umständlich wird die Anwendung, wenn die Frau sehr früh am Morgen zur Toilette gehen muss, hinterher jedoch weiterschlafen möchte. Innerhalb des Testzeitraums muss sie – zu dieser frühen Stunde – daran denken, den Monitor zu überprüfen und ggf. einen Test durchführen. Geht sie vor Beginn des Testzeitraums zur Toilette, sollte sie Urin in einem Gefäß auffangen, um den Test später durchzuführen.

Daneben gibt es auch Probleme, die das System selbst betreffen: In erster Linie ist der zeitliche Einsatz der 8 Tests bei schwankenden Zykluslängen zu nennen. Eine **Verschiebung des Eisprungs nach hinten** führt mitunter dazu, dass die 8 Tests bereits verbraucht sind und der später stattfindende LH-Anstieg nicht gefunden werden kann. Das hat zur Folge, dass das Gerät weiterhin rot zeigt oder zur Bestimmung des Endes der fruchtbaren Phase auf die wenig valide Kalenderrechnung übergeht.

Verschiebt sich der Eisprung dagegen nach vorne, ist es möglich, dass an dem Tag, an dem es bereits zu einem signifikanten Östrogenanstieg kommt, noch kein Test vorgesehen ist. Aufgrund der gespeicherten Zyklusdaten wird der Beginn der fruchtbaren Phase erst später erwartet, weshalb die Anzeige »fruchtbar« (rot) in diesem Fall zu spät erfolgt.

Je regelmäßiger also das Zyklusgeschehen einer Frau, umso größer die Wahrscheinlichkeit einer sicheren und zufriedenstellenden Anwendung. Nach Herstellerangaben ist PERSONA für Frauen mit einer Zykluslänge zwischen 23 und 35 Tagen geeignet. Diese Angabe ist insofern ungenau, da nicht die Zykluslänge an sich entscheidend ist (annähernd regelmäßige Zyklen im Bereich von 23 bis 35 Tagen sind unproblematisch), sondern die Zyklusschwankungen von einem Zyklus zum anderen. Bei Zyklusschwankungen zwischen 23 und 35 Tagen ist das System meistens überfordert, da die 8 Teststreifen zur sicheren Ermittlung des E3G- bzw. LH-Anstiegs nicht ausreichen.

Durch die Verbindung mit der Körperbeobachtung (Zervixschleim und/oder Temperatur) ist eine

Optimierung des Systems bzw. eine zusätzliche Absicherung möglich.

Die Stärke des Systems liegt bei korrekter Anwendung und bei Vorliegen annähernd regelmäßiger Zyklen v. a. in der engeren Eingrenzung der fruchtbaren Phase.

Für manche Anwenderin ist schließlich auch der Preis ein nicht zu vernachlässigender Aspekt. Neben den Anschaffungskosten für die Startpackung von etwa 134 € (Monitor, 16 Teststäbchen für den 1. Zyklus) schlagen die Folgekosten für die Teststäbchen zu Buche (3-Monats-Packung: 29 €).

14.3.4 Abwandlung und Kombination mit NFP-Markern

Für die Kinderwunschsituation wurde das System verändert: Der wesentliche Unterschied ist, dass mehr Teststreifen pro Zyklus benutzt werden können (s. Clearplan/Clearblue; ▶ Kap. 14.8.1).

Dieses abgewandelte System setzten Fehring et al. mit zusätzlicher Zervixschleimbeobachtung als Double-check-Methode (sog. Marquette Modell, auch MM-System) im off-label-use auch zur Schwangerschaftsverhütung ein und entwickelten dazu Anwendungsregeln [30]. Bei 195 Frauen und 1.795 Zyklen fanden sich eine Methodensicherheit von 2,1 % (Life-Table, 12. Zyklus) und eine Gebrauchssicherheit von 14,2 %. Diese ersten Ergebnisse weisen (trotz der 15 % Ausscheiderate) darauf hin, dass durch die zusätzliche Zervixschleimbeobachtung eine deutliche Verbesserung der Sicherheit von PERSONA bzw. Clearplan/Clearblue erreicht werden kann. Auch während der Amenorrhoe in der Stillphase empfehlen Fehring et al. dieses duale System, um die potenzielle Fertilität zu erkennen [28].

In einer weiteren, retrospektiven Studie mit 204 Frauen, die allerdings zusätzlich teilweise die Temperaturmessung anwendeten, ergab sich eine Methodensicherheit von 0,6 % und eine Gebrauchssicherheit von 10,6 % (nach 12 Anwendungsmonaten). Die höhere Sicherheit ist vermutlich auf die zusätzliche Nutzung des Temperatursymptoms sowie auf das retrospektive Studiendesign zurückzuführen [32].

14.4 Temperaturcomputer

14.4.1 Prinzip und Funktionsweise

Alle Temperaturcomputer basieren auf der zyklusabhängigen Veränderung der Basaltemperatur (▶ Kap. 3). Im Vergleich zum Fieberthermometer ermöglichen die Temperaturcomputer die Kurvenführung und selbständige Bestimmung der fruchtbaren Phase anhand der gewonnenen Daten. Kürzere Messzeit, ein Signalton am Ende der Messung, Speicherung und Abrufbarkeit der gemessenen Daten und des aktuellen Fruchtbarkeitsstatus sind weitere Vorteile der Temperaturcomputer gegenüber der herkömmlichen Art der Temperaturmessung.

Die von der Frau morgens mit einem Präzisionsthermometer gemessene Aufwachtemperatur wird von einem angeschlossenen Kleincomputer gespeichert. Die Geräte unterscheiden sich voneinander durch die Art der Temperaturauswertung, die Bestimmung der unfruchtbaren Tage am Zyklusanfang (meist durch eine Art Kalendermethode, orientiert an den gespeicherten Zykluslängen) sowie eine Vielzahl technischer Besonderheiten und Details. Derzeit sind folgende Temperaturcomputer auf dem Markt:

– Bioself PLUS,
– Cyclotest 2 Plus,
– Ladycomp/Babycomp/Pearly

Einen Überblick über die Besonderheiten der einzelnen Temperaturcomputer gibt ◻ Tab. 14.2.

14.4.2 Sicherheit, Dauer der fruchtbaren Phase und Akzeptanz

▪ **Bioself PLUS**

Zum aktuell im Gebrauch befindlichen Modell liegt nur die Basisuntersuchung der Stiftung Warentest aus dem Jahr 2000 vor. Was den Empfängnisschutz (Verhütungssicherheit) angeht, wurde das Gerät mit befriedigend (Note 3,5) beurteilt (◻ Tab. 14.3): Es gab einzelne Fälle, in denen das Gerät trotz fruchtbarer Zeit »unfruchtbar« anzeigte. Eine mit dem Vorgängermodell 1991 in England durch-

◘ **Tab. 14.2** Besonderheiten der einzelnen Temperaturcomputer

	Bioself PLUS	Cyclotest 2 Plus	Ladycomp (L) Babycomp (B) Pearly (P)
Messgenauigkeit	Auf 0,025 °C genau; Anzeige nur auf 0,1 °C genau	Auf 0,01 °C genau; CE0123-zertifiziert	Auf 0,01 °C genau
Messdauer	2 min	90 s	Ca. 60 s
Messweise	Oral, vaginal, rektal	Nur oral	Nur oral
Weckfunktion	Ja, kurzer Signalton zur Messzeit vom Vortag	Ja, Weckzeit wird durch 1. Messung im Zyklus festgelegt	Ja, unabhängig von der Messfunktion als Wecker nutzbar
Messfenster	±2 h zur Messung vom Vortag	±2 h zur 1. Messung im Zyklus; Veränderung innerhalb des Zyklus nicht möglich	±3 h zur Messung vom Vortag, unabhängig von der eingestellten Weckzeit
Weckton ausschalten	Möglich	Möglich	Einfach
Zyklusstart eingabe	Einfach, jedoch nur am 1. Zyklustag möglich	Einfach, auch an späteren Zyklustagen möglich	Relativ kompliziert, da Blutungseingabe an 3 aufeinander folgenden Tagen notwendig
Umgang mit Temperatur störungen	Keine Eingabemöglichkeit für Störungen	Keine Eingabemöglichkeit für Störungen, »untypische« Temperaturerhöhungen werden ausgeblendet	Keine Eingabemöglichkeit für Störungen, unnormal hohe Werte (Fieber) werden herausgefiltert
Möglichkeit Eingabe zusätzlicher Informationen	Keine	Bei Kinderwunsch: zusätzlich LH-Teststreifen; »Zervixschleim hoch« (ohne nähere Anleitung!)	Blutung B: Geschlechtsverkehr
Abrufbare Informationen/Speicher	Temperaturwert und Fruchtbarkeitsstatus des aktuellen und vorangegangenen Zyklus, Zykluslängen der letzten 7 Zyklen	Die 40 letzten Temperaturwerte ohne Fruchtbarkeitsstatus, Zykluslänge und Tag des Temperaturanstiegs der letzten 12 Zyklen (+evtl. LH-Anstieg)	Datum aber kein Zyklustag, Temperaturwerte und Fruchtbarkeitsstatus der letzten 120 Tage (4 Zyklen), keine Zykluslängen B: »Geschlechtsprognose«
Schwangerschaftsanzeige	Ja	Ja	L: Nein B: Ja, mit Geburtstermin
Anzeige des aktuellen Fruchtbarkeitsstatus	Rotes Licht »fertile«, grünes Licht »infertile«	Abwechselnd blinkende Babys: fruchtbar; keine Babys: unfruchtbar	Rotes Licht: fruchtbar, grünes Licht: unfruchtbar, gelbes Licht »Lernphase« (Gerät unsicher); Prognose des Fruchtbarkeitsstatus für 6 Tage im Voraus
Anzeige der hochfruchtbaren Zeit	Ja, allerdings nur aus retrospektiven Zyklusdaten berechnet	Ja, allerdings nur aus retrospektiven Zyklusdaten berechnet	B: Ja, allerdings nur aus retrospektiven Zyklusdaten berechnet

14

◼ Tab. 14.2 Fortsetzung

	Bioself PLUS	Cyclotest 2 Plus	Ladycomp (L) Babycomp (B) Pearly (P)
Vorbereitung vor Erstbenutzung	Keine Vorbereitung nötig	Keine Vorbereitung nötig	Kabel anschließen, Weckzeit eingeben und Wecker aktivieren
Design/Handlichkeit	Klein, handlich, unauffällig	Klein, handlich, ansprechend	Ansprechend, für Nachttisch konzipiert, mit Netz- bzw. Batterieteil
Handhabung/Verständlichkeit	Sehr einfach; englisches Display weniger verständlich	Zur Temperaturmessung einfach, Zusatzfunktionen und Infos kompliziert	L: relativ einfach; B: komplex (diverse Zusatzfunktionen) P: einfacher
Gebrauchs anweisung/Prospektmaterial	Wegen einfacher Handhabung weniger bedeutsam	Muss gründlich gelesen werden, kompliziert	Muss gründlich gelesen werden, kompliziert; Prospektmaterial mit unseriösen Versprechungen
Batterie/Netzanschluss	Batterie, Lebensdauer 1–2 Jahre	Batterie nicht austauschbar, Lebensdauer 5–10 Jahre	Netz- und Batteriebetrieb möglich, Lebensdauer 1 Jahr
Kundenservice	Zyklusdaten können telefonisch übertragen werden; Ausdruck wird kostenlos zugesandt	Zyklusdaten können telefonisch übertragen werden; Ausdruck wird kostenlos zugesandt; Beratungstelefon vorhanden	Temperaturkurve kann über ein käufliches Modem auf eigenem PC dargestellt werden; alternativ: kostenloser Ausdruck nach Einsendung des Gerätes
Preis (Stand 2012)	240 €	169 €	Ladycomp: 495 €; Babycomp: 695 €; Pearly: 345 €
Firma	SymptoTherm Foundation, Morges (CH), Tel.0041 2180244-18	UEBE GmbH, D-97877 Wertheim, Tel. 09342 92400 www.uebe.com	VE Valley Electronics GmbH, D-82438 Eschenlohe, Tel. 08824 1831, www.valley-electronics.com

geführte prospektive Gebrauchssicherheitsstudie (131 Frauen, 1.238 Zyklen) ergab einen Pearl-Index von 23. Von den 24 unbeabsichtigten Schwangerschaften waren nur 2 sicher auf Methodenfehler zurückzuführen [36]. In dieser Untersuchung wurde in einem Drittel aller Zyklen postovulatorisch kein »grünes Licht« gegeben, sodass Fruchtbarkeit bis zum Zyklusende angenommen werden musste [51].

Bezüglich der Dauer der fruchtbaren Phase schnitt Bioself in der Untersuchung der Stiftung Warentest im Vergleich zu allen anderen Geräten am schlechtesten ab (Note 4,9).

■ **Cyclotest 2 Plus**

Auch bei Cyclotest 2 Plus existiert noch keine Gebrauchssicherheitsstudie, jedoch liefert die Basisuntersuchung der Stiftung Warentest einen guten Anhaltspunkt. Im Hinblick auf die Verhütungssicherheit belegte Cyclotest 2 Plus mit einer Note von 2,0 den Spitzenplatz unter allen Geräten: Die fruchtbare Zeit wurde fast immer richtig erkannt [17, 25]. Nach Herstellerangaben und eigenen unveröffentlichten Untersuchungen wertet Cyclotest 2 Plus in den ersten 6 Anwendungsmonaten äußerst vorsichtig aus, sodass es häufig zu einer (unnötigen) Verlängerung der fruchtbaren Phase

◻ **Tab. 14.3**   Zusammenfassende Beurteilung der Studie von Stiftung Warentest

	Temperaturcomputer			Hormoncomputer	Schleimmikroskope			Klassische NFP (symptothermale Methode)
	Cyclotest 2 plus	Lady comp Baby comp	Bioself plus	PERSONA	Maybe Baby*	PC 2000*	PG 53*	
Gesamturteil Stiftung Warentest	Befriedigend (2,6)	Befriedigend (2,9)	Befriedigend (3,5)	Befriedigend (3,5)	Mangelhaft 5,1–5,5			Sehr gute Methode, (nur für geübten Anwenderkreis)
Empfängnisschutz: (60 %) (Verhütungssicherheit)	Gut (2,0)	Befriedigend (3,7)	Befriedigend (3,5)	Ausreichend (4,1)	Mangelhaft 5,1–5,5			Sehr gute Sicherheit bei Verhütung
Erforderliche Zeit der Enthaltsamkeit (Länge der fruchtbaren Phase; 20 %)	Ausreichend (4,4)	Ausreichend (3,7)	Mangelhaft (4,9)	Befriedigend (2,6)	Nicht relevant, (schlechter Empfängnisschutz führt zur Abwertung)			mittlere Enthaltsamkeit erforderlich
Eignung bei Kinderwunsch (10 %)	Gut (1,8)	Ausreichend (4,2)	Ausreichend (3,8)	Befriedigend (3,3)	Entfällt			
Handhabung (10 %)	Befriedigend (3,4)	Gut (1,6)	Befriedigend (2,6)	Gut (2,2)	Wegen schlechter Sicherheit nicht geprüft			

Originalstudie im Internet (www.test.de); Stichwort: Zyklustester
*Diese Geräte sind inzwischen nicht mehr am Markt, ähnliche Varianten wie Donna, Lady Fertility Tester sind nur im Ausland erhältlich.

14

kommt, nicht selten sogar bis zum Zyklusende. Erst nach dem 6. Anwendungszyklus soll das Gerät ausreichend »Erfahrung« haben, um die fruchtbaren Tage am Zyklusanfang und postovulatorisch entsprechend zu reduzieren. Auch in den Testergebnissen von Stiftung Warentest wird die unnötig lange Dauer der fruchtbaren Phase bemängelt (für die Dauer der fruchtbaren Phase Note 4,4).

▪ **Ladycomp/Babycomp/Pearly**
Eine retrospektive Gebrauchssicherheitsstudie (rES) mit 493 Frauen (Deutschland) und 8.284 Zyklen wurde 1998 veröffentlicht [4, 46, 71]. Die Methodensicherheit von 0,7 (Pearl-Index) sowie die Gebrauchssicherheit von 4,1 (Pearl-Index) sind aufgrund der Retrospektivität der Studie nur sehr eingeschränkt verwertbar. Die Ergebnisse von Stiftung Warentest bescheinigen dem Gerät einen befriedigenden Empfängnisschutz (Note 2,7) (◻ Tab. 14.3).

Die Dauer der »roten Phase« wurde mit 14,3 Tagen angegeben. Tage, an denen Ladycomp/Babycomp nicht in der Lage ist, der Anwenderin einen eindeutigen Fruchtbarkeitsstatus anzugeben (im Display erscheint ein gelbes Licht) müssen jedoch selbstverständlich zu den »roten« Tagen gerechnet werden: Die durchschnittliche Dauer der fruchtbaren Phase erhöht sich dadurch auf ≥16 Tage. Nach Stiftung Warentest wird die Länge der fruchtbaren Phase mit Note 3,7 beurteilt.

In jüngerer Zeit wurde vom Hersteller von Babycomp und Ladycomp ein neueres, preisgünstigeres, abgespecktes Gerät namens »Pearly« auf den Markt gebracht. Es ist batteriebetrieben und so groß wie ein Handy. Es wurde für Frauen entwickelt, die viel auf Reisen sind und die großen »Nachttischgeräte« als unpraktisch empfinden. Es deckt die Grundfunktionen ausreichend ab, die Gebrauchssicherheit ist allerdings nicht getestet.

■■ **Beurteilung der Temperaturcomputer**

Die Temperaturcomputer haben die gleichen »prinzipiellen Probleme« wie die Temperaturmethode (als Einzeichenmethode): Da nur ein einziges Symptom (Basaltemperatur) in die Auswertung eingeht, müssen die Auswertkriterien vergleichsweise sehr streng sein, um sicherzugehen, dass der richtige Temperaturanstieg erfasst wird. Bei einer Mehrzeichenmethode (z. B. symptothermale Methode) mit Parametern, die sich in einer doppelten Kontrolle gegenseitig absichern, muss der einzelne Marker dagegen weit weniger rigiden Auswertkriterien entsprechen. Bei den Temperaturcomputern hat das zur Folge, dass häufig die unfruchtbare Zeit nach dem Eisprung später angezeigt wird als nach der symptothermalen Auswertung, und sich damit die Dauer der »Rotphase« unnötig verlängert.

■ **Problem Temperaturstörungen**

Die Basaltemperatur der Frau ist ein störanfälliger Parameter: Durch Messzeitschwankungen (20% der Frauen reagieren auf unterschiedliche Messzeiten; spätere Messzeiten führen zu höheren Temperaturwerten) und verschiedene andere Faktoren (z. B. Erkältung, kurze, unruhige oder gestörte Nachtruhe, Alkohol, spätes Essen) können Unstimmigkeiten auftreten. Die Geräte können jedoch einen störungsbedingten Temperaturanstieg nicht

ohne weiteres vom periovulatorischen Temperaturanstieg unterscheiden. Bei den vorliegenden Geräten gibt es keine Möglichkeit, Störungen einzugeben. Einzelne ungewöhnliche Temperaturzacken können zwar von einigen Geräten herausgefiltert werden, andere Temperaturstörungen können jedoch zu Fehlinterpretationen der Kurve führen. In den meisten Fällen können dann die Geräte den Zyklus nicht auswerten und zeigen unnötig lange »fruchtbar« an. In seltenen Fällen können derart erhöhte Werte aber auch für den erwarteten Temperaturanstieg gehalten werden, wodurch verfrüht »unfruchtbar« signalisiert wird und ein Sicherheitsrisiko entsteht.

■ **Bei Kinderwunsch nicht optimal**

Für Frauen mit Kinderwunsch sind Temperaturcomputer im Grunde ungeeignet, weil der Parameter Temperatur nicht in der Lage ist, die fruchtbare Zeit prospektiv anzuzeigen. Wird von den Geräten die **hochfruchtbare Zeit** angezeigt (Bioself PLUS, Cyclotest 2 Plus, Babycomp), so geschieht dies **nur aufgrund von retrospektiven Zyklusdaten.** Sie behelfen sich also mit auf vergangenen Zyklen basierenden Wahrscheinlichkeitsrechnungen: Je regelmäßiger die Zyklen, umso höher ist die Wahrscheinlichkeit, die hochfruchtbare Zeit richtig vorauszuberechnen. Liegen unregelmäßige, lange Zyklen vor, sind diese Geräte in der Kinderwunschsituation wenig hilfreich. Stiftung Warentest zufolge gelang es ausschließlich Cyclotest 2 Plus, die hochfruchtbare Zeit mit ausreichender Präzision einzugrenzen (Note 1,8). Bioself plus und Babycomp bekamen nur Note 4.

■ **Sicherheit**

Hier ist nach wie vor ein Mangel an aussagekräftigen Daten zu beklagen. Lediglich die Untersuchungsergebnisse der Studie von Stiftung Warentest geben Anhaltspunkte. Sie lassen darauf schließen, dass die Temperaturcomputer sicherer als alle anderen Geräte sind, jedoch die Sicherheit der klassischen Natürlichen Familienplanung mit Zyklusblattführung nicht erreichen. Aus oben genannten Gründen ist die Dauer der fruchtbaren Phase verhältnismäßig lang, was die Akzeptanz der Geräte in der täglichen Anwendung beeinträchtigen kann [42, 44].

Mit den Temperaturcomputern kommen jene Anwenderinnen am besten zurecht, die eher stabile Zyklen, geringe Zyklusschwankungen und einen annähernd regelmäßigen Tagesablauf haben. Sie sind nicht geeignet in Situationen, in denen die Basaltemperatur wenig oder gar nicht aussagekräftig ist: wenn gehäuft lange, unregelmäßige Zyklen sowie Zyklen ohne Eisprung (monophasische Zyklen) auftreten, z. B. in der Pubertät oder während der Stillzeit oder nach Absetzen der Pille.

■ **Typische Anwenderinnen**

Die Temperaturcomputer sind geeignet für Anwenderinnen, die sich gerne auf ein technisches Gerät verlassen möchten und eine bequeme Anwendung schätzen. Diese Frauen nehmen für diese Bequemlichkeit eine höhere Anzahl von »roten Tagen« (50–75 % des Zyklus) in Kauf. Ihnen kommt es nicht darauf an, die fruchtbare Zeit im Zyklus möglichst eng einzugrenzen (z. B. Anwender, die in der fruchtbaren Zeit Barrieremethoden benutzen).

Die Anwenderinnen möchten »relativ sicher« verhüten, wobei ihnen bewusst sein muss, dass die Sicherheit der Geräte letztlich nicht ausreichend geprüft ist und eine größere Sicherheit nur mit zusätzlichen Zykluskenntnissen und eigener Körperbeobachtung erreicht werden kann.

■■ **Temperaturcomputer im Vergleich**

Beim Vergleich der 3 verschiedenen Temperaturcomputer lässt sich zusammenfassend feststellen:

Der Vorteil von **Bioself PLUS** liegt in seiner einfachen Handhabung. Wenige Zusatzfunktionen bedeuten auch geringere Fehlermöglichkeiten. Es ist das einzige Gerät, mit dem auch eine rektale bzw. vaginale Messung möglich ist. Als Nachteil erweist sich die Beschränkung der Zyklusstarteingabe auf einen einzigen Tag [62].

Der **Cyclotest 2 Plus** macht im Vergleich die wenigsten »riskanten« Fehler bei der Bestimmung der fruchtbaren Tage. Die Temperaturmessung ist ebenfalls leicht zu handhaben. Das Display bei der neuen Gerätegeneration ist vielseitig, aber übersichtlich. Die Möglichkeit, mittels Teststreifen an 1 von 5 hochfruchtbaren Tagen, die vom Gerät anhand vergangener Zyklusdaten errechnet werden (2 Babysymbolen), einen LH-Anstieg zu messen und dem Gerät einzugeben, ist für die Kinder-

wunschsituation interessant. Sie ist aber nur dann Erfolg versprechend, wenn die Frau annähernd regelmäßige Zyklen aufweist. Die Eingabemöglichkeit eines »Schleimhochs« erweist sich in der Praxis für NFP-Neulinge manchmal als schwierig.

Das weitaus teuerste Gerät ist der **Ladycomp** (noch teurer ist der für die Kinderwunschsituation mit einigen Zusatzfunktionen hochgerüstete **Babycomp**). Der Ladycomp ist inzwischen in den USA von der FDA zugelassen. Das für den Nachttisch konzipierte Gerät mit ansprechendem Design und integriertem Wecker kann auch über Akku betrieben werden. Es hat die kürzeste Messzeit, die Handhabung zur reinen Temperaturmessung ist verständlich. Vergleichsweise kompliziert ist dagegen die Eingabe des Zyklusstarts. Leider wird nur das Datum angezeigt und die Anwenderin weiß nicht, an welchem Zyklustag sie sich befindet [46].

Nachteilig ist, dass neben dem eindeutigen Fruchtbarkeitsstatus (»rot« = fruchtbar; »grün« = unfruchtbar) manchmal ein gelbes Licht aufleuchtet. Nach Herstellerangaben bedeutet »gelb« Lernbereich: Eine eindeutige Zuordnung dieses Tages ist nicht möglich. Zumindest in den ersten Anwendungszyklen erscheint gelb immer am Übergang von unfruchtbar zu fruchtbar und umgekehrt (2 Tage pro Zyklus) sowie bei allen unauswertbaren bzw. monophasischen Zyklen (nach Herstellerangaben etwa 20 % der Zyklen). Es fehlt die wichtige Information für die Anwenderin, dass »gelb« bei Verhütungsabsicht dem Fruchtbarkeitsstatus »rot« gleichzusetzen ist.

Als angeblicher Vorteil des Gerätes wird die vorausschauende Fruchtbarkeitsanzeige dargestellt. Dabei kann der Fruchtbarkeitsstatus für die kommenden 6 Tage abgerufen werden. Das kann die Anwenderin jedoch dazu verleiten, sich auf diese Angaben zu verlassen, die nicht unbedingt mit dem am betreffenden Tag tatsächlich angezeigten Status übereinstimmen und zu riskanten Fehleinschätzungen führen.

Beim **Babycomp** ist zusätzlich die Eingabe von Geschlechtsverkehr möglich. Die hochfruchtbare Zeit wird aus vergangenen Zyklusdaten berechnet und an 5 Tagen durch blinkendes »rot« angezeigt. Nach den Ergebnissen der Stiftung Warentest gelingt dies aber nur unzureichend (Note 4,2), was bei einem Gerät, das extra für die »Kinderwunschsituation« entwickelt wurde und dafür einen beachtlichen Aufpreis verlangt, nicht befriedigend sein kann. Außerdem erscheint beim Babycomp eine Geschlechtsprognose in Form eines Jungen- bzw. Mädchensymbols. Wie in ▶ Kap. 15 ausführlich erläutert, sind die Hypothesen zur Geschlechtsprognose sehr gegensätzlich und wissenschaftlich nicht ausreichend belegt. Außerdem ist bekanntlich die Basaltemperatur als Marker zur prospektiven Bestimmung des Eisprungs im aktuellen Zyklus nicht geeignet. Genau dies wäre jedoch für eine exakte Terminierung des Geschlechtsverkehrs notwendig. Deshalb erscheint die dementsprechende Vermarktung ziemlich fragwürdig!

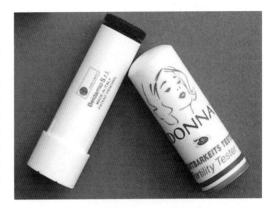

◘ **Abb. 14.2** Beispiel eines lippenstiftgroßen Minimikroskops zur Schleim- und Speichelbeurteilung.

14.5 Speichel- und Zervixschleimtestgeräte (Miniaturmikroskope: Donna, Fertility Scope, Lady Free Biotester)

14.5.1 Prinzip und Funktionsweise

Östrogenabhängig verändert sich die Kristallisationseigenschaft von getrocknetem Zervixschleim oder Speichel und zeigt in der periovulatorische Phase (höchsten Östrogenkonzentration) unter dem Mikroskop farnkrautähnliche Strukturen. In der gynäkologischen Diagnostik, speziell in der Kinderwunschsprechstunde, wurde dieser sog. **Farnkrauttest** mit Mikroskop und Objektträger früher häufiger durchgeführt, um die maximale Ausprägung des Kristallisationsphänomens als Zeichen der hochfruchtbaren Phase zu ermitteln [20, 58, 60, 61, 66].

In den letzten Jahren waren verschiedene Geräte auf dem Markt, die es heute nicht mehr gibt, dafür sind einige neue dazugekommen. Am Prinzip und der Qualität all dieser Geräte hat sich nichts geändert: Die Hersteller behaupten, sie seien auch zur Empfängnisverhütung geeignet: Anhand des Kristallisationsphänomens könne der Beginn und das Ende der fertilen Phase festgelegt werden (◘ Abb. 14.2) [6, 7].

Es handelt sich bei diesen Geräten um Taschenmikroskope mit einem winzigen Objektträger und einer Lupe. Einige verfügen zusätzlich über eine kleine Lichtquelle. Sie kosten zwischen 30 und 80 €.

Bei der täglichen Anwendung wird ein Tropfen Speichel oder Zervixschleim auf dem Objektträger getrocknet und unter der Lupe in 100facher Vergrößerung beurteilt. Laut Herstellerangaben soll es der Frau möglich sein, Anfang und Ende des Farnkrautphänomens, welche mit der fruchtbaren Zeit übereinstimmen sollen, deutlich zu erkennen.

14.5.2 Sicherheit

Zunächst einmal muss bezweifelt werden, ob das Farnkrautphänomen in der von den Minimikroskopen angegebenen Art für eine Anfangs- und Endabgrenzung der fruchtbaren Zeit überhaupt geeignet ist: Wie in ◘ Abb. 14.3 dargestellt, werden in der Gebrauchsanweisung lediglich 2 schematische Skizzen eines positiven und eines negativen Farnkrauttests angegeben. Analog zum langsamen Anstieg der Östrogenkonzentration in der Follikelreifungsphase verändert sich das Farnkrautphänomen jedoch nicht abrupt von einem Tag zum anderen von negativ zu positiv, sondern nur ganz allmählich. Damit sind 2 Stufen (negativ/positiv) für eine sichere Bestimmung des Beginns der fruchtbaren Phase völlig unzureichend.

Weiterhin ist ein positives »Farnkrautphänomen« als östrogenabhängiger Marker per se noch kein Beweis dafür, dass eine Ovulation auch wirklich stattfindet und damit eine postovulatorisch unfruchtbare Zeit sicher angenommen werden kann (im Gegensatz zur progesteronabhängigen

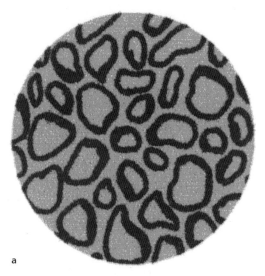

a

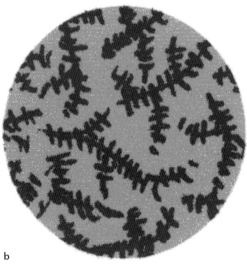

b

Abb. 14.3 Gebrauchsanweisung der Zervixschleim- und Speichelmikroskope. **a** Negativer Farnkrauttest, **b** positiver Farnkrauttest

Ergebnissen zur Sicherheit der Minimikroskope [6, 7, 29, 45, 66]. Dies wurde auch von den eindeutigen Resultaten der Stiftung Warentest untermauert: Sämtliche Geräte erhielten die Note »mangelhaft« (5,1–5,5), was bedeutet, dass sie für die Empfängnisverhütung absolut ungeeignet sind [45]. Auch Fehring bestätigt in seiner Vergleichsstudie mit Zervixschleimselbstbeobachtung und LH-Messung, dass weder die Bestimmung des Beginns noch des Endes der fruchtbaren Zeit mit dem Farnkrautphänomen in Speichel oder Zervixschleim funktioniert [28].

14.5.3 Beurteilung

Die technische Ausstattung der Geräte und deren Gebrauchsanweisung weisen deutliche Mängel auf. Ebenso ist der von den Geräten verwendete Indikator zur Bestimmung von Anfang und Ende der fruchtbaren Phase nicht geeignet. Diese Mängel sind hinsichtlich der Verwendung der Geräte bei Kinderwunsch nur ärgerlich, bei der Verwendung zur Empfängnisverhütung jedoch äußerst problematisch.

14.6   Zusammenfassende Beurteilung der Zykluscomputer

Zusammenfassend ergab sich bezüglich der Sicherheit der getesteten Geräte folgende Reihenfolge:
1. NFP (Sensiplan)
2. Temperaturcomputer
3. Hormoncomputer
4. Schleimmikroskope

Basaltemperatur). In etwa 7 % der Zyklen kommen doppelte oder mehrfache Schleimhöhepunkte vor, was sich auch in mehrfachen Phasen mit positivem »Farnkrautphänomen« äußern dürfte. Die alleinige Verwendung östrogenabhängiger Zyklussymptome ist aus diesem Grund wenig zur Bestimmung des Endes der fruchtbaren Zeit geeignet.

Bezüglich dieser Geräte gibt es nur eine geringe Zahl an EFS-Studien, mit durchgängig schlechten

14.7   Softwareprogramme zur symptothermalen Methode

Selbstverständlich ist es heute für viele NFP-Anwenderinnen ein Bedürfnis, ihre Zyklusaufzeichnung im PC oder online zu führen oder mit Hilfe eines App auf dem Handy stets präsent zu haben. In den letzten Jahren kamen eine Reihe von Softwareprogrammen zur Unterstützung der NFP-Anwendung auf den Markt (◘ Tab. 14.4). Während die einen lediglich das Monitoring erleichtern, indem sie die Zyklusführung auf Papier durch ein Online-Eingabeprogramm ersetzen, gehen andere einen Schritt weiter und bieten Auswertprogramme für PC und Smartphone an. Dabei gibt es Programme, die sich in ihrem Algorithmus auf die symptothermale Methode der Arbeitsgruppe NFP berufen und andere, die andere Methodenregeln zugrunde legen.

- **Grundsätzliches zur Sicherheit der Software-Programme**

Zu einer NFP-Methode gehört – über das bloße Regelwerk hinaus – auch der Vermittlungskontext und die Rezeption der Anwender. Eine theoretisch sichere Methode muss auch vom Anwender sicher praktiziert werden können. Deshalb muss immer, wenn eine Methode in ihrem Kontext abgewandelt wird, ein neuer Sicherheitsnachweis in Form einer Gebrauchssicherheitsstudie geführt werden, in der reale Schwangerschaftsraten erhoben werden.

Sämtliche derzeit auf dem Markt befindlichen Produkte, die eine Auswertung der fruchtbaren Zeit vornehmen, erfüllen diesen Sicherheitsstandard nicht.

Da die Methodensicherheit nicht nur vom Auswertungsregelwerk abhängig ist, sondern auch von der Fähigkeit der Anwenderin, ihre Körperzeichen richtig zu beobachten und damit das Programm mit korrekten Angaben zu füttern, hat die Anleitung zur Selbstbeobachtung und damit das jeweilige Handbuch einen entscheidenden Einfluss auf eine sichere Anwendung. Fast alle Programme haben selbstgestrickte Online-Anleitungen von sehr unterschiedlicher Qualität und können sich auch deshalb nicht auf die Sicherheitsangaben der Methode der AG NFP (Sensiplan) berufen. Einige empfehlen allerdings deutlich in ihrer Anleitung das Methodenstandardwerk »Natürlich und Sicher« oder setzen es voraus (iNFP, NFP-Kurvenreich, May I?, MyNFP).

14.7.1 Zyklussoftware ohne Auswertung

iNFP

Bei iNFP handelt es sich um ein App für das iPhone zum Praxishandbuch »Natürlich und Sicher« der Arbeitsgruppe NFP. Es dient lediglich der Zyklusaufzeichnung und nimmt keine Auswertung der fruchtbaren Phase vor, da die Arbeitsgruppe NFP den Anspruch hat, die Sicherheit einer Auswertungssoftware vorab mit einer Gebrauchssicherheitsstudie zu testen. Stattdessen setzt sie auf die Kompetenz der Anwender und die erwiesene Sicherheit des Praxishandbuches und die NFP-Beratung.

NFP-Kurvenreich

Bei NFP-Kurvenreich handelt es sich um einen kostenlosen Online-Service des NFP-Forums zur Zyklusaufzeichnung (www.nfp-kurvenreich.de). Es liegt ebenfalls das Praxishandbuch »Natürlich und Sicher« der Arbeitsgruppe NFP zugrunde und es setzt wie diese auf die Auswertungskompetenz der Anwender.

14.7.2 Zyklussoftware mit Auswertung

May I?

Das Programm May I? der Firma modeleo ist ein Online-Service für internetfähiges Handy oder PC. Es realisiert die Zyklusaufzeichnung und -auswertung nach der symptothermalen Methode der Arbeitsgruppe NFP bereits seit 2006. Temperaturmessung und Zervixschleim- bzw. Muttermundbeobachtung werden von der Anwenderin durchgeführt und online dokumentiert. Über das Programm May I? erfolgt dann eine Auswertung mit Angabe der angewandten Methodenregeln.

- **Beurteilung**

Es liegen keine Gebrauchssicherheitsstudie und keine publizierten Daten vor. May I? hat allerdings seinen Algorithmus an 400 Zyklusaufzeichnungen des Forschungsprojektes NFP überprüft. Darüber hinaus wurde das Programm von professionellen Beraterinnen der Arbeitsgruppe NFP anonym und unabhängig getestet: Sie nutzten es über mehrere

14

☐ **Tab. 14.4**   Übersicht über die derzeit auf dem deutschen Markt erhältlichen Softwareprogramme zur symptothermalen Methode

Name	Eingabe der Zyklusdaten Graphische Darstellung des Zyklusblattes Speicherung vorangeg. Zyklen	Auswertung (Bestimmung der fruchtbaren Phase)	Anleitung zur Selbstbeobachtung	Kosten	Online-Service und/oder App	Wissenschaftliche Überprüfung und Sicherheit	Kommentar Bemerkung
iNFP	Ja	Keine	Praxisbuch: Natürlich und Sicher (N&S) der Arbeitsgruppe NFP	Einmalig für App	App für iPhone	Auswertung durch die Anwenderin	App zum Praxisbuch »Natürlich und Sicher« TRIAS-Verlag
NFP-Kurvenreich	Ja	Keine	Praxisbuch: Natürlich und Sicher (N&S) der Arbeitsgruppe NFP	Kostenlos	Online-Service für PC	Auswertung durch die Anwenderin	www.nfp-kurvenreich.de Kostenloser Online-Service des NFP-Forums zur Zyklusaufzeichnung
May I?	Ja	Basiert auf STM der AG NFP	Eigenes Online-Handbuch mit Empfehlung des Praxisbuchs N&S	?	Online-Service für PC und Smartphone	Auswertprogramm wurde mit 400 Zyklen der AG NFP verglichen und getestet. Keine Gebrauchssicherheitsstudie	Die Software entspricht der Anforderung des NFP-Forschungsprojekts, 400 Zyklen –auch besonders ungewöhnliche und damit besonders anspruchsvolle – fehlerfrei auszuwerten

◘ Tab. 14.4 Fortsetzung

Name	Eingabe der Zyklusdaten Graphische Darstellung des Zyklusblattes Speicherung vorangeg. Zyklen	Auswertung (Bestimmung der fruchtbaren Phase)	Anleitung zur Selbstbeobachtung	Kosten	Online-Service und/oder App	Wissenschaftliche Überprüfung und Sicherheit	Kommentar Bemerkung
MyNFP	Ja	Basierend auf STM der AG NFP	Eigenes ausführliches Online-Handbuch (N&S in Literaturliste)	1 Monat kostenlos, dann 0,99 € /Monat	Online-Service für PC und App Für iPhone	Vom NFP-Forum seit Jahren in großem Umfang benutzt und durch Anwendererfahrung stetig verbessert Keine Gebrauchssicherheitsstudie	
Myona	Ja	Basierend auf STM der AG NFP mit methodischen Abweichungen	Eigenes fehlerhaftes Handbuch; kein Literaturverweis	3 Monate kostenlos 3-Monats-Paket: 6,99 € 12-Monats-Paket: 69 €	Kein App Online-Service für PC	Keine Gebrauchssicherheitsstudie, Auswertprogramm wurde mit 123 Zyklen der Arbeitsgruppe NFP verglichen	
Sympto	ja	Mix aus Rötzer-Methode, ST-Methode der AG NFP und eigene Modifikationen	Selbst-gestricktes Online-Handbuch	Variante 1: kostenlos mit Werbung für Online-App Variante 2: Erwerb des Software-Programms für 245–298 CHF	Variante 1: Online-App für iPhone und Smartphone Variante 2: Programm auf PC, iPhone oder Smartphone	Ohne wissenschaftliche Sicherheitstestung des Auswertprogrammes erfolgt eine unzulässige Gleichsetzung mit der Sicherheit der ST-Methode der AG NFP	Rückfragen bei Hotline möglich

□ Tab. 14.4 Fortsetzung

Name	Eingabe der Zyklusdaten Graphische Darstellung des Zyklusblattes Speicherung vorangeg. Zyklen	Auswertung (Bestimmung der fruchtbaren Phase)	Anleitung zur Selbstbeobachtung	Kosten	Online-Service und/oder App	Wissenschaftliche Überprüfung und Sicherheit	Kommentar Bemerkung
Lady Cycle	Ja	Laut Herstellerangaben basierend auf der sympto-thermalen Methode der AG NFP	Keine Anleitung zur Symptombeobachtung einsehbar und beurteilbar; kein Literaturverweis	2,36 €	Kein Online-Service App für Android	Ohne wissenschaftliche Sicherheitstestung des Auswertprogrammes erfolgt eine unzulässige Gleichsetzung mit der Sicherheit der ST-Methode der AG NFP	Spezielle Eingabe von psychischen Veränderungen möglich
Lily	Ja	Auswertung nach amerikanischen symptothermalen Methodenregeln; geben vor, auch nach der Methode der AG NFP auszuwerten, ohne sie ansatzweise darzustellen	Online-Handbuch nur für amerikanische Methode; kein Literaturverweis	5,49 €	App für iPhone, iPod Touch und iPad	Keine Testung des App; darüber hinaus liegen keine Sicherheitsdaten zum Regelwerk dieser amerikanischen Methode vor	Nach Durchsicht der im Online-Handbuch veröffentlichten Methodenregeln kann dieses Auswertprogramm nicht empfohlen werden
OvuView	Ja	Mix aus 14 internationalen sicheren und unsicheren (!) NFP-Methoden	Keine Anleitung zur Symptombeobachtung einsehbar und beurteilbar; kein Literaturverweis	1,64 €	Englischsprachige App für Android	Keine Testung der App; Verwendung von bekannten, unsicheren Methodenregeln	Nicht empfehlenswert auf Grund einer Mischung von sehr unsicheren Methoden

14

Zyklen und bewerteten es sehr positiv und bescheinigten dem ältesten der angebotenen Programme eine problemfreie Nutzung.

MyNFP

»MyNFP« wird angeboten als Online-Service für den PC oder als App für das iPhone zur Zyklusaufzeichnung und -auswertung nach der symptothermalen Methode der Arbeitsgruppe NFP. Als das Programm noch kostenlos zur Verfügung stand, wurde es von mehr als 1.500 Anwenderinnen benutzt. Es besteht die Möglichkeit, die Zyklusaufzeichnungen gegenseitig anzusehen und zu diskutieren.

- **Beurteilung**

Es liegen keine Gebrauchssicherheitsstudie und keine publizierten Daten vor. Da das Programm vom NFP-Forum seit Jahren in großem Umfang benutzt wurde, ist davon auszugehen, dass einiges an Anwendererfahrung eingeflossen ist.

Myona

Bei Myona handelt es sich um einen Online-Service für den PC zur Zyklusaufzeichnung und -auswertung. Die Auswertung erfolgt in Anlehnung an die Methodenregeln der symptothermalen Methode der Arbeitsgruppe NFP mit Eigenmodifikationen.

- **Beurteilung**

Es liegen keine Gebrauchssicherheitsstudie und keine publizierten Daten vor. Das Auswertprogramm wurde mit 123 Zyklen der Arbeitsgruppe NFP verglichen und getestet. Das Handbuch ist fehlerhaft und enthält problematische Behauptungen. Zum sicheren Erlernen der Methode wird nicht auf die entsprechende Basisliteratur verwiesen. Eine Gleichsetzung der Sicherheit des Auswertprogrammes mit der Sicherheit der symptothermalen Methode der AG NFP ist unzulässig.

Sympto

Ein weiteres Computerprogramm zur Zyklusaufzeichnung und -auswertung wurde in der Schweiz entwickelt und beinhaltet einen Mix aus verschiedenen symptothermalen Methoden und diversen Eigenmodifikationen. Es gibt entweder die Möglichkeit, eine kostenlose App mit Werbung für den

Online-Gebrauch in Smartphones zu erwerben oder das komplette Softwareprogramm – auch für den PC – zu kaufen (Kosten: 245–298 CHF). Das Online-Handbuch zur Symptombeobachtung ist selbst entwickelt.

Unter bestimmten Bedingungen steht eine Hotline für Rückfragen zur Verfügung.

- **Beurteilung**

Es liegen keine Gebrauchssicherheitsstudie und keine publizierten Daten vor. Da es sich um einen eigenwilligen Methodenmix handelt, ist ein Vergleich der Sicherheit des Auswertprogrammes mit der Sicherheit der symptothermalen Methode der AG NFP absolut unzulässig.

Lady Cycle

Bei Lady Cycle handelt es sich um eine App für das Android-Betriebssystem ohne Online-Service. Laut Herstellerangaben basiert es auf der symptothermalen Methode der Arbeitsgruppe NFP, ohne jedoch zum Erlernen auf deren Praxisbuch zu verweisen. Die Anleitung zur Symptombeobachtung ist nicht einsehbar und deshalb nicht zu beurteilen. Schwerpunktmäßig werden auch psychische Befindlichkeiten abgefragt und aufgezeichnet.

- **Beurteilung**

Es liegen keine Gebrauchssicherheitsstudie und keine publizierten Daten vor. Deshalb ist eine Gleichsetzung der Sicherheit des Auswertprogrammes mit der Sicherheit der symptothermalen Methode der AG NFP unzulässig.

Lily

Lily ist ein App für iPhone, iPod Touch und iPad zur Zyklusaufzeichnung und -auswertung nach amerikanischen symptothermalen Methodenregeln. Angeblich soll auch nach der symptothermalen Methode der Arbeitsgruppe NFP ausgewertet werden, die im Online-Handbuch veröffentlichten Auswertregeln entsprechen dem jedoch nicht, ebenso fehlen Hinweise auf Basisliteratur.

- **Beurteilung**

Es liegen keine Gebrauchssicherheitsstudie und keine publizierten Daten vor. Nach Durchsicht der im Online-Handbuch veröffentlichten Methodenregeln kann dieses Auswertprogramm nicht empfohlen werden.

OvuView

Beim OvuView handelt es sich um eine englischsprachige Android-App zur Zyklusaufzeichnung und -auswertung mit einem Mix aus 14 internationalen, zum Teil sehr unsicheren NFP-Methoden.

■ **Beurteilung**

Es liegen keine Gebrauchssicherheitsstudie und keine publizierten Daten vor. Auf Grund der zugrunde liegenden unsicheren NFP-Methoden kann dieses Auswertprogramm nicht empfohlen werden.

14.8 Zykluscomputer ausschließlich für die Kinderwunschsituation

Alle bisher erwähnten Geräte werden gleichermaßen für Empfängnisverhütung und Kinderwunsch angeboten. Wenn ein Gerät in der Kinderwunschsituation versagt, dann ist das zwar für die Kinderwunschpaare bedauerlich, hat aber – im Gegensatz zum Versagen eines zur Kontrazeption vermarkteten Gerätes – üblicherweise keine juristischen oder andere Konsequenzen.

Im Folgenden werden nun die Geräte kurz erwähnt, die ausschließlich für die Kinderwunschsituation angeboten werden.

14.8.1 Clearblue Fertility Monitor

Clearblue Fertilitätsmonitor (Deutschland) entspricht Clear Plan Easy Fertility Monitor (CPEFM, Unipath Diagnostics; USA) und Clear view Primera Fertility Monitor (CPFM, Mtsui Pharmaceuticals Inc.; Japan): Dieser Fertilitätsmonitor funktioniert nach dem Prinzip von PERSONA. Im Unterschied zu PERSONA werden mehr Teststreifen pro Zyklus verwendet.

In einer Untersuchung von Behre et al. wurde die durch das Gerät bestimmte fruchtbare Zeit mit der durch Serum-LH-Messung und Ultraschall bestimmten Ovulation verglichen (150 Zyklen, 53 Frauen, Zykluslängen zwischen 21 und 42 Tagen) [10, 11]. In 9,4 % der Zyklen konnte das Gerät trotz ultrasonographisch und hormonell diagnostizierter Ovulation keine fruchtbare Phase finden. In den übrigen Zyklen fand sich eine gute Übereinstimmung der Geräteangaben mit der objektiv bestimmten fruchtbaren Zeit. Der Eisprung lag nie vor dem vom Gerät angezeigten Fruchtbarkeitshöhepunkt.

Auch Tanabe et al. verglichen das Gerät mit dem LH-Peak im Urin (30 Zyklen, 30 Frauen) [69]. In 66 % der Zyklen zeigte das Gerät den Fertilitätshöhepunkt am Tag des LH-Peaks an, in 24 % war das Gerät einen Tag und in 6,9 % 2 Tage früher dran. Insgesamt deutet dies auf eine ausreichend gute Anzeige der Ovulation durch das Gerät hin. In 59 % wurde bis zu 5 Tage vorher über den Beginn der fruchtbaren Zeit informiert.

Fehring et al. untersuchten die Übereinstimmung der Geräteanzeige mit der Zervixschleimbeobachtung (378 Zyklen, 100 Frauen) [30]. In 92 % der Zyklen fand das Gerät ein fertiles Fenster. Unter diesen gab es eine gute Übereinstimmung zwischen dem Fertilitätshöhepunkt des Gerätes und dem Höhepunkt des Schleimsymptoms. Die Dauer der fertilen Phase scheint durch die Schleimbeobachtung eher überschätzt, durch das Gerät eher unterschätzt zu werden [30].

In einer randomisierten Kontrollstudie mit Frauen, die sich ein mit Kind wünschen, wurden die Schwangerschaftsraten mit und ohne Benutzung des Clearblue über 2 Zyklen verglichen (Clearblue: 305; Kontrolle: 348). Mit dem Gerät fand sich eine signifikant höhere Schwangerschaftsrate (23 % vs. 14 %) [65].

> Grundsätzlich gilt für die Kinderwunschsituation: Wenn Frauen die Zervixschleimbeobachtung beherrschen, haben sie eine ausgezeichnete Möglichkeit zur Hand, die hochfruchtbare Zeit zu bestimmen und sind auf keine technischen Geräte angewiesen.

14.8.2 LH-Tests zur Bestimmung des Ovulationszeitpunkts

Es gibt eine große Anzahl von frei verkäuflichen LH-Tests, mit denen der periovulatorische LH-Peak im Urin nachgewiesen werden kann. Sie sind jedoch allesamt teuer und können nur die unmittelbar periovulatorische Phase erkennen, während die simple Zervixschleimbeobachtung ein breiteres fertiles Fenster anzeigt (s. ▶ Kap. 11.5.1).

14.8.3 DuoFertility Monitor

Beim DuoFertility Monitor handelt es sich um einen Temperaturcomputer mit zusätzlicher Eingabemöglichkeit von weiteren Symptomen, die von der Frau beobachtet werden (Zervixschleim und Veränderungen des Muttermunds, Mittelschmerz). Es wurde von einem Biologenteam an der Universität Cambridge ausschließlich für den Kinderwunsch entwickelt.

Das System besteht aus
- einem Temperatursensor, der durch ein Pflaster auf die Haut unter den Arm geklebt wird und rund um die Uhr bis zu 20.000 Messungen pro Nacht vornimmt,
- einem Lesegerät, das per Funk die Daten aus dem Sensor abliest und anhand eines Algorithmus die fruchtbare Phase festlegt und anzeigt und mit dem PC verbunden werden kann.

Der dem Gerät zugrunde liegende Ansatz der nicht invasiven, kontinuierlichen Temperaturmessung auf der Haut erscheint sehr interessant, unterscheidet sich aber grundlegend von der bisherigen invasiven Messung der Körperkerntemperatur, so dass allein schon deshalb eigene Studien zu dieser Methode zwingend erforderlich sind.

14.8.4 OvulaSens

Bei OvulaSens, nicht zu verwechseln mit dem nach ähnlichem Prinzip arbeitenden OvuSense (S. 218) handelt es sich um einen Temperaturcomputer für die Kinderwunschsituation. Ein Forscherteam an der Universität Leipzig entwickelte ein flexibles vaginales Ringpessar mit integriertem Sensor zur kontinuierlichen circadianen Temperaturmessung. Derzeit ist es nur möglich, die Daten retrospektiv am Ende eines Zyklus mit Hilfe eines Lesegeräts auszulesen. Laut Hersteller wird an einer Datenübermittlung per Funk gearbeitet, die eine Echtzeitanalyse des Fruchtbarkeitsstatus ermöglichen soll zur Nutzung für die Kinderwunschsituation. Zur Zeit kann laut Hersteller jedoch lediglich erfasst werden, ob und wann eine Ovulation stattgefunden hat. Daraus wird die fruchtbare Phase für den nächsten Zyklus vorausberechnet. Wie bereits auf S. 207 (Babycomp bei Kinderwunsch nicht optimal) ausgeführt, ist jedoch der Parameter Temperatur ungeeignet, die fruchtbare Zeit prospektiv anzuzeigen, weil er sich immer nur auf vergangene Zyklusdaten beziehen kann und Wahrscheinlichkeitsrechnungen heranziehen muss, was angesichts der bekannten Variabilität der Zykluslängen (S. 134) die Aussagekraft der Prognosen stark einschränkt.

Wenn es jedoch möglich wäre, einen östradiolbedingten, temperaturdepressiven Effekt in der präovulatorischen Phase mit Hilfe der kontinuierlichen Messung systematisch nachzuweisen, wie dies vom Leipziger Team aktuell untersucht wird, könnte die Temperaturkurve eventuell auch zur Vorhersage der Ovulation genutzt und in ferner Zukunft auch zur Verhütung angewendet werden.

14.9 Auf dem deutschen Markt nicht erhältliche Geräte

14.9.1 Home Ovarian Monitor

Der Home Ovarian Monitor ist ein Hormonmesssystem, das in Australien von Brown und Blackwell entwickelt wurde und als direkte Marker das Östron-3-Glucuronid zur Bestimmung des Anfangs der fruchtbaren Zeit und das Pregnandiol-Glucuronid im Urin zur Endabgrenzung der fertilen Phase misst. Dazu wird eine Urinprobe gesammelt, zum Konzentrationsausgleich verdünnt, eine kleine Menge in ein Röhrchen mit Reagenzien gegeben, erwärmt und das Ergebnis schließlich in einem kleinen Photometer abgelesen und notiert.

Eine vergleichende Untersuchung von Blackwell et al. 2012 an 113 Zyklen zeigte, dass die Tests mittlerweile so standardisiert und verständlich sind, dass deren Durchführung durch Laien im Hausgebrauch sich nicht wesentlich von der durch Laborpersonal unterschied [15].

Die bisherigen Studienergebnisse zeigen, dass auch hier das Problem, den Beginn der fruchtbaren Phase mit dem Anstieg des E1G rechtzeitig zu erkennen, noch nicht gelöst ist [13, 14, 18, 19, 70]. Interessante Weiterentwicklungen von Blackwell und Brown zielen darauf ab, die Technik so zu präzisieren, dass ein Test-Kit das fertile Fenster allein mit der Hormonmessung sicher bestimmt und nicht – wie bei PERSONA und Clearblue – zusätzlich auf retrospektive Zyklusparameter zurückgegriffen werden muss [12, 14, 21]. Das Gerät ist derzeit lediglich über NFP-Zentren im Ausland zu beziehen. Zum aktuellen Modell liegen keine Sicherheitsdaten zur Empfängnisverhütung vor.

14.9.2 Ova Cue Fertility Monitor

Der frühere Cue Fertility Monitor wurde mittlerweile in Ova Cue Fertility Monitor umbenannt und ist ausschließlich für den Kinderwunsch bestimmt. Es handelt sich um ein Gerät, mit dessen Hilfe Veränderungen des elektrischen Widerstands im Speichel und in der Vaginalflüssigkeit gemessen werden. Die orale Messkurve soll einen definierten Wert (»CUE-Peak«) ergeben, anhand dessen der Beginn der fertilen Phase 2 Tage später festgelegt wird. Ab dem 5. Zyklustag wird zusätzlich mit einer vaginalen Sonde gemessen, mit deren Hilfe das Ende der fertilen Phase 4 Tage nach einem bestimmten Tiefpunkt (»vaginal low«) bestimmt wird. Da der CUE-Peak der Ovulation 5–6 Tage vorangehen soll, wird ein Zusammenhang mit der Selektion des dominanten Follikels angenommen.

Zu diesem Widerstandsmessgerät liegen Testergebnisse von verschiedenen Forschergruppen vor [2, 24, 26, 27, 34, 35, 49, 57, 63, 64, 67]. Die deutschen Ergebnisse zeigen Fehlbestimmungen in über 50 % der Zyklen. Die vom Hersteller angegebene 98 % Sicherheit lässt sich nicht nachvollziehen.

Hinzuweisen ist auch auf eine Kombination dieses Gerätes mit der Zervixschleimbeobachtung [27]. Die Ergebnisse lassen sich so nachweisbar verbessern, da die nicht klassifizierbaren Ergebnisse des Gerätes teilweise kompensiert werden können.

Beim heute im Handel erhältlichen Ova Cue Fertility Monitor wird zur Bestimmung des fertilen Fensters die orale Messsonde benutzt. Mit der zusätzlich zu erwerbenden Scheidensonde soll optional der periovulatorische Zeitraum eingegrenzt werden. Das Gesamtpaket kostet 329 $.

14.9.3 OvuSense

Bei dem von der englischen Firma Fertilty Focus entwickelten Gerät OvuSense handelt es sich um einen Temperaturmessfühler mit Lesegerät zum Gebrauch für die Kinderwunschsituation. Wie beim iButton und bei OvulaSens wird auch hier das interessante und innovative Prinzip der kontinuierlichen Temperaturmessung angewandt. Der eiförmige Messfühler wird abends wie ein Tampon in die Scheide eingelegt und führt während der Nacht 120 Messungen durch, die am nächsten Morgen vom Lesegerät ausgewertet werden. Im Gegensatz zum iButton nimmt es die Auswertungen selbst vor: So wird mitgeteilt, ob eine Ovulation stattgefunden hat und es wird die fruchtbare Phase für den nächsten Zyklus vorausberechnet. Hier gilt wieder: eine mit dem Parameter Temperatur vorausberechnete fruchtbare Zeit hat eine sehr eingeschränkte Aussagekraft, wie bereits auf S. 207 (Babycomp – bei Kinderwunsch nicht optimal) ausgeführt. Davon unbenommen bleibt jedoch der interessante Aspekt der kontinuierlichen Temperaturmessung.

Bei einem Preis von 700 GBP (britische Pfund) und vierteljährlichen Folgekosten von 300 GBP für jeweils einen neuen Sensor (alternativ Mietkosten von 125 GBP/Monat) erscheint die Kosten-Nutzen-Relation mehr als fragwürdig.

14.9.4 Rovumeter

Das von Schumacher und Usala entwickelte Rovumeter misst die Zervikalschleimmenge. Mit einer Plastikspritze wird täglich Vaginalflüssigkeit aspiriert und anhand der Mengenveränderung Anfang und Ende der fruchtbaren Zeit festgelegt [38, 73].

Das Rovumeter ist außerhalb von Deutschland getestet worden. Bei uns konnten wir keine ausreichende Anzahl von Frauen finden, die bereit waren, die komplizierte Messung der Zervixschleimmenge täglich vorzunehmen. In England wurde von Flynn et al. das Rovumeter prospektiv getestet. Es ergab sich eine Anwendungssicherheit von weniger als 80 % [37].

14.9.5 »Die Swell Device«

Wang et al. entwickelten ein Gerät zur Messung viskoelastischer Veränderungen der »cervical-vaginalen Flüssigkeit« (CVF), die zuvor mittels einer Spritze von der Frau selbst aspiriert wurde. In einer ersten Pilotuntersuchung an zwei Frauen (8 Zyklen) wurden Veränderungen rheologischer Eigenschaften als potentielle Indikatoren der fertilen Phase untersucht [68]. Studien müssen die Brauchbarkeit der Parameter prüfen.

14.10 Zukünftige Entwicklungen

Betrachtet man die Weiterentwicklungen der letzten Jahre, so stellt man fest, dass sie fast ausschließlich die Kinderwunschsituation betreffen. Die Nachfrage von Kinderwunschpaaren nach technischen Hilfsmitteln ist groß und steigt stetig, so dass eine gute Rentabilität erwartet werden kann. Demgegenüber ist die Zielgruppe derer, die natürlich verhüten wollen, wesentlich kleiner und die ungleich höheren Ansprüche, die an Qualität und Sicherheit von »Verhütungscomputern« gestellt werden, zahlen sich selbst für große Firmen meist nicht aus.

Dennoch können auch die Paare, die verhüten wollen, von den neuen Entwicklungen profitieren, wenn diese die Körperbeobachtung vereinfachen bzw. die Auswertung absichern. So erlaubt die aktuelle Natürliche Familienplanung nach der Sensiplan-Methode bereits eine hochsichere Empfängnisregelung. Dennoch gibt es zwei Aspekte, die durchaus noch verbessert werden könnten: die Praktikabilität der Anwendung und eine engere Eingrenzung der fruchtbaren Phase.

Diesbezüglich wäre es für viele Anwenderinnen zweifellos erstrebenswert, wenn die Bestimmung der fruchtbaren Phase mit einem technischen Hilfsmittel präzise möglich wäre [51].

- **Engere Eingrenzung des Anfangs der fruchtbaren Phase**

Fakt ist aber, dass es unter den derzeit gängigen Methoden, Computerprogrammen und Geräten keine gibt, mit denen eine präzise Bestimmung speziell des Anfangs der fruchtbaren Zeit möglich wäre. Präzise bedeutet: So kurz wie möglich und so lang wie nötig (5 Tage vor der Ovulation). Die einen bestimmen aus Sicherheitsgründen eine unnötig lange fruchtbare Phase, andere verkürzen auf Kosten der Sicherheit.

Die Hormoncomputer, die den Anstieg von Östrogenmetaboliten im Urin messen und diesen als direkten Marker für den Beginn der fertilen Phase benützen, haben die Hoffnung, den Beginn der fruchtbaren Zeit ausreichend präzise festzulegen, bisher nicht erfüllt (Persona, Home Ovarian Monitor). Da die Follikelreifung und damit die Östrogenproduktion großen physiologischen und individuellen Schwankungen unterliegt, muss man sich fragen, ob der Anstieg der Östrogenkonzentration prinzipiell als geeigneter Marker in Frage kommt [32]. Die Ergebnisse der diesbezüglich laufenden Forschungen bleiben abzuwarten.

Das gleiche gilt dann logischerweise für den Zervixschleim. Da er, für sich allein genommen, als östrogenabhängiger, indirekter Parameter keine präzise Bestimmung des Anfangs der fruchtbaren Phase zulässt, ist auch nicht zu erwarten, dass irgendwelche von ihm abgeleiteten Parameter eine ausreichend hohe Präzision erreichen können. Deshalb halten wir das Potential von Geräten, die wie z. B. das Die Swell Device, rheologische Eigenschaften des Zervixschleims messen, für begrenzt.

Als interessante Perspektive gilt weiterhin die Veränderung des endexspiratorischen CO_2-Drucks im Zyklusverlauf. Bereits Döring in den 1950er Jahren später Arbeitsgruppen in Erlangen und Innsbruck um Wildt konnten nachweisen, dass der Abfall des CO_2 bereits einige Tage vor dem LH-Gipfel signifikant ist. In 195 Zyklen ließ sich ein biphasischer Verlauf des endexspiratorischen CO_2-Drucks zeigen, wobei das luteale Niveau im

Schnitt 6,5 mmHg niedriger lag als in der Follikelphase. Der endexpiratorische (etp) CO_2 begann 1–8 Tage (median 4,5 Tage) vor dem LH-Anstieg abzusinken, etwa zeitgleich mit dem präovulatorischen Östradiolanstieg und dem Auftreten des dominanten Follikels und stieg am Ende der Lutealphase innerhalb von 2–3 Tagen wieder an. Der endexpiratorische CO_2-Druck ist nicht störanfällig, da er keinen circadianen Rhythmen unterliegt und von normaler körperlicher Aktivität unbeeinflusst bleibt. Es konnte experimentell nachgewiesen werden, dass der Anstieg der beiden Hormone Estradiol bzw. Progesteron für den Druckabfall verantwortlich ist. Inzwischen liegt ein Prototyp für den klinischen Einsatz vor. Man erhofft sich mit diesem Gerät, den LH-Anstieg und damit die Ovulation rechtzeitig zu erkennen und damit eine zuverlässige und bequeme Methode – zunächst wohl nur für die Kinderwunschsituation – zur Verfügung zu haben [23, 40, 53, 55, 59]. Inwieweit sie sich auch zur Empfängnisverhütung und speziell zur Bestimmung des Beginns der fruchtbaren Zeit einsetzen lässt, bleibt abzuwarten.

Ebenso kann derzeit noch nicht gesagt werden, ob ein **östradiolbedingter, temperaturdepressiver Effekt**, wie er vom Leipziger Entwicklerteam von OvulaSens postuliert wird, systematisch nachzuweisen ist und für die präzise Bestimmung des Anfangs der fruchtbaren Zeit genutzt werden kann.

■ Engere Eingrenzung des Endes der fruchtbaren Phase

Wenn die fruchtbare Zeit unnötig lang ist, so liegt die Schwachstelle – wie bereits dargestellt – in der ungenauen Bestimmung ihres Beginns. Im Gegensatz dazu stehen für die Bestimmung des Endes fruchtbaren Zeit mit dem Anstieg von LH, Progesteron und Basaltemperatur gut korrelierende Marker zur Verfügung.

Das Problem bei der Basaltemperatur ist hier in erster Linie die Praktikabilität: Der Umgang mit Störungen der Temperaturkurve nimmt einen bedeutenden Raum im Lernprozess für die NFP-Anwenderin ein. Hier könnten die neuen Entwicklungen zur kontinuierlichen Temperaturmessung (im Schlaf) die Störanfälligkeit verringern, die Kurve glätten, den biphasischen Verlauf deutlich hervorheben und damit eine entscheidende Verbesserung

in der Anwenderfreundlichkeit der NFP-Methode bewirken (iButton).

Es bleibt abzuwarten, inwieweit eine invasive Messung in der Scheide oder auch eine nichtinvasive Messung über die Haut für einen größeren Anwenderinnenkreis akzeptabel sein wird. Bei Letzterem stellt sich zusätzlich die grundsätzliche Frage, ob die Körperkerntemperatur über eine wenn auch kontinuierliche Hautmessung hinreichend genau erfasst werden kann.

Diesbezüglich stellt der britische OvuSense und der Leipziger OvulaSens, die neben der Messung auch eine Auswertung anbieten, eine vom Prinzip her interessante Entwicklung dar. Noch interessanter erscheint der DuoFertility Monitor, der zusätzlich weitere Symptome in die Auswertung einbezieht.

Im Augenblick nur für die Kinderwunschsituation angeboten, wäre es für alle drei Geräte noch ein weiter Weg über Sicherheitsstudien bis zu einem möglichen Einsatz für die Empfängnisverhütung.

Was die auf dem Markt befindlichen Temperaturcomputer zur Empfängnisverhütung angeht, ist eine Weiterentwicklung unter echter Einbeziehung weiterer Parameter wie Zervikalschleim und Hormonmessungen durchaus noch möglich. Es stellt sich jedoch die Frage, ob diese Absicherung durch weitere Symptome bei eindeutigem, störungsfreiem Temperaturverlauf, erreicht durch das neuartige Prinzip der kontinuierlichen Messung, dann überhaupt noch nötig wäre! Ebenso würde sich dann die Bedeutung von guten Auswertungsalgorhythmen relativieren.

Hinsichtlich der Hormoncomputer ist das Ende der Entwicklung spezifischer LH-Assays noch nicht erreicht [8, 9, 14, 21, 22].

Alternativ zur LH-Messung bietet dabei gerade der Ovarian Monitor mit seinem Progesteron Test-Kit interessante Perspektiven. Es ist nicht auszuschließen, dass ein derartiger Test dem Thermometer Konkurrenz machen könnte [13].

Literatur

1. Adlercreutz H, Lehtinen T, Kairento AL (1980) Prediction of ovulation by urinary estrogen assays. J Steroid Biochem 12: 395-401

2. Albrecht BH, Fernando RS, Regas J, Betz G (1985) A new method for predicting and confirming ovulation. Fertil Steril 44: 200-5

3. Arbeitsgruppe NFP (2011) Natürlich und sicher. Das Praxisbuch. Trias, Stuttgart

4. Bachhofer D (1997) Der Miniaturcomputer »Babycomp/Ladycomp« in der Natürlichen Familienplanung. Med Dissertation. Universität Düsseldorf

5. Baker TS, Jennison K, Kellie AE (1980) A possible method for the detection of ovulation and the determination of the duration of the fertile period. J Steroid Biochem 12: 411-5

6. Barbato M (1992) The salivary ferning by the use of PG/53 as diagnostic test to control fertile and infertile days of menstrual cycle. Gynecol Endocrinol (Suppl 1)

7. Barbato M, Pandolfi A, Guida M (1993) A new diagnostic aid for natural family planning. Adv Contracept 9: 335-40

8. Barnard G, Kohen F (1990) Idiometric assay: noncompetitive immunoassay for small molecules typified by the measurement of estradiol in serum. Clin Chem 36: 1945-50

9. Barnard G, Kohen F (1998) Monitoring ovarian function by the simultaneous time-resolved fluorescence immunoassay of two urinary steroid metabolites. Clin Chem 44: 1520-8

10. Behre H (2001) Trial protocol and sample result of a study comparing the Clearplan Easy Fertility Monitor with serum hormone and vaginal ultrasound measurements in the determination of ovulation. J Int Med Res 29 (Suppl 1): 21A-7A

11. Behre H, Kuhlage J, Gassner C, Sonntag B, Schem C, Schneider HP et al. (2000) Prediction of ovulation by urinary hormone measurements with the home use ClearPlan Fertility Monitor: comparison with transvaginal ultrasound scans and serum hormone measurements. Hum Reprod 15: 2478-82

12. Blackwell LF, Brown JB (1992) Application of time-series analysis for the recognition of increases in urinary estrogens as markers for the beginning of the potentially fertile period. Steroids 57: 554-62

13. Blackwell LF, Brown JB, Cooke D (1998) Definition of the potentially fertile period from urinary steroid excretion rates. Part II. A threshold value for pregnanediolglucuronide as a marker for the end of the potentially fertile period in the human menstrual cycle. Steroids 63: 5-13

14. Blackwell LF, Brown JB, Vigil P, Gross B, Sufi S, d'Arcangues C (2003) Hormonal monitoring of ovarian activity using the Ovarian Monitor: part I. Validation of home and laboratory results obtained during ovulatory cycles by comparison with radioimmunoassay. Steroids 68: 465-76

15. Blackwell LF, Vigil P, Gross B, D'Arcangues C, Cooke DG, Brown JB (2012) Monitoring of ovarian activity by measurement of urinary excretion rates of estroneglucuronide and pregnanediolglucuronide using the Ovarian Monitor, Part II: reliability of home testing. Hum Reprod 27(2):550-7

16. Bonnar J, Flynn A, Freundl G, Kirkman R, Royston R, Snowden R (1999) Personal hormone monitoring for contraception. Br J FamPlann 24: 128-34

17. Bremme M, Freundl G, Frank-Herrmann P (1992) Analysis of the computerthermometer »Cyclotest D« to be used for natural family planning. Adv Contracept 8: 221

18. Brown JB, Blackwell LF, Holmes J, Smyth K (1989) New assays for identifying the fertile period. Suppl Int J Gynecol Obstet 1: 111-22

19. Brown JB, Holmes J, Barker G (1991) Use of the Home Ovarian Monitor in pregnancy avoidance. Am J Obstet Gynecol 165: 2008-11

20. Calamera JC, Vilar O, Nicholson R (1986) Changes in sialic acid concentration in human saliva during the menstrual cycle. Int J Fertil 31: 43-5

21. Cooke DG, Binnie JE, Blackwell LF (2007) Validation of a reference ELISA for estroneglucuronide using urine samples normalized by dilution to a constant rate of urine production. Steroids 72: 580-91

22. Cooke DG, Flight S, Smales CM, Blackwell LF (2003) Use of defined estroneglucuronide-hen egg white lysozyme conjugates as signal generators in homogeneous enzyme immunoassays for urinary estroneglucuronide. J Immunoassay Immunochem 24: 147-72

23. Döring G (1953) Über Veränderungen der Atmung während des Zyklus. Arch Gynecol 182: 746-58

24. Durna E (1987) Prediction of ovulation using the »Cue« vaginal monitor. Clin Reprod Fertil 5: 313

25. Fatthagian K (1997) Gebrauchssicherheit des Cyclotest 2 plus. Med Dissertation. Universität Düsseldorf

26. Fazleabas AT, Segraves MM, Khan-Dawood FS (1990) Evaluation of salivary and vaginal electrical resistance for determination of the time of ovulation. Int J Fertil 35:106-11

27. Fehring RJ (1996) A comparison of the ovulation method with the CUE ovulation predictor in determining the fertile period. J Am Acad Nurse Pract 8: 461-6

28. Fehring RJ, Barron ML, Schneider M (2005) Protocol for determining fertility while breastfeeding and not in cycles. Fertil Steril 84: 805-7

29. Fehring RJ, Gaska N (1998) Evaluation of the Lady Free Biotester in determining the fertile period. Contraception 57(5): 325-8

30. Fehring RJ, Raviele K, Schneider M (2004) A comparison of the fertile phase as determined by the Clearplan Easy Fertility Monitor and self-assessment of cervical mucus. Contraception 69: 9-14

31. Fehring RJ, Schneider M, Raviele K, Barron ML (2007) Efficacy of cervical mucus observations plus electronic hormonal fertility monitoring as a method of natural family planning. J Obstet Gynecol Neonatal Nurs 36: 152-60

32. Fehring RJ, Schneider M (2008) Variability in the hormonally estimated fertile phase of the menstrual cycle. Fertil Steril 90:1232-5

33. Fehring RJ, Schneider M, Barron ML (2008) Efficacy of the Marquette Method of natural family planning. ACN Am J Matern Child Nurs 33(6):348-54

34. Fernando RS, Regas J, Betz G (1987) Prediction of ovulation with the use of oral and vaginal electrical measurements during treatment with clomiphene citrate. Fertil Steril 47: 409-15

35. Fernando RS, Regas J, Betz G (1988) Ovulation prediction and detection with the Cue Ovulation Predictor. Hum Reprod 3:419-24

36. Flynn A, Pulcrano J, Royston P, Spieler J (1991) An evaluation of the Bioself 110 electronic fertility indicator as a contraceptive aid. Contraception 44: 125-39

37. Flynn AM, Collins WP, Royston P, Barbato M, Mena GP, Alliende ME (1997) Volumetric self-sampling of cervicovaginal fluid to determine potential fertility: a multicentre pre-effectiveness study of the Rovumeter. Hum Reprod 12: 1826-31

38. Flynn AM, McCarthy AM, Docker M, Royston JP (1988) The temporal relationship between vaginal fluid volumes obtained with the Rovumeter vaginal aspirator and the fertile phase of the cycle. Hum Reprod 3: 201-5

39. Freundl G (1991) Natürliche Familienplanung. Neue Technologien und Studien zur Methode. BMJFFG-Projekt, Düsseldorf

40. Freundl G (1999) Welchen Wert haben pCO2-Messgeräte zur Empfängnisverhütung? Gynäkologische Praxis 23: 202

41. Freundl G (2003) Natürliche Familienplanung und »nichthormonale Kontrazeption«. Gynäkologe 36: 1099-112

42. Freundl G, Baur S, Bremme M, Döring G, Frank-Herrmann P, Godehardt E et al. (1992) Temperaturcomputer zur Bestimmung der fertilen Zeit im Zyklus der Frau: Babycomp, Bioself 110, Cyclotest D. Fertilität 8: 66-76

43. Freundl G, Bonnar J, Flynn AM, Frank-Herrmann P, Kirkman R, Snowden R (1998) Effektivität eines neuen Verhütungscomputers »Persona« Bericht über Testergebnisse in Deutschland. Fortschr Med 1: 25-30

44. Freundl G, Bremme M, Frank-Herrmann P, Baur S, Godehardt E (1992) Familienplanung: Was können Temperaturcomputer wirklich leisten? Sexualmedizin 21: 424-8

45. Freundl G, Frank-Herrmann P, Godehardt E, Kern PA, Klose A, Koubenec HJ et al. (2003) Die Effektivität von Zyklusmonitoren zur Bestimmung des fertilen Fensters. Geburtshilfe Frauenheilkd 63: 778-84

46. Freundl G, Frank-Herrmann P, Godehardt E, Klemm R, Bachhofer D (1998) Retrospective clinical trial of contraceptive effectiveness of the electronic fertility indicator Ladycomp/Babycomp. Adv Contracept 14: 97-108

47. Freundl G, Freundl-Schütt T (2006) Fertilitätscomputer und ihre Wertigkeit. Gynäkologe 39: 678-89

48. Freundl G, Godehardt E, Kern PA, Frank-Herrmann P, Koubenec HJ, Gnoth C (2003) Estimated maximum failure rates of cycle monitors using daily conception probabilities in the menstrual cycle. Human Reproduction 18: 2628-33

49. Freundl G, Bremme M, Frank-Herrmann P, Baur S, Godehardt E, Sottong U (1996) The Cue Fertility Monitor compared to ultrasound and LH peak measurements for fertile time ovulation detection. Adv Contracept 12: 111-21

50. Freundl G, Frank-Herrmann P, Godehardt E, Kern PA, Klose A, Koubenec HJ et al. (2003) Die Effektivität von Zyklusmonitoren zur Bestimmung des fertilen Fensters. Geburtshilfe Frauenheilkd 63

51. Freundl G, Frank-Herrmann P Gnoth Ch (2010) Cycle Monitors and Devices in Natural Family Planning. J Reproduktionsmed Endokrinol 7 (Special Issue 1): 90-96

52. Guida M, Barbato M, Bruno P, Lauro G, Lampariello C (1993) Salivary ferning and the menstrual cycle in women. Clin Exp Obstet Gynecol 20: 48-54

53. Hadziomerovic D, Moeller K-T, Licht P, Hein A, Veitenhansel S, Kusmitsch M, Wildt L(2008) The biphasic pattern of end-expiratory carbon dioxide pressure: a method for identification of the fertile phase of the menstrual cycle. Fertil Steril 90:731-6

54. Hartmann C (1965) An easily detected sign of impending or just completed ovulation. In: Keffer S (ed) Human ovulation. Churchill, London

55. Jakob U, Britting R, Hetz W, Wildt L (1997) Die Messung des endexspiratorischen pCO2 zur Bestimmung des Ovulationszeitpunktes. Geburtshilfe Frauenheilkd 57: 549-54

56. Keith M (1991) Home test to monitor fertility. Am J Obst Gynecol 165: 2000-3

57. Loewit K, Hoppichler F, Ledermuller G, Widhalm G (1990) Ovulation prediction from cyclic changes in salivary electrical conductivity [letter]. Am J Obstet Gynecol 163: 708-10

58. Mancuso S, Bellante F, Marana R, Angelini A (1978) Chemical changes in saliva during the menstrual cycle. Acta Med Rom 16:387-403

59. Moeller K-T, Schmidt A, Licht P, Hein A, Veitenhansel S, Wildt L (2003) Expiratorische CO2-Messung in der Zyklusüberwachung – ein einfacher und zuverlässiger Marker zur Bestimmung der fertilen Tage. J Fertil Reprod 13:7-12

60. Moghissi KS (1973) Sperm migration through the human cervix. In: Elstein M (ed) Cervical mucus and human reproduction, pp 128-52. Scriptor, Copenhagen

61. Moghissi KS (1986) Cervical mucus changes and ovulation prediction and detection. J Reprod Med 31: 748-53

62. Mordel N, Laufer N, Zajicek G, Yanai N, Shwartz Y, Lewin A et al. (1992) The value of an electronic microcomputerized basal body temperature measurement device (Bioself) in in vitro fertilization cycles. Gynecol Endocrinol 6: 283-6

63. Moreno JE, Khan DF, Goldzieher JW (1997) Natural family planning: suitability of the CUE method for defining the time of ovulation. Contraception 55: 233-7

64. Moreno JE, Weitzman GA, Doody MC, Gibbons WE, Besch P, Goldzieher JW (1988) Temporal relation of ovulation to salivary and vaginal electrical resistance

patterns: implications for natural family planning. Contraception 38: 407-18

65. Robinson JE, Wakelin M, Ellis JE (2007) Increased pregnancy rate with use of the Clearblue Easy Fertility Monitor. Fertil Steril 87: 329-34

66. Rotta L, Matechova E, Cerny M, Pelak Z (1992) Determination of the fertile period during the menstrual cycle in women by monitoring changes in crystallization of saliva with the PC2000 IMPCON minimicroscope. Cesk Gynekol 57: 340-52

67. Roumen FJ, Dieben TO (1988) Ovulation prediction by monitoring salivary electrical resistance with the Cue Fertility Monitor. Obstet Gynecol 71: 49-52

68. Severy L (2001) Acceptability of home monitoring as an aid to conception. J Int Med Res 29 (Suppl 1): 28A-34A

69. Tanabe K, Susumu N, Hand K, Nishii K, Ishikawa I, Nozawa S (2001) Prediction of the potentially fertile period by urinary hormone measurements using a new home-use monitor: comparison with laboratory hormone analyses. Hum Reprod 16:1619-24

70. Thornton SJ, Pepperell RJ, Brown JB (1990) Home monitoring of gonadotropin ovulation induction using the Ovarian Monitor. Fertil Steril 54: 1076-82

71. Toncaboni RF (1991) Die Bestimmung der fruchtbaren Tage im Zyklus der Frau mittels Babycomp: eine Pilotstudie. Med Dissertation, Universität Düsseldorf

72. Trussell J (1999) Contraceptive efficacy of the personal hormone monitoring system Persona. Br J Fam Plann 25: 34-5

73. Usala SJ, Schumacher GF (1983) Volumetric self-sampling of cervicovaginal fluid: a new approach to ovulation timing. Fertil Steril 39: 304-9

74. Wang J, Usala SJ, O'Brien-Usala F, Biggs WC, Vaughn MW, McKenna GB (2009) The Fertile and Infertile Phases of the Menstrual Cycle are Signaled by Cervical-Vaginal Fluid Die Swell Functions. The Endocrinologist 19:291-97

Geschlechtsbestimmung mit Hilfe der Natürlichen Familienplanung: Faktum oder Fiktion?

Das Geschlecht seines Kindes durch die Wahl des richtigen Zeitpunkts für den Sexualverkehr selbst bestimmen zu können, erscheint verlockend. Deshalb wird diesem Thema in der Allgemeinbevölkerung, aber auch in der Fachwelt, großes Interesse entgegengebracht.

15.1 Längst widerlegte Theorien halten sich hartnäckig

Auf dem Markt werden eine Reihe von Anleitungen und Geräten angeboten, mit deren Hilfe ein Paar angeblich das Wunschgeschlecht seines Kindes – Junge oder Mädchen – bestimmen kann. Sie basieren üblicherweise auf der Theorie von Shettles: Demnach sei die Wahrscheinlichkeit, einen Jungen zur Welt zu bringen, größer, wenn der Verkehr nahe am Ovulationszeitpunkt stattfindet. Bei größerem Abstand zur Ovulation sei hingegen die Wahrscheinlichkeit für ein Mädchen höher [5]. Shettles postulierte, dass das weniger nukleäres Material enthaltende y-tragende Spermium sich mit größerer Geschwindigkeit fortbewegen kann, jedoch die Befruchtungsfähigkeit schneller verliert, sodass nur die x-tragenden Spermien längere Zeit auf das Ei warten können.

Grundvoraussetzung für die praktische Anwendung dieser Theorie ist natürlich eine genaue Feststellung des Ovulationszeitpunkts. In verschiedenen Anleitungen – die bekannteste stammt von Hatzold – wird als Basis zur »Ovulationszeitpunktbestimmung« lediglich die Kalendermethode nach Knaus-Ogino herangezogen (Rechenschieber »Cycloplan«) [3]. Es versteht sich von selbst, dass ein derartiger Ansatz von vornherein als völlig indiskutabel bewertet werden muss.

Für die Überprüfung und Bewertung der Shettles-Theorie, die sich hartnäckig hält und sogar in Schulbüchern für den Biologieunterricht zu finden ist, gelten natürlich dieselben Maßstäbe: Akzeptabel sind nur Untersuchungen, die den Ovulationszeitpunkt zumindest mit Hilfe der Selbstbeobachtung, besser noch mittels LH-Messung und Ultraschall bestimmen. Die Ergebnisse sind sehr heterogen: Während einige für Shettles Theorie sprechen, kommt die Mehrzahl sogar zum dem gegenteiligen Schluss, dass bei Verkehr am Ovulationszeitpunkt

mehr Mädchen gezeugt werden. Dafür gibt es Erklärungsversuche, wonach die hohen Gonadotropinkonzentrationen zur Zyklusmitte die x-tragenden Spermien begünstigen sollen. Da diese Ergebnisse bei In-vitro-Fertilisationen nicht nachvollziehbar waren, vermuten Anhänger dieser Theorie einen zusätzlichen Einfluss des Milieus im weiblichen Genitaltrakt auf das Geschlechtsverhältnis [4].

15.2 Keine Abhängigkeit vom Zeitpunkt des Verkehrs

In allen neueren Studien mit präziser Ovulationsterminierung konnte keinerlei signifikante Abhängigkeit zwischen Koituszeitpunkt und Geschlechtsverhältnis gefunden werden, sodass die Hoffnung, über »Sex zum richtigen Zeitpunkt« das Geschlecht seines Kindes zu bestimmen, nun endgültig begraben werden sollte [1, 2, 6-8].

❶ Jegliche Vermarktung ist unseriös.

Es ist an der Zeit, Lehr- und Schulbücher zu aktualisieren und auf jegliche Vermarktung – gleich welcher Theorie – in schriftlichen Anleitungen und technischen Geräten zu verzichten.

Literatur

1. France JT, Graham FM, Gosling L, Hair PI (1984) A prospective study of the preselection of the sex of offspring by timing intercourse relative to ovulation. Fertil Steril 41: 894-900
2. Gray RH, Simpson JL, Bitto AC, Queenan JT, Li C, Kambic RT et al. (1998) Sex ratio associated with timing of insemination and length of the follicular phase in planned and unplanned pregnancies during use of natural family planning. Hum Reprod 13:1397-400
3. Hatzold O (1977) Leitfaden für die Anwendung der Zeitwahlmethode zur Geschlechtsbestimmung. Hatzold & Lehmanns, München
4. James WH (1985) The sex ratio of infants born after hormonal induction of ovulation [letter]. Br J Obstet Gynaecol 92: 993-6
5. Shettles LB (1970) Factors influencing sex ratios. Int J Gynaecol Obstet 8:643
6. Weinberg CR, Gladen BC, Wilcox AJ (1994) Models relating the timing of intercourse to the probability of conception and the sex of the baby. Biometrics 50: 358-67

15

7. Westoff CF, Rindfuss RR (1974) Sex preselection in the United States: some implications. Science 184: 633-6
8. Wilcox AJ, Weinberg CR, Baird DD (1995) Timing of sexual intercourse in relation to ovulation – effects on the probability of conception, survival of the pregnancy, and sex of the baby. N Engl J Med 333: 1517-21

Natürliche Familienplanung in Entwicklungsländern: Chance oder Illusion?

Die Anwendung von Familienplanungsmethoden hat in den letzten 20 Jahren auch in den Entwicklungsländern deutlich zugenommen. Dennoch ist das Bevölkerungswachstum, insbesondere in den ärmsten Regionen der Welt, bisher nicht wesentlich aufzuhalten. Aufgrund ihrer Einstellung zu Kind und Großfamilie empfinden viele die Geburtenkontrolle für sich selbst als überflüssig, mehr noch, sie widerspricht ihren Zielen. Schwangerschaft und Kinderreichtum gelten weiterhin als Beweis für Weiblichkeit bzw. männliche Potenz. Nicht selten sind mit diesem Thema Ängste und Aberglaube verbunden. Erschwerend kommt bei der NFP hinzu, dass der zeitweilige Verzicht auf Sexualverkehr in manchen Gesellschaften als unakzeptabel gilt.

Angesichts des oft mäßigen Erfolges von groß angelegten Familienplanungsprogammen muss eine Familienplanungsmethode daran gemessen werden, ob sie im jeweiligen kulturellen Kontext akzeptiert wird.

16.1   Erfolgreiche Verbreitung von NFP nur in Basisstrukturen

Projekte, die in Entwicklungsländern erfolgreich sein wollen, müssen in lokale Strukturen eingebunden sein. Wirksame Veränderungen finden nur statt, wenn sie nicht über die Köpfe der Bevölkerung hinweg laufen. Familienplanungsprojekte werden vor allem dann angenommen, wenn sie in kleine wirtschaftliche Basisprojekte eingebunden sind, die von der Dorfbevölkerung selbst getragen werden und im Rahmen allgemeiner Gesundheitsfürsorge angesiedelt sind. Hier sind die Natürlichen Familienplanungsmethoden gegenüber anderen kontrazeptiven Methoden im Vorteil, da sie vorwiegend von geschulten Frauen aus den eigenen Reihen vermittelt werden können. Es gibt beispielsweise Programme, in denen auch Analphabetinnen als Lehrerinnen tätig sind [5, 14, 19]

16.1.1   Stärkung der Kompetenz von Frauen

Darüber hinaus kann NFP als kooperative und kommunikative Methode eine partnerschaftliche Familienstruktur fördern. Sie ermöglicht es Frauen, einen wichtigen Bereich ihres Lebens kompetent in die Hand zu nehmen, ein Stück Bildung zu gewinnen, ihr Selbstwertgefühl und ihre Position dem Partner gegenüber zu verbessern.

16.1.2   Kosteneffektivität mit NFP

Viele Familienplanungsprogramme scheitern an den Kosten oder den langfristigen Nachschubproblemen. Auch diesbezüglich bietet die NFP Vorteile, da keine laufenden Medikamentenkosten anfallen und das Ziel das autonome Anwenderpaar ist. Kambic konnte nachweisen, dass die NFP für den afrikanischen Kontext selbst bei intensiver Anfangsbetreuung kosteneffektiv ist [9, 14].

16.2   NFP-Programme in Entwicklungsländern

Seit den 1970er Jahren werden in Entwicklungsländern verstärkt NFP-Programme aufgebaut, finanziell gefördert von der katholischen Kirche und Organisationen wie der Weltgesundheitsorganisation (WHO), der Weltbank, der United States Agency for International Development (USAID) und dem United Nations Population Fund (UNFPA). Abhängig von der nationalen Familienpolitik gibt es mancherorts auch offizielle staatliche Unterstützung.

Die meisten Programme in Entwicklungsländern bieten Zervixschleimmethoden an: entweder die klassische Billings-Methode oder einfachere Abwandlungen (heute auf dem Vormarsch). Das Institute of Reproductive Health an der Georgetown Universität, das von USAID getragen wird, entwickelte in jüngster Zeit 2 einfache Methoden, die Two-day-Methode und die Standard-days-Methode.

Die symptothermale Methode wird in den Entwicklungsländern fast nicht benutzt. Lediglich im Zusammenhang mit den Zwangssterilisationen unter Indira Ghandi führte Mutter Theresa in den 1970er Jahren das sog. Kalkutta-Programm ein: Bis 1982 wurden über 55.000 Paare aus den Slums in die symptothermale Methode eingeführt. Die hohe

Verhütungsmotivation der Paare, die der Zwangs-
sterilisation entgehen wollten, führte zu ausgesprochen guten Ergebnissen. Um auf das Thermometer
verzichten zu können, erfolgte später eine Umstellung auf die Billings-Methode [7].

Zur Temperaturmethode (kalkulothermal) gibt
es eine internationale Studie aus den 1970er Jahren
[27], seither wurde sie nicht mehr benutzt.

16.2.1 Billings-Methode

Der Einsatz der Billings-Methode hat wegen der
Unabhängigkeit vom Thermometer in den Entwicklungsländern eine lange Tradition. Was ihre
Zuverlässigkeit angeht, kommen die Studien für
die Entwicklungsländer zu sehr unterschiedlichen
Resultaten (◘ Tab. 16.1). Obwohl die Ergebnisse zur
Gebrauchssicherheit für unser Empfinden eher
schlecht sind, können sie doch für dortige Verhält-
nisse als relativer Erfolg gewertet werden [12, 14, 17,
24, 29, 32, 33].

Bezüglich der **Methodensicherheit** scheint die
Billings-Methode hier besser abzuschneiden als in
den Industrieländern. Selbst innerhalb einer Untersuchung (WHO-5-Länder-Studie) wird diese Diskrepanz deutlich. Den Methodensicherheiten von
0 in El Salvador, 0,5 in Indien und 0,8 auf den Philippinen stehen 3,7 in Irland und 6,8 in Neuseeland
gegenüber [31, 32]. Sollten die Ergebnisse stimmen,
was angesichts der oft schwierigen Datenerhe-
bung in Entwicklungsländern mitunter fraglich ist,
könnten diese möglicherweise durch eine größere
Selbstbeobachtungsfähigkeit bestimmter Kulturen
bedingt sein.

16.2.2 Vereinfachte Zervixschleimme-
thoden

In vielen Programmen wird heutzutage nicht mehr
die orthodoxe und einigermaßen komplizierte
Billings-Methode praktiziert, sondern einfachere
und anschaulichere, auf den lokalen Kontext zu-
geschnittene Varianten [20].

■ **Modified-mucus-Methode (MMM)**

Ein Beispiel dafür ist die von der indischen Ärztin
Dorairaj entwickelte »modified mucus method«
(MMM). Ihre Zielgruppe sind Analphabetinnen
und Frauen der ärmsten Schichten Indiens [5, 6].
Die Methodenregeln sind sehr vereinfacht: Die
Frau betrachtet sich als fruchtbar, solange sie Zervixschleim beobachtet und 2 Tage danach. Damit
ist die fruchtbare Phase kürzer als bei den anderen
NFP-Methoden. Außerdem ist es nicht nötig, die
Beobachtungen zu dokumentieren (◘ Abb. 16.1).
Laut Dorairaj wird großer Wert darauf gelegt, dass
parallel zum Erlernen der Methode ein Entwick-
lungsprozess der Frauen stattfindet. Es soll ihnen
bewusst gemacht werden, dass es in ihrer Macht
liegt, ihre Fortpflanzung selbst zu steuern und - indem sie diese Möglichkeit nutzen - ihre Lebens-
qualität zu steigern.

In Liberia war die Verbreitung der MMM nicht
erfolgreich. Weder war es möglich, die ärmeren
und illiteraten Schichten zu erreichen, noch war
die Mittel- bis Oberschicht mit der vereinfachten
Form der NFP-Methode besonders zufrieden. In
Zambia hingegen konnten Analphabetinnen mit
einer relativ guten Akzeptanz der MMM rekrutiert
werden [14].

In einer Studie von Family Health International in Indonesien wurden die Billings-Ovulationsmethode, die MMM von Dorairaj und eine noch
weiter vereinfachte Schleimmethode miteinander
verglichen [29]. Dabei erwies sich die Billings-Methode im Vergleich zu den beiden anderen Varianten als deutlich sicherer. Bei beiden modifizierten
Schleimmethoden gelten Tage mit Zervixschleim
von minderer Qualität als unfruchtbar, was offensichtlich eine Sicherheitseinbuße zur Folge hat.

■ **Two-day-Methode (TDM) – eine verkürzte
Zervixschleimmethode**

Die Methodenanleitung der Two-day-Methode ist
äußerst simpel: Kein Geschlechtsverkehr an Tagen
mit Zervixschleim und am Tag danach [13, 28].
Konkret muss sich die Anwenderin täglich 2 Fragen stellen: »Habe ich heute Zervixschleim beobachtet?« und »Habe ich gestern Zervixschleim
beobachtet?«. Wird eine dieser beiden Fragen mit
»Ja« beantwortet, bedeutet dies Fruchtbarkeit.
Diese vereinfachte Zervixschleimmethode wurde

◻ Tab. 16.1 Studien zur Sicherheit der NFP-Methoden in den Entwicklungsländern

Autor Land Veröffentlichungsjahr Laufzeit	NFP-Methode	Anzahl der Zyklen bzw. Monate (Anzahl der Teilnehmerinnen)	Anzahl der unbeabsichtigten Schwangerschaften	Methodensicherheit (PI)	Gebrauchssicherheit (PI)	Ausfallraten (Ausfall wegen Kinderwunsch sowie unbeabsichtigter Schwangerschaft inbegriffen)	Teilnahmebedingungen	Kommentar
Studien zur Temperaturmethode								
Rice et al. 5 Länder 1981 [27] (Rice-Fairfield-Studie) Mauritius (M) Kolumbien (Ko)	1) Prä: Kalkulation −19, −20 (aus 12 Zyklen) −21 (aus 6 Zyklen) Post: TM	M 3.813 (184) Ko 1.396 (83)	25 21	0,63 2,58	7,87 18,05	Gesamt 19,2% (LT-24-Monats-Wert)	19–44 Jahre; eine ausgetragene Schwangerschaft	Prospektiv; Studie wurde mit Hilfe von etablierten NFP-Beratungsorganisationen durchgeführt. Ausnahme Kolumbien: Für die schlechten Ergebnisse der kolumbianischen Untergruppe ist neben kulturellen Gründen auch die erwiesenermaßen inadäquate NFP-Beratung verantwortlich (▶ WHO-Kolumbien-Studie). Aufschlussreiche Darstellung des Zusammenhangs von Motivation und Gebrauchssicherheit: Pearl-Index bei Abständlern 13,3; bei Beendern: 2,8 (ohne Kolumbien). Teilnehmerinnen hatten bei Studienbeginn z. T. schon längere NFP-Erfahrung. Geschlossenes Kollektiv (nur 3,4 % der Teilnehmer aus den Augen verloren). Schwangerschaftsklassifikation (beabsichtigt/unbeabsichtigt) nach Angaben vor der Schwangerschaft
Studien zur Zervixschleimmethode								
1. Weissman et al. Tonga 1972 [30] 7/1970–2/1972	OM	2.503 (282)	(3) 53	0,5	(1,4) 25,4	Gesamt 35,5 % der Teilnehmer; 8,1% aus persönlichen Gründen	20–39 Jahre; eine ausgetragene Schwangerschaft	Prospektiv; umstrittene Schwangerschaftsklassifikation: Schwangerschaften, die durch Abweichung von den Regeln entstanden, wurden nicht in den Pearl-Index eingerechnet. Bei Umrechnung nach der üblichen Klassifikation ergibt sich ein Pearl-Index von 25,4 statt 1,4 (bei 53 statt nur 3 unbeabsichtigten Schwangerschaften)

Tab. 16.1 Fortsetzung

Autor Land Veröffentlichungsjahr Laufzeit	NFP-Methode	Anzahl der Zyklen bzw. Monate (Anzahl der Teilnehmerinnen)	Anzahl der unbeabsichtigten Schwangerschaften	Methodensicherheit (PI)	Gebrauchssicherheit (PI)	Ausfallraten (Ausfall wegen Kinderwunsch sowie unbeabsichtigter Schwangerschaft inbegriffen)	Teilnahmebedingungen	Kommentar
2. Mascarenhas et al. Indien 1979 [21] 1/1975–12/1977	OM	39.967 (3.530)	176	0,06	5,3 (PI) (5,7 LT-12-Monats-Wert)	Gesamt 19,8 % (LT-36-Monats-Wert); 11,5 % (LT-6-Monats-Wert)	<44 Jahre; Zykluslänge 23–35 Tage	Prospektiv; spärliche Information veröffentlicht. Studienteilnehmer z. T. Analphabeten. Geringer Ausfall bei relativ langer Beobachtung (36-Monats-Life-Table)
3. WHO 5 Länder 1981 [31, 32] 8/1976–6/1979 El Salvador (E) Indien (In) Philippinen (P)	OM	E 1.646 (162)	42	0,0	30,6	Gesamt 45,9 % (LT nach 16 Zyklen)	NFP-Anfänger; <39 Jahre (90% 20–38 Jahre, Ø 30 Jahre); Zykluslänge 23–35 Tage; eine Lebendgeburt in den letzten 5 Jahren	Prospektiv; nur NFP-Anfänger; Zweifel an der Qualität der NFP-Beratung; gute Methodensicherheit der OM in den Entwicklungsländern; verglichen mit den Erfahrungen mit anderen Familienplanungsmethoden in diesem Kulturbereich auch relativer Erfolg hinsichtlich der Kontinuitätsrate; in den Industrieländern signifikant schlechtere Ergebnisse. Schwangerschaftsrate derer, die die Methode innerhalb von 3 Anwendungszyklen erlernten: 1,3 (PI). Im Vergleich dazu 7 bei denen, die dazu länger brauchten. 8,2 % aus den Augen verloren (LT-16-Monats-Wert)
		In 2.742 (205)	40	0,5	17,5	5,7 % unzufrieden mit Methode und Wunsch nach einer anderen Methode; 3,8 % fanden Studie verlangt zu viel vom Teilnehmer		
		P 1.678	23	0,7	16,5			

◻ Tab. 16.1   Fortsetzung

Autor Land Veröffentlichungsjahr Laufzeit	NFP-Methode	Anzahl der Zyklen bzw. Monate (Anzahl der Teilnehmerinnen)	Anzahl der unbeabsichtigten Schwangerschaften	Methodensicherheit (PI)	Gebrauchssicherheit (PI)	Ausfallraten (Ausfall wegen Kinderwunsch sowie unbeabsichtigter Schwangerschaft inbegriffen)	Teilnahmebedingungen	Kommentar
4. Thapa et al. Indonesien 1990 [29]	1) OM	4.680 (420)			2,5 (LT-12-Monats-Wert) 10,3 (LT-12-Monats-Wert) 11,5 (LT-12-Monats-Wert)	Gesamt zwischen 10,4 und 26,5 % (LT-12-Monats-Wert); Aus persönlichen Gründen zwischen 3,8 und 7,3 % (LT-12-Monats-Wert)	20–39 Jahre; regelmäßige Zyklen; Anfänger	Prospektiv; Ergebnisse ohne die ersten 3 Lernzyklen; Anwenderinnen der lokalen Schleimmethode hatten den geringsten Bildungsstand: Bei der OM nach Billings sind nicht nur Regeln komplexer, sondern auch die »fertile« Phase länger. In dieser ersten Vergleichsstudie der verschiedenen Zervixschleimmethoden erweist sich die OM als effektiver. Verlorene Teilnehmerinnen nach LT-12-Monats-Wert: 4,8 % Gruppe 1; 6,6 % Gruppe 2; 8,9 % Gruppe 3.
	2) Modifizierte Schleimmethode (nach Dorairaj)	2.053 (195)						
	3) Lokale vereinfachte Zervixschleimmethode	1.320 (131)						
5. Indian Council of Medical Research Task Force on Natural Family Planning Indien 1996 [12] 1987–1989	OM	3.2957 (2059)			1,1 (LT-12-Monats-Wert)	10,5 (LT-12-Monats-Wert)	24,4 LT nach 21 Monaten; +16,3 LT 21 Monate (!) Lost-to-Follow-up-Rate	Engmaschiges Follow-up; Lernphase eingeschlossen; ein Drittel Analphabetinnen

16

◻ **Tab. 16.1**   Fortsetzung

Autor Land Veröffentlichungsjahr Laufzeit	NFP-Methode	Anzahl der Zyklen bzw. Monate (Anzahl der Teilnehmerinnen)	Anzahl der unbeabsichtigten Schwangerschaften	Methodensicherheit (PI)	Gebrauchssicherheit (PI)	Ausfallraten (Ausfall wegen Kinderwunsch sowie unabsichtigter Schwangerschaft inbegriffen)	Teilnahmebedingungen	Kommentar
6. Xu et al. China 1994 33 1988–1990	OM	1.0175 (688)		1,02 LT nach 12 Monaten	6,0 LT nach 12 Monaten	19,85 % (LT nach 12 Monaten); Methodenbezogene Gründe: 1,61 %	Paare im fruchtbaren Alter	NFP-Anfänger; unklare Definition der unbeabsichtigten Schwangerschaften
7. Arevalo et al. Guatemala, Peru, Philipinen 2004 [1], 13 Monate	Two-day-Methode (TDM): Kein Geschlechtsverkehr an Tagen mit Zervixschleim und am Tag danach	3.928 (450)		3,5 (LT 13 Zyklen) 6,3 (TDM + Kondom)	13,7 (LT 13 Zyklen)	47 % (LT 13 Zyklen)	18–39 Jahre	Vereinfachte Zervixschleimmethode für Entwicklungsländer; 1. Feldstudie; Frauen mit einer Zervixschleimphase von <5 Tagen bzw. >14 Tagen wurden ausgeschlossen
8 Arévalo et al. 2002 [1] Bolivien Peru Philippinen	Standard-days-Methode (Abstinenz von Tag 8–19)	4.035 (478)		4,8 (LT 13)	11,96 (LT 13)	8% wegen Negativgründe; Nachträglicher Ausschluss von 28% der Frauen wegen zu langer/kurzer Zyklen Lost-to-Follow-up: 7,1%	Durchschnittsalter 29,4 Jahre Zykluslänge: 26–32 Tage	Erste Studie zu modifizierter Kalendermethode offenbart die Grenzen einer am Zyklustag orientierten Festlegung der fruchtbaren Zeit. Nur für Frauen mit »regelmäßigen« Zyklen geeignet, was diese retrospektiv häufig falsch einschätzen und zukünftige Schwankungen nicht ausschließt

LT: Life-Table; OM: Ovulationsmethode; PI: Pearl-Index; Prä: präovulatorisch; Post: postovulatorisch; STM: symptothermale Methode; TM: Temperaturmethode; UBS: unbeabsichtigte Schwangerschaft

in Guatemala, Peru und auf den Philippinen eingeführt und überprüft [1]. Trotz einer in diesem Kontext erfreulich guten Methodensicherheit von 3,5 und einer Gebrauchssicherheit von 13,7 kann das Gesamtergebnis aus unserer Sicht noch nicht zufrieden stellen, da fast die Hälfte der Studienteilnehmerinnen vorzeitig ausgeschieden wurde. Insbesondere erscheint unverständlich, warum auch Frauen mit längeren oder kürzeren Zervixschleimphasen die Studie verlassen mussten.

■ **Standard-days-Methode – eine vereinfachte Kalendermethode**

Die Standard-days-Methode wurde vom Institute of Reproductive Health an der Georgetown Universität entwickelt. Dabei handelt es sich um eine vereinfachte Kalendermethode. Die Intention war, eine simple Methode für Entwicklungsländer zu entwickeln, die ohne großen Aufwand verbreitet werden kann [3, 18]. Das Prinzip der Standard-days-Methode ist bestechend einfach: es werden 12 fruchtbare Tage festgelegt, und zwar immer vom 8.–19. Zyklustag. Die Frauen erhalten eine dem Zyklus nachempfundene Kette mit verschieden farbigen Gliedern für die fruchtbaren und unfruchtbaren Tage. Der 1. Zyklustag wird durch ein rotes Kettenglied angezeigt (❏ Abb. 16.2). Bei der Überprüfung der Wirksamkeit der Methode in einer Studie in Bolivien, Peru und den Philippinen fand sich eine für den kulturellen Kontext relativ akzeptable Methodensicherheit von 4,8 [2] und eine Gesamtsicherheit von 12 (❏ Tab. 16.1). Die Tatsache, dass nur Frauen mit anamnestisch regelmäßigen Zyklen zugelassen und dennoch nachträglich 28 % wegen zu langer oder kurzer Zyklen ausgeschlossen wurden, lässt aber vermuten, dass diese Vorgangsweise im Alltag deutlich unsicherer sein dürfte.

Eine vergleichbare Idee mit einer Zyklushalskette (fruchtbare Tage von Tag 9–19) wurde vom Population Council 1999 in einer Studie untersucht und dann verworfen. Es stellte sich heraus, dass auch die Frauen im Hochland von Guatemala keinen für eine Kalendermethode ausreichend regelmäßigen Zyklus hatten [4].

■ **Laktationsamenorrhoe-Methode (LAM) – Vollstillen als Familienplanungsmethode**

Die LAM-Methode basiert auf der natürlichen Unfruchtbarkeit während des Stillens (voll) und gehört ebenfalls zu den einfach anzuwendenden Methoden. Sie gilt für die ersten 6 Monate nach der Geburt, solange die Mutter voll stillt und noch keine Blutung aufgetreten ist. Die bisherigen Studien lassen auf eine hohe Sicherheit schließen (▶ Kap. 5.2.5) [11, 16, 25].

16.3 Studien zur Sicherheit der NFP in Entwicklungsländern

Wie in ▶ Tab. 12.3 für die Industrieländer, werden nun in ❏ Tab. 16.1 die wichtigsten Studien zur Sicherheit der verschiedenen Methoden der Natürlichen Familienplanung in den Entwicklungsländern dargestellt und bewertet.

Studien, die nicht in die Tabelle aufgenommen wurden

Kolumbien-Studie der WHO von 1980 [22]:
Zu geringe Datenbasis; gleiches Konzept wie Los-Angeles-Studie; keine Verhütungsmotivation der Teilnehmer, kulturell ungeeigneter Kontext (Machismo); ungeeignete Methodik der Human Life Foundation; durchschnittliche Teilnahmedauer 4–6 Monate.

Nach kurzer Zeit waren von 279 OM-Anwenderinnen nur noch 44 und von 287 STM-Anwenderinnen nur noch 29 dabei. Es ist völlig unbegreiflich, dass eine qualitativ derartig schlecht gemachte Studie im Cochrane-Review erscheint, nur weil sie das Kriterium der Randomisierung erfüllt [10].

3-Länder-Studie von Labbok et al. (1988) [17]: Die interessante Studie zur OM in Bangladesh, Kenia und Korea lässt leider keine eindeutige Schwangerschaftsklassifikation (beabsichtigt/unbeabsichtigt) zu.

Studie von Madigan et al. 1987 [20]: Madigan et al. entwickelten eine vereinfachte NFP-Methode, die Zervixschleimbeobachtung, Autopalpation und Kalenderregeln kombiniert. Das Regelwerk ist in einer Kurzbeschreibung

Die Ovulationsmethode ist so natürlich wie die Mutter Erde

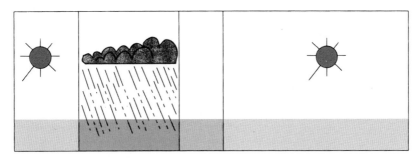

Trocken-	Regen-	Trocken-	Trocken-
zeit	zeit	zeit, Boden	zeit
		noch feucht	
unfruchtbar	fruchtbar	noch	unfruchtbar
		fruchtbar	

Genauso ist es bei der Frau:

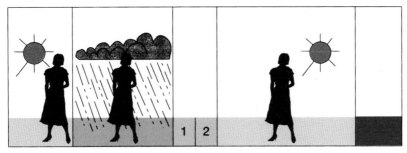

trockene	feuchte	trockene Zeit	trockene	Blutung
Zeit	nasse	unmittelbar nach	Zeit	
	Zeit	der feuchten Zeit		
unfruchtbar	fruchtbar	fruchtbar	unfruchtbar	

Fruchtbare Zeit bei der Frau:

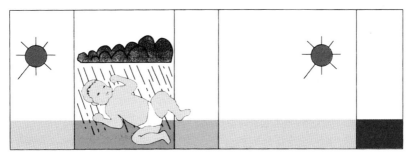

Die fruchtbare Zeit   Blutung
dauert, solange die
Frau Schleim be-
obachtet und 2 Tage
danach

▢ Abb. 16.1   Beispiel für die anschauliche Darstellung der Ovulationsmethode in einem Entwicklungsland [26]

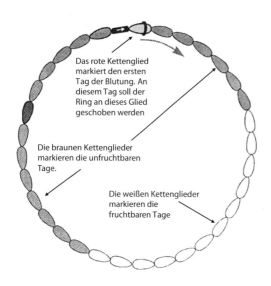

Das rote Kettenglied markiert den ersten Tag der Blutung. An diesem Tag soll der Ring an dieses Glied geschoben werden

Die braunen Kettenglieder markieren die unfruchtbaren Tage.

Die weißen Kettenglieder markieren die fruchtbaren Tage

Abb. 16.2 Die Zykluskette für die Standard-days-Methode [3, 18]

festgehalten und kann in 2 kurzen Treffen erklärt werden. Es ist für sehr isoliert wohnende und auch für sehr beschäftigte Paare gedacht. Aus den Daten einer ersten Testung auf den Philippinen lässt sich keine Schwangerschaftsrate berechnen. Eine weitere Verbreitung dieser Methodenvariante erfolgte offenbar nicht.

Studien von Gray et al. 1993 und Kambic et al. 1994 [9, 15]: Diese Studie sollte die Gebrauchssicherheit und Kosteneffektivität der symptothermalen Methode und der Billings-Ovulationsmethode in Liberia und Zambia untersuchen. Leider liegen keine nach Methoden aufgeschlüsselten Ergebnisse vor. In Zambia wurden nach einem Jahr 16 % der Teilnehmerinnen, in Liberia sogar 37 % aus den Augen verloren und die Post-partum-Situation wurde mit eingeschlossen.

Studie von Meng und Cho 1989 [23]: Bei dieser Studie wurde die Billings-Methode in Südkorea überprüft. Ausschlussgründe: Die Datenbasis und die Definition der unbeabsichtigten Schwangerschaften sind nicht bekannt.

Studie von Gomes und Congdon 1988 [8]: Bei der Studie von Gomes und Congdon zur Sicherheit der Billings-Methode in Bangladesch

haben die Frauen durchschnittlich nur über 4 Zyklen hinweg teilgenommen. Der Ausfall ist nicht erklärt. Ebenso unklar ist die Definition der unbeabsichtigten Schwangerschaften.

Studie von Labbok et al. 1988 [17]: Bei der Studie von Labbok et al. wurde die Sicherheit der Billings-Methode in Bangladesch, Kenia und Korea untersucht. Ausschlussgründe: Die Zahl der beobachteten Zyklen ist unbekannt. Darüber hinaus gab es in dieser retrospektiven Studie große Probleme bei der Schwangerschaftsklassifikation.

Studie von Dorairaj 1991 [6]: Dorairaj untersuchte eine für Analphabeten modifizierte Zervixschleimmethode (MMM) in Indien. Ausschlussgründe: Bei 3.003 Studienteilnehmerinnen werden keinerlei Ausscheideraten angegeben. Ebenso blieben die Rate derer, die aus den Augen verloren wurden und die Schwangerschaftsklassifikation unbekannt.

Literatur

1. Arevalo M, Jennings V, Nikula M, Sinai I (2004) Efficacy of the new Two Day Method of family planning. Fertil Steril 82: 885-92
2. Arevalo M, Jennings V, Sinai I (2002) Efficacy of a new method of family planning: the Standard Days Method. Contraception 65: 333-8
3. Arevalo M, Sinai I, Jennings V (1999) A fixed formula to define the fertile window of the menstrual cycle as the basis of a simple method of natural family planning. Contraception 60: 357-60
4. Burkhart MC, de Mazariegos L, Salazar S, Hess T (1999) Incidence of irregular cycles among Mayan women who reported having regular cycles: implications for fertility awareness methods. Contraception 59:271-5
5. Dorairaj K (1988) Acceptability of the modified mucus method: study of the psychosocial factors affecting acceptance. Int J Fertil 33 (Suppl): 1990
6. Dorairaj K (1991) The modified mucus method in India. Am J Obstet Gynecol 165: 2066-7
7. Ghosh AK (1976) Natural family planning by symptothermic control. J Indian Med Assoc 66: 286-8
8. Gomes I, Congdon D (1988) The natural family planning programme in Bangladesh. Int J Fertil 33: (Suppl 3)
9. Gray RH, Kambic RT, Lanctot CA, Martin MC, Wesley R, Cremins R (1993) Evaluation of natural family planning programmes in Liberia and Zambia. J Biosoc Sci 25: 249-58

16

10. Grimes DA, Gallo MF, Grigorieva V, Nanda K, Schulz KF (2004) Fertility awareness-based methods for contraception. Cochrane Database Syst Rev CD004860

11. Hight LV, Labbok MH, Peterson AE, Fletcher V, von-Hertzen H, Van-Look PF (1997) Multicenter study of the Lactational Amenorrhea Method (LAM): II. Acceptability, utility, and policy implications. Contraception 55: 337-46

12. Indian Council of Medical Research Task Force on Natural Family Planning (1996) Field Trial of Billings Ovulation Method of Natural Family Planning. Contraception 53: 69-74

13. Jennings V, Sinai I (2001) Further analysis of the theoretical effectiveness of the TwoDay method of family planning. Contraception 64: 149-53

14. Kambic RT, Gray RH (1991) Factors related to autonomy and discontinuation of use of natural family planning for women in Liberia and Zambia. Am J Obstet Gynecol 165: 2060-2

15. Kambic RT, Lanctot CA, Wesley R (1994) Trial of a new method of natural family planning in Liberia. Adv Contracept 10: 111-9

16. Labbok MH, Hight LV, Peterson AE, Fletcher V, von-Hertzen H, Van-Look PF (1997) Multicenter study of the Lactational Amenorrhea Method (LAM): I. Efficacy, duration, and implications for clinical application. Contraception 55: 327-36

17. Labbok MH, Klaus H, Barker D (1988) Factors related to ovulation method efficacy in three programs: Bangladesh, Kenya, and Korea. Contraception 37: 577-89

18. Lamprecht VM, Grummer-Strawn L (1996) Development of new formulas to identify the fertile time of the menstrual cycle. Contraception 54: 339-43

19. Lanctot CA, Martin MC, Shivanandan M, Gould EB, Spieler J, Williamson N (1984) Natural Family Planning: Development of National Programs. International Federation for Family Life Promotion, Washington DC

20. Madigan F, Sealza L, Tabor M (1987) Can NFP be taught in two short, easy lessons? Simplified NFP for isolated and/or busy couples. Phillipine Population Journal 3: 51-61

21. Mascarenhas M, Lobo A, Ramesh A (1979) Contraception and the effectiveness of the ovulation method in India. Trop Doct 10: 209-11

22. Medina JE, Cifuentes A, Abernathy JR, Spieler JM, Wade ME (1980) Comparative evaluation of two methods of natural family planning in Columbia. AmJ Obstet Gynecol 138:1142-7

23. Meng KH, Cho KS (1989) Profile of the Billings Ovulation Method acceptors and use-effectiveness of the method in Korea. J Korean Med Sci 4: 29-34

24. Perez A, Labbok M, Barker D, Gray R (1988) Use-effectiveness of the ovulation method initiated during postpartum breastfeeding. Contraception 38: 499-508

25. Peterson AE, Perez-Escamilla R, Labboka MH, Hight V, von Hertzen H, Van Look P (2000) Multicenter study of the lactational amenorrhea method (LAM) III: effectiveness, duration, and satisfaction with reduced client-provider contact. Contraception 62: 221-30

26. Populalation Reports (1981) Periodic abstinence: How well do new approaches work? Population Information Programm, Series 1, No 3, John Hopkins University

27. Rice FJ, Lanctot CA, Garcia Devesa C (1981) The effectiveness of the symptothermal method of natural family planning: An international study. Int J Fertil 26:222-30

28. Sinai I, Jennings V, Arevalo M (1999) The Two Day Algorithm: a new algorithm to identify the fertile time of the menstrual cycle. Contraception 60:65-70

29. Thapa S, Wonga MV, Lampe PG, Pietojo H, Soejoenoes A (1990) Efficacy of three variations of periodic abstinence for family planning in Indonesia. Stud Fam Plann 21:327-34

30. Weissmann MC, Foliaki L, Billings EL, Billings JJ (1972) A trial of the ovulation method of family planning in Tonga. Lancet 2: 813-6

31. World Health Organization (1981) A prospective multi-centre trial of the ovulation method of natural family planning. I. The teaching phase. Fertil Steril 36: 152-8

32. World Health Organization (1981) A prospective multi-centre trial of the ovulation method of natural family planning. II. The effectiveness phase. Fertil Steril 36:591-8

33. Xu JX, Yan JH, Fan DZ, Zhang DW (1994) Billings natural family planning in Shanghai, China. Adv Contracept 10: 195-204

Kompetentes Körperbewusstsein für Jugendliche

Der Begriff Fruchtbarkeit erscheint heute entweder im Zusammenhang mit »realisierter« Fruchtbarkeit (in Verbindung mit Kinderwunsch, Schwangerschaft und Geburt) oder wenn es um ihre Verhütung geht. Die »nicht realisierte« Form der Fruchtbarkeit (Zyklusgeschehen mit Menstruation und Eisprung) ist dagegen durch die Anwendung hormoneller Kontrazeption häufig nicht mehr erlebbar.

Wenn sich erwachsene Frauen für Natürliche Familienplanung interessieren und in diesem Zusammenhang ihren Körper näher kennen lernen, so bedeutet das einfache Wahrnehmen und Spüren der Phasen von Fruchtbarkeit und Unfruchtbarkeit für viele eine ganz neue Erfahrung. Oft kommen sie zu der Erkenntnis, dass das, was sie nun neu über ihren Körper erfahren haben, kein Spezialwissen für eine exotische Randgruppe ist, sondern eigentlich zum **Basiswissen einer jeden Frau** gehören sollte. Sie erleben, dass es vielfältigen Nutzen bringt, die Vorgänge im weiblichen Körper rund um Zyklusgeschehen und Fruchtbarkeit zu kennen und zu verstehen. Körpersymptome, die bisher unverständlich waren und mitunter als unnormal, abstoßend oder krankhaft missdeutet wurden, können als natürlich und gesund erlebt und in einen Gesamtzusammenhang eingeordnet werden. Die Frauen gewinnen ein hohes Maß an Körperkompetenz, die Wohlbefinden und persönliche Sicherheit fördert. Sie können ihre Fortpflanzung selbstverantwortlicher steuern sowie gesunde und krankhafte Symptome besser unterscheiden. So sind sie auch kompetentere Gesprächspartnerinnen bzw. Patientinnen in der Arztpraxis.

Häufig drücken Frauen ihr Bedauern darüber aus, nicht bereits während ihrer eigenen Pubertät diese Körperkompetenz erlernt und davon profitiert zu haben.

17.1   Aktuelle gesundheitliche Probleme von Jugendlichen rund um das Thema Fortpflanzung

Nach der jüngsten Studie zur Gesundheit von Kindern und Jugendlichen in Deutschland leiden ca. 20 % der Jugendlichen an einer Essstörung (www.

kiggs.de) und damit auch an einem gestörten Körperbewusstsein. Bereits 10 % der 17-Jährigen sind – meist unerkannt – an einer sexuell übertragenen Chlamydieninfektion erkrankt, eine häufige Ursache für spätere Unfruchtbarkeit [5]. Darüber hinaus gab es laut Statistischem Bundesamt 2006 in Deutschland 12.753 ungeplante Schwangerschaften bei Minderjährigen mit 6.590 Abtreibungen.

17.2   Neuer Aufklärungsansatz bereits in der Pubertät

Wie Mädchen und Jungen den eigenen Körper erleben und bewerten, hat großen Einfluss auf ihr Selbstbild und ihr Selbstwertgefühl. Sich als Frau oder Mann zu bejahen, ist eine der entscheidenden Entwicklungsaufgaben in der Pubertät. Die Fähigkeit, die eigenen Körpersignale bewusst und positiv wahrzunehmen und zu deuten hat eine zentrale Bedeutung im Hinblick auf ein gesünderes und verantwortungsbewusstes Umgehen mit dem eigenen Körper. Ein »kompetentes Körperbewusstsein« wirkt z. B. hinein in die Bereiche
- Sexualität und Fortpflanzung
- Prävention ungewollter Schwangerschaften
- Prävention von Essstörungen
- Schutz vor sexuell übertragbaren Krankheiten
- Schutz vor sexuellem Missbrauch

17.2.1   Ergänzung zum Biologieunterricht

Es handelt es sich hierbei um einen additiven Ansatz für Schulen, der die Grundlage für eine erfolgreichere Sexualerziehung legen kann. Wertschätzung und Deutung der körperlichen Symptome wird in vielen sexualpräventiven Projekten vernachlässigt und tritt hinter der theoretischen Wissensvermittlung, der Betonung von Kommunikation und der Wertevermittlung weit in den Hintergrund. Durch die erlebbare Physiologie des eigenen Körpers kann jedoch ein größeres Interesse und größere Aufgeschlossenheit für die weitere Vermittlung von »Schulwissen« über den menschlichen Körper, Sexualität und Fortpflanzung geweckt werden.

17.2.2 Frühzeitige Vorbereitung auf die körperlichen Veränderungen

Die bisherigen sexualpädagogische Konzepte und Aufklärungsmaterialien richten sich hauptsächlich an Mädchen in einem Alter, in dem sie oft schon ihre erste Regelblutung – mehr oder weniger positiv – erlebt haben. Verschiedene Studien legen jedoch nahe, dass die Art und Weise, wie Mädchen auf die körperlichen Veränderungen in der Pubertät vorbereitet werden, eine Rolle spielt für eine positive Geschlechtsidentifikation und ihre spätere Einstellung zu ihrem Körper [1, 2, 4].

Deshalb kommt einer frühzeitigen Vorbereitung, auch auf die erste Periode, große Bedeutung zu.

17.2.3 MFM-Projekt für Mädchen

Dieses Anliegen greift das 1999 gegründete MFM-Projekt (**M**ädchen **F**rauen **M**eine Tage) auf, dessen Ziel es ist, Mädchen bereits am Anfang ihrer Pubertät darin zu unterstützen, einen positiven Zugang zu ihren weiblichen Körper zu finden und ihre Körperkompetenz zu stärken. Der standardisierte Workshop: »Die Zyklusshow – Dem Geheimcode meines Körpers auf der Spur« richtet sich an 10- bis 12-jährige Mädchen. Er wird von geschulten Referentinnen entweder im Schulunterricht oder als Angebot freier Bildungseinrichtungen durchgeführt (www.mfm-projekt.de). Durch die erlebnis- und erfahrungsorientierte Darstellung des Zyklusgeschehens in Form einer »Zyklusshow«, die auf den lernpädagogischen Erkenntnissen des ganzheitlichen Lernens basiert, werden in diesem Projekt alle Sinne und dadurch vor allem die emotionale Ebene angesprochen. Die medizinisch-biologischen Zusammenhänge und Fachbegriffe werden dabei mit Vergleichen und Bildern aus der Erfahrungswelt der Mädchen unterlegt und mit positiven Emotionen besetzt. Als Vorbereitung auf den Workshop wird auch ein Informationsvortrag für die Eltern angeboten, um die Gesprächsebene zwischen Eltern und Kindern zu fördern.

17.2.4 MFM-Projekt für Jungen

Ein standardisiertes Parallelprojekt für Jungen im Alter von 10–12 Jahren wird von männlichen Referenten durchgeführt (**M**änner **F**ür **M**änner). Auch beim Jungen-Projekt geht es darum, zu Beginn der Pubertät kennen zu lernen, welche Veränderungen im eigenen Körper vorgehen. Es geht um Kenntnis, Wahrnehmung und Wertschätzung des eigenen Körpers und dem des anderen Geschlechts. Dieses Wissen und der projektspezifische emotionale Zugang tragen dazu bei, gegenseitiges Verständnis zu fördern und Unsicherheiten abzubauen.

17.3 Programm für ältere Jugendliche

Trotz hoher Medienpräsenz und umfangreicher Informationsmöglichkeiten zu den Themen Pubertät, Sexualität und Fortpflanzung ist das Wissen über den eigenen Körper und seine Funktionen auch bei älteren Jugendlichen nach wie vor gering. Insbesondere die Fähigkeit, Körpersignale der Pubertät und der Fruchtbarkeit zu erkennen und zu deuten, d. h. biologisches Wissen auf die eigenen Körpersymptome zu übertragen und persönlich nutzbar zu machen, ist kaum vorhanden.

Unseres Erachtens ist es deshalb wichtig, auch für ältere Jugendliche ein Programm im Bereich der praktischen Körperkompetenz (Selbstbeobachtung der Zyklussymptome, Variabilität der fruchtbaren Phasen; ▶ Kap. 9) anzubieten. Dies sollte ebenfalls als Ergänzung zum Biologieunterricht von eigens geschulten Referenten bzw. Lehrern durchgeführt werden.

Die Innovation besteht darin, nicht nur theoretische Grundlagen zu vermitteln, sondern einen Bezug herzustellen zu den Zeichen und Symptomen, die Jugendliche an ihrem eigenen Körper wahrnehmen können. Dies eröffnet neue Möglichkeiten des Gesprächs. Sie erleben das, was in ihrem Körper vorgehchs, als normal. Sie finden es sogar faszinierend und lernen die große Variabilität im Bereich der Norm kennen, was wiederum Ängste und Unsicherheiten abbaut.

Vor diesem Hintergrund wurden in den 1990er Jahren von der Arbeitsgruppe NFP bereits Unterrichtsmaterialien für das 9. und 10. Schuljahr entwickelt (»Alec und Sara«) [3]. An der Universität Heidelberg ist derzeit ein Programm für ältere Jugendliche in Planung (www.sektion-natuerliche-fertilitaet.de). Erfahrene Referentinnen des MFM-Projekts haben einen Aufbauworkshop unter dem Namen »WaageMut« entwickelt.

17.4 Ist NFP für Jugendliche geeignet?

Die Frage, ob NFP als Methode zur Vermeidung einer Schwangerschaft für Jugendliche geeignet ist, ist eine ganz andere. Sie muss sehr differenziert betrachtet und individuell beantwortet werden. Häufig wird sie nach Abwägung aller Argumente negativ entschieden werden.

Wenn aber erwachsene Frauen ihr Bedauern ausdrücken, nicht schon viel früher von NFP und dem damit verbundenen Wissen um den eigenen Körper gehört zu haben, dann mag diese Wissenslücke auch damit zusammenhängen, was Jugendliche aus Medien und Sexualkundeunterricht über die Natürliche Familienplanung erfahren. Oft wird das Thema – aus Angst vor ungeplanten Schwangerschaften – mit der kurzen Aussage abgehakt, NFP sei für Jugendliche zu unsicher und damit ungeeignet. Doch, was für die Gegenwart gelten mag, gilt nicht unbedingt für spätere Jahre. Deshalb wäre es wünschenswert, den Jugendlichen die Chancen, die sich aus der Kenntnis, Wahrnehmung und Wertschätzung des eigenen Körpers ergeben, nicht vorzuenthalten, sondern sie sachgerecht und ausgewogen über NFP zu informieren, damit sie später, wenn sie auf der Suche nach alternativen Formen sicherer Empfängnisregelung sind, auf dieses Wissen zurückgreifen können.

Literatur

1. Bergler R (1984) Psychohygiene der Menstruation. Hans Huber, Bern, Stuttgart, Wien
2. BzgA (2006) Jugendsexualität: Repräsentative Wiederholungsbefragung von 14–17-jährigen und ihren Eltern. http://www.bzga.de. Gesehen 22 Feb 2008
3. Sottong U, Fiederle X, Klann K, Baur S (1998) Alec und Sara. Über Freundschaft, Liebe und Zärtlichkeit. Sexualerziehung konkret. Oldenburg, München
4. Weidinger B, Kostenwein W, Drunecky G (2001) Das erste Mal. Sexualität und Kontrazeption aus der Sicht der Jugendlichen. Österreichische Gesellschaft für Familienplanung, Wien
5. Robert-Koch-Institut (2005) Epidemiologischen Bulletin 43/2005: Chlamydieninfektionen. http://www.rki.de.

Kontakte – Adressen – Internet – Bücher

1   Beratungsangebote

- **Zur symptothermalen Methode Sensiplan**
Malteser Arbeitsgruppe NFP
Kalker Hauptstraße 22-24
51103 Köln
Tel. 0221-9822591
www.nfp-online.de
nfp@malteser.de

2   Internetforen und Serviceplattformen

- **Für Anwenderinnen und Interessierte**
www.nfp-online.de
www.MeinKinderwunsch.de
www.nfpberatung.de
www.nfp-forum.de

- **Für Fachpublikum und Wissenschaft**
Sektion Natürliche Fertilität der Deutschen Gesellschaft für Gynäkologische Endokrinologie und Fertilitätsmedizin (DGGEF)
www.sektion-natuerliche-fertilitaet.de
NFP-Zentrum an der Universität Heidelberg
www.nfp-zentrum-uni-heidelberg.de

- **Für Mädchen und Jungen am Anfang der Pubertät**
www.mfm-projekt.de

3   Bücher zum Thema

- **Natürliche Familienplanung**
- Natürlich und sicher (Praxisbuch)
  Arbeitsgruppe NFP
  TRIAS-Verlag
  ISBN: 978-3-8304-3558-7
- Natürlich und sicher (Arbeitsheft)
  Arbeitsgruppe NFP
  TRIAS-Verlag
  ISBN: 978-3-8304-6568-3

- **Kinderwunsch**
- Neue Wege zum Wunschkind
  Freundl, Gnoth, Frank-Herrmann
  Gräfe & Unzer, ISBN 3-7742-6270-5

- **Für Mädchen ab der Pubertät**
- Was ist los in meinem Körper
  Raith-Paula
  Pattloch-Verlag
  ISBN 978-3-629-01431-3

Stichwortverzeichnis